ஆசிரியர் குறிப்பு

நியாண்டர் செல்வன் ஃபேஸ்புக்கில் 'ஆரோக்கியம் - நல்வாழ்வு' (www.facebook.com/groups/tamilhealth) எனும் உடல்நலன் சார்ந்த இணையக் குழுமத்தை நடத்தி வருபவர். இக்குழுவில், ஆதிமனிதன் உண்ட உணவை ஒட்டிய உணவுமுறை மூலம் சர்க்கரை நோய், ரத்தக்கொதிப்பு, உடல் பருமன் போன்ற பல நோய்கள் மற்றும் உடல் சார்ந்த பிரச்னைகளுக்குமான டயட் முறைகளும் தீர்வுகளும் விவாதிக்கப்பட்டு வருகின்றன. இந்தக் குழுவில் சுமார் 35,000 உறுப்பினர்கள் இருக்கிறார்கள். பலரும் இந்த உணவு முறையால் நல்ல பலனைக் கண்டுள்ளார்கள். பேலியோ டயட் (முன்னோர் உணவு) என ஆங்கிலத்தில் அழைக்கப்படும் இந்த உணவுமுறை, அமெரிக்கா, ஆஸ்திரேலியா மற்றும் ஐரோப்பிய நாடுகளிலும் பெருமளவில் பின்பற்றப்பட்டு வருகிறது.

நியாண்டர் செல்வன், பிசினஸ் அட்மினிஸ்ட்ரேஷன் துறையில் முனைவர் பட்டம் பெற்று, அமெரிக்காவில் நிர்வாகவியல் துறையில் ஆய்வாளராகப் பணியாற்றி வருகிறார். வரலாறு, உணவு, உடல்நலன், அறிவியல் போன்ற துறைகளைப் பற்றி கடந்த பத்து ஆண்டுகளாக வலைப்பகிவிவும். ஃபேஸ்புக்கிலும் ஏராள

பேலியோ டயட்

நியாண்டர் செல்வன்

கிழக்கு

பேலியோ டயட்
Paleo Diet
Neander Selvan ©

First Edition: March 2016
176 Pages
Printed in India.

ISBN 978-93-84149-68-0
Kizhakku - 888

Kizhakku Pathippagam
177/103, First Floor,
Ambal's Building, Lloyds Road,
Royapettah, Chennai 600 014.
Ph: +91-44-4200-9603

Email : support@nhm.in
Website : www.nhm.in

Author's Email: neander.selvan@gmail.com

Facebook: neander.selvan

Kizhakku Pathippagam is an imprint of New Horizon Media Private Limited.

இந்த நூலை எழுதும் அளவுக்கு
ஆதரவும், ஊக்கமும் கொடுத்த
என் மனைவி அனிதாவிற்கு
இந்த நூலை காணிக்கையாகச்
சமர்ப்பிக்கிறேன்.

ஓர் அவசியமான முன்குறிப்பு

இந்தப் புத்தகம் முழுவதும் உடல் நலம் குறித்து விழிப்பு உணர்வை ஏற்படுத்தும் நோக்கில் எழுதப்பட்டதுதான். பதிப்பாளரும் நூல் ஆசிரியரும் இந்த ஆலோசனைகளை மருத்துவ நிபுணர்கள் என்ற நிலையில் இருந்து வழங்கவில்லை. கடும் முயற்சிகளுக்குப் பிறகே இந்த நூல் எழுதப்பட்டிருக்கிறது என்றாலும் பதிப்பாளரும் நூலாசிரியரும் எந்தவித உத்தரவாதமோ உறுதியோ வழங்கத் தயாராக இல்லை. இந்தப் புத்தகத்தில் சொல்லப்பட்டிருக்கும் வழிமுறைகளைப் பின்பற்றி அதனால் ஏதேனும் இழப்புகள், பின் விளைவுகள் போன்றவை நேரடியாகவோ மறைமுகமாகவோ ஏற்பட்டால் அதற்கு நூலாசிரியரும் பதிப்பாளரும் எந்தவகையிலும் பொறுப்பு அல்ல. இந்தப் புத்தகத்தில் இடம்பெற்றிருக்கும் வழிமுறைகள், ஆலோசனைகள் உங்களுக்குப் பொருந்தாமலும் இருக்கக்கூடும். உடல் ஆரோக்கியத்தை மேம்படுத்த எந்தச் செயலைச் செய்வதாக இருந்தாலும் தகுந்த நிபுணரின் வழிகாட்டுதலை நாடவும்.

DISCLAIMER

This book is presented solely for educational purpose. The author and publisher are not offering it as a professional advice. While best efforts have been used in preparing this book, the author and publisher make no representations or warranties of any kind, nor shall be held liable or responsible to any person or entity with respect to any loss or incidental or consequential damages caused, or alleged to have been caused, directly or indirectly, by the information contained herein. The advice and strategies contained herein may not be suitable for your situation. You should seek the services of a competent professional before beginning any improvement program.

பொருளடக்கம்

அணிந்துரை

அறிவியல் கண்ணோட்டத்தை வளர்க்கவேண்டும்!

அரசியல், சினிமா, கிரிக்கெட் ஆகியவற்றுக்கு மத்தியில் உடல் நலன் குறித்தும் இணையத்தில் அக்கறையுடன் கூடிய விவாதங்களும் ஆரோக்கியமான செய்தி பரிமாற்றங்களும் நடைபெறுவதைப் பார்க்க ஒரு மருத்துவராக எனக்கு மகிழ்ச்சியே.

அதே சமயம், வெண்டைக்காயை இரவு முழுக்க ஊற வைத்து அந்த நீரை சுண்டைக்காயோடு சேர்த்து வெறும் வயிற்றில் குடித்து வந்தால் பத்தே தினங்களில் புற்றுநோய் காணாமல் போகும்; சாணி, நெய், தயிர் கலந்து சாப்பிட்டால் எய்ட்ஸ் மூன்றே நாட்களில் சரியாகும்; தடுப்பூசிகள் ஆபத்தானவை, இரத்த தானம் அளிப்பது தேவையில்லை, மனித ஆயுளை நீட்டிக்கும் அற்புத மருந்தை இந்தியா கண்டு பிடித்துவிட்டது; மருந்து மாத்திரையின்றி சிறுநீரகக் கோளாறைச் சுயமாகச் சரிசெய்துகொள்ள பத்து வழிகள் போன்ற போலி பிரசாரங்களும்கூட கணக்கு வழக்கில்லாமல் உலவிக்கொண்டுதான் இருக்கின்றன. இவற்றில் மயங்கி உடல் நலத்தைக் கெடுத்துக் கொண்டதோடு ஆபத்தான நிலைக்குத் தள்ளப்பட்ட பலரை நான் நேரடியாகக் கண்டிருக்கிறேன்.

இணைய போலி பிரச்சாரங்களில் ஏமாந்து தடுப்பூசி போடாமல் குழந்தையை நோய்க்கு பலிகொடுத்து விட்டு மருத்துவமனையில் கதறும் பெற்றோரை மறக்க முடியாது. நீங்கள் சுயமாகவே முட்டி மோதி, பரிசோதித்துத் தெரிந்துகொள்ள ஆயிரம் விஷயங்கள் உலகில் இருக்கின்றன. மருத்துவம் நிச்சயம் அதில் ஒன்று அல்ல.

நோய் கிருமிகளை உடலில் இருந்து அகற்றுவது எவ்வளவு அவசியமோ அவ்வளவு அவசியம் போலி அறிவியல் கருத்துகளைச் சமூகத்தில் இருந்து களைவதும். அதனால்தான் மருத்துவமனைக்குள் முதலாவதையும் மருத்துவமனைக்கு வெளியில் இரண்டாவதையும்

எதிர்த்து என்னால் இயன்ற அளவு தொடர்ச்சியாகப் போரிட்டுக் கொண்டிருக்கிறேன்.

அறிவியலே என்னுடைய ஒரே உரைகல். எப்பொருள் எங்கிருந்து வந்தாலும் அறிவியலில் உரசிப் பார்த்தபிறகே அதன் நம்பகத் தன்மையை உறுதி செய்கிறேன். பிறகே அதை மற்றவர்களுக்குச் சிபாரிசும் செய்கிறேன். பொதுவாகவே, வாழ்வின் அனைத்து அம்சங்களிலும் இந்த அணுகுமுறையைக் கடைப்பிடிப்பது சாத்தியம் என்பது என் நம்பிக்கை. தீங்கு விளைவிக்கும் போலி நம்பிக்கை களையும் பிற்போக்குத்தனத்தையும் தகர்த்தெறிய ஒரே வழி, நவீன அறிவியல் கண்ணோட்டத்தையும் பகுத்தாய்ந்து கற்கும் திறனையும் ஊக்குவிக்கும் படைப்புகளை வரவேற்பதுதான். அந்த வரிசையில், நியாண்டர் செல்வனின் 'பேலியோ டயட்' குறிப்புகள் வரவேற்கத் தக்கவை.

தொப்பையை குறைப்பது, இரண்டாம் வகை நீரிழிவு நோயை (Type 2 DM) கட்டுப்படுத்துவது, உடல் எடையைக் குறைப்பது ஆகியவற்றை வெகு எளிதாகச் செய்வதற்கு விரிவான டயட் வழிமுறைகளை முன்வைக்கிறது இந்தப் புத்தகம். அசைவம், சைவம் என்று உங்கள் தேர்வு எதுவாக இருந்தாலும் உங்களுக்குத் தோதான டயட்டை இந்தப் புத்தகத்தின் துணை கொண்டு நீங்கள் தேர்வு செய்து கொள்ளலாம்.

உணவு வகைகளில் எதையெல்லாம் விலக்கவேண்டும், எதை யெல்லாம் அதிகம் சேர்த்துக்கொள்ளவேண்டும் என்பதைப் பற்றி உங்களுக்கு ஒருவித பொதுவான அபிப்பிராயம் இருக்கும். கொழுப்பு நல்லதல்ல, இறைச்சி அதிகம் உட்கொள்ளக்கூடாது, சிறுதானியங் களை அதிகம் சேர்த்துக்கொள்ளவேண்டும், சூரியகாந்தி எண்ணெயே சிறந்தது, சிறந்த காலை சிற்றுண்டி கார்ன்ஃபிளேக்ஸ், எடையைக் கூட்டாத சிறந்த உணவு சைவ உணவு என்பது தொடங்கி பலவிதமான கருத்துகள் உங்களுக்கு இருக்கக்கூடும்.

இந்தப் புத்தகம் இதுவரையில் நீங்கள் நம்பி ஏற்று உட்கொண்டுவரும் பல உணவு வகைகளை ஒதுக்கிவைக்கச் சொல்கிறது. நீங்கள் அச்சத்துடன் ஒதுக்கிவைத்த பல உணவுகளைத் தாராளமாக எடுத்துக் கொள்ளச் சொல்கிறது. நாகரிகம் என்று நாம் கருதும் இன்றைய உணவு கலாசாரத்தில் இருந்து நம்மை விடுவித்து, பல்லாயிரம் ஆண்டுகள் பின்னோக்கி இழுத்துச் சென்று ஆதி மனிதனுக்கு அருகில் கொண்டுசென்று நிறுத்துகிறது. தொந்தி, தொப்பை, அதிக கொழுப்பு, எடை என்பவை எல்லாம் அழகு, தோற்றம் ஆகியவற்றுடன் மட்டும் சம்பந்தப்பட்டவை அல்ல; உங்கள் ஆரோக்கியத்தோடு அவைகளுக்கு

நேரடியாகத் தொடர்பிருக்கிறது. முறையான உணவு வழக்கத்தைக் கையாண்டால் எடை குறைவதோடு உடல் நலனும் மேம்படும் என்பதே நியாண்டர் செல்வனின் இந்தப் புத்தகம் உணர்த்தும் செய்தி.

நியாண்டர் செல்வனுக்கும் அவருடைய புத்தகத்தை வெளியிடும் கிழக்கு பதிப்பகத்துக்கும் என் வாழ்த்துகள்.

டாக்டர் ஜா. மரியானோ அண்டோ புருனோ மஸ்கரணாஸ், M.B.,B.S., M.Ch.,
மூளை, முதுகுத் தண்டு மற்றும் நரம்பியல் அறுவை சிகிச்சை நிபுணர்

10 ஜனவரி 2016
சென்னை

நுழைவாசல்

2012ம் ஆண்டு பிப்ரவரி மாதம் இக்கதை துவங்குகிறது. அப்போது என் வயது 39. அமெரிக்காவில் ஒரு சிறுநகரில் வசித்து வரும் தமிழன் நான். வழக்கமான மருத்துவ பரிசோதனைக்கு செல்கையில் மருத்துவர் அந்த அதிர்ச்சிகரமான தகவலை கூறினார்.

'உங்களுக்கு ரத்த அழுத்தமும், ப்ரி டயபடிஸூம் இருக்கிறது. எடை 90 கிலோ எனும் அளவில் இருக்கிறது. கொலஸ்டிரால் எண்கள் 204 எனும் அளவில் நார்மலாக இருந்தாலும் ட்ரைகிளிசரைடு 360 எனும் ஆபத்தான அளவில் இருக்கிறது.' என்றார்.

என் குடும்பத்தில் பரம்பரையாக சர்க்கரை வியாதி உண்டு என்பதால் என் சிறுவயது முதல் எனக்கு சர்க்கரை எந்த வயதில் வருமோ என பயந்து போயிருந்தேன். அப்போதெல்லாம் சர்க்கரை குணப்படுத்த முடியாத வியாதி என்றும், 40 வயது ஆனால் எல்லாருக்கும் வந்தே தீரும் என்றும், பரம்பரையாக வரகூடிய வியாதி என்பது போலவும் நம்பி வந்தேன். ஆக 39 வயதில் கொலஸ்டிரால், ரத்த அழுத்தம், ப்ரி டயபட்டிஸ் என மூன்று வியாதிகளும் ஒருங்கே தாக்கியவுடன் என்ன செய்வது என புரியாமல் திகைத்தேன்.

மருத்துவர் 'கொழுப்பு இல்லாத பாலை உண்ணவேண்டும், காலையில் சீரியல் அல்லது ஓட்மீல் எடுக்கவேண்டும். மதியம் அரிசி/ ரொட்டி காய்கறிகளுடன் எடுக்கவேண்டும். இரவு கோதுமை/ காய்கறிகள் எடுக்கவேண்டும். இறைச்சி, முட்டை, வெண்ணெய் என கொழுப்புள்ள உணவுகளை எடுக்கக்கூடாது.' என்றார்.

இவர் சொன்னது போன்ற அதே உணவைதான் நான் அதற்கு முன்னரே எடுத்து வந்தேன். உடல் இளைக்கவேண்டும் என்பதற்காக கொழுப்பில்லா பால், காலையில் சீரியல், மதியம் அரிசி, மாலை சப்பாத்தி என எடுத்து வந்தேன். உடல்பயிற்சி அதிகமாக செய்ய வில்லை எனினும் வாரம் இரண்டு அல்லது மூன்று நாட்கள் நடை பயிற்சியும் மேற்கொண்டு வந்தேன். பிறந்தது முதல் சைவம் என்பதால்

முட்டையும், இறைச்சியும் எடுக்கும் வழக்கமே இல்லை. நெய்/ வெண்ணெய் மேல் பெரியதாக ஆர்வம் இல்லை, வீட்டில் சமையல் எண்ணெய் அமெரிக்காவில் கிடைக்கும் சோயா பீன் ஆயில்தான்.

ஆக இப்படி எல்லாம் கட்டுப்பாட்டுடன் இருந்தும் எடை என்னவோ ஏறிக்கொண்டே போனது. டயபடிஸ், ரத்த அழுத்தம் எல்லாமே என்னை தாக்கியது. ஆக மருத்துவர் அதே உணவுமுறையை பரிந்துரைத்ததும் நான் அதிர்ச்சி அடைந்தேன். 'இதெல்லாம் இப்பவே செய்துகொண்டு தானே வருகிறேன்? அதன்பின்னும் ஏன் இந்த வியாதிகள் வந்தன?' எனக் கேட்டேன்.

'ஏன் வருகின்றன என்று எங்கள் யாருக்குமே தெரியாது. இவை எல்லாமே இப்போது உலகெங்கும் பலருக்கும் வருகின்றன. நீங்கள் முடிந்தவரை கட்டுப்பாட்டுடன் இருங்கள். முடியாவிட்டால் மருந்து எழுதிக் கொடுக்கிறேன். கொலஸ்டிரால் இறங்க ஸ்டாடின், சுகர் இறங்க மெட்ஃபார்மின், ரத்த அழுத்தம் குறைய இன்னொரு மருந்தை எழுதிக் கொடுக்கிறேன். வியாதி கட்டுக்குள் வரும்.' என்றார்.

39 வயதில் மூன்று ப்ரிஸ்க்ரிப்ஷன் மாத்திரைகளா என அதிர்ச்சி அடைந்து 'உணவில் கட்டுப்படுத்த முயல்கிறேன். முடியவில்லையெனில் மருந்தை எடுத்துக் கொள்கிறேன்.' எனச் சொல்லிவிட்டு வெளியே வந்தேன்.

அதன்பின் வந்து பலவிதமான டயட்டுகளை முயற்சிக்கத் தொடங்கினேன். நடைபயிற்சி ஆகாது எனச் சொல்லி ஒரு ஜிம்மில் சேர்ந்தேன். பட்டினி கிடந்து உடல் இளைக்க முயன்றேன். கடைகளில் கிடைக்கும் திரவ காலை உணவுகளை உண்டேன். 'ஜூஸ் டயட்' எனச் சொல்லப்படும் டயட்டை முயன்றேன். இதன்படி மூன்று வேளையும் காய்கறி, பழங்களின் சாற்றை மட்டுமே பருகவேண்டும்.

இதை எல்லாம் செய்ததில் எடை இறங்கியது. ஆனால் பட்டினி வாட்டி வதைத்தது. ஒரு நாள் ஜூஸை மட்டும் குடித்துவிட்டு இரவு 1 மணிக்கு கடும்பசியில் எழுந்து வீட்டில் இருந்த மிக்சர், முறுக்கு, பிஸ்கட் போன்றவற்றை எல்லாம் உண்டு முடித்தேன். இம்மாதிரி பட்டினி கிடப்பதும், பழச்சாறு அருந்துவதும் எந்த விதத்திலும் எடையைக் குறைக்க உதவாது எனப் புரிந்தது.

இந்தச் சூழலில் தான் கொழுப்பை அடிப்படையாகக் கொண்ட உணவுமுறையை ஒரு பாடிபில்டிங் துறை நூலில் படித்தேன். அது அவர்கள் பளுதூக்கும் வீரர்களுக்கு பரிந்துரை செய்திருந்த ஒரு உணவு முறை. அதில் தினமும் முட்டையும், இறைச்சியும், வெண்ணெயும் மட்டுமே எடுக்கச் சொல்லி இருந்தார்கள். இப்படிச் செய்தால் எடை இறங்கும் எனவும் கூறியிருந்தார்கள்.

அதன்பின் கொழுப்பு உண்மையாகவே உடலுக்கு தீங்கு விளைவிக்கும் பண்டம் தானா என எனக்கு சந்தேகம் வந்தது. அதன்பின் என்னைச் சுற்றியுள்ள உலகை கூர்ந்து கவனித்தேன். அமெரிக்கர்கள் தினமும் மாட்டுக்கறி, பன்றி இறைச்சி, முட்டை என வெட்டுகிறார்கள். இந்தியர்கள் பலரும் சைவமாக இருக்கிறார்கள். அசைவர்களாக இருக்கும் இந்தியர்கள் கூட வாரம் ஓரிரு முறை மட்டுமே இறைச்சி எடுக்கிறார்கள். ஆனால் இந்தியர்களுக்குத்தான் பெருமளவு சர்க்கரை வியாதி வருகிறது. ஒல்லியாக இருக்கும் இந்தியர்களுக்குக்கூட சர்க்கரை வியாதி வருகிறது. அமெரிக்கர்கள் இந்தியர்களை ஒப்பிடுகையில் ஆஜானுபாகுவாக இருக்கிறார்கள், உயரமாக இருக்கிறார்கள். இந்தியரை ஒப்பிடுகையில் அமெரிக்கர்களில் பலருக்கும் உடல் பருமன் அதிகம். ஆனால் உடல் பருமனான அமெரிக்கர்கூட சர்க்கரை வியாதியுடன் இருப்பதில்லை.

இந்தச் சூழலில் பழங்குடியினர் உணவை பற்றிய ஒரு நூலை படித்தேன். அதில் 20ம் நூற்றாண்டு துவக்கத்தில் ஆப்பிரிக்காவுக்குச் சென்ற மருத்துவர் ப்ருக்கிட் சகாரா பகுதியில் வசிக்கும் பழங் குடியினரான மாடுகள் மேய்க்கும் மசாயி மற்றும் கென்யாவில் வசிக்கும் செவ்வாயி, மற்றும் உகாண்டாவின் முகிமா பழங்குடியினரைப்பற்றிப் பற்றி பின்வருமாறு எழுதுகிறார்:

'இவர்களது உணவு பெரும்பாலும் பால், மாட்டு ரத்தம், மாட்டுக்கறி, மீன், சிறிதளவு பழங்கள், காய்கறிகள் மட்டுமே. இவர்கள் இனப் பெண்கள்கூட சராசரியாக ஆறு அடி உயரம் இருக்கிறார்கள். ஆண்களில் ஏழு அடி உயரம் இருப்பவர்களையும் சர்வ சாதாரணமாகக் காண முடிகிறது. பல் சொத்தை இருப்பவர்கள் சதவிகிதம் 0.5%. ஆஜானுபாகு வாக வியாதிகளில் இருந்து விடுதலை பெற்றுக் காணப்படுகிறார்கள்'

இவர்களில் ஆறு வகைப் பழங்குடியினைர ஆராய்ந்த மருத்துவர் ப்ருக்கிட் அவர்களில் பல் சொத்தை இருக்கும் ஒரே ஒருவரைக்கூட காணமுடியவில்லை என எழுதுகிறார். இவர்களில் குறிப்பாக ஆப்பிரிக்காவில் வாழும் மசாயி பழங்குடி இனத்தவரின் உணவு முறைகள் மருத்துவர்களின் பரிந்துரைக்கு எதிராக இருந்தும் அவர்கள் ஆரோக்கியமாக இருக்கக் காரணம் என்ன எனப் புரியாமல் மருத்துவர்கள் குழம்பி இருப்பதாக ஆய்வுகள் கூறுகின்றன. மருத்துவர்கள் சாப்பிடக்கூடாது எனக்கூறும் உறைகொழுப்பை நம்பித் தான் மசாயிகள் உணவு இருக்கிறது. மசாயிகள் மாடு மேய்க்கும் கோபாலர்கள். பசுவை நம்பித்தான் வாழ்க்கை. குழந்தை பிறந்தவுடன் அதன் உடல் முழுக்க காளை மாட்டுக் கொழுப்பை பூசிவிடுவார்கள். ஆக குழந்தை பிறந்ததும், உறைகொழுப்புடனான அதன் உறவு தொடங்குகிறது.

14 வயது ஆன மசாயி படைவீரனாகக் கருதப்படுவான். அடுத்த 20 ஆண்டுகளுக்கு அவனுக்கு கண்டிப்பான டயட் வழங்கப்படும். பால்,

மாமிசம், மாட்டு ரத்தம் இது மூன்றும்தான் உணவு. மசாயிகள் வளர்க்கும் மாடுகள் ஆஜானுபாகுவானவை. அமெரிக்க மாடுகளின் பாலில் இருப்பதை விட இரு மடங்கு அதிகக்கொழுப்பு அவற்றின் பாலில் இருக்கும். பாலைக் காய்ச்சுவது எல்லாம் கிடையாது. பச்சையாகக் குடிப்பார்கள். அவ்வப்போது பாலில் மாட்டு ரத்தத்தைக் கலந்தும் குடிப்பார்கள்.

ஒரு மசாயிக்கு கல்யாணம் ஆகவேண்டுமெனில் அவன் குறைந்தது 30 மாடுகளையாவது சேர்க்கவேண்டும். முப்பதுக்கு குறைவாக மாடுகள் இருந்தால் நிச்சயிக்கப்பட்ட மணம் கிடையாது. களவு மணம்தான் வழி. களவு மணம் சாதாரணமானது அல்ல. பெரியவர்களிடம் சிக்காமல் காட்டுக்கு இருவரும் தப்பி ஓடவேண்டும். ஓடிப்போய் ஒரு முழு மாட்டையும் இருவரும் சாப்பிட்டு முடிக்க வேண்டும். சாப்பிட்டு முடித்தபின் வீடு திரும்பினால்தான் அந்தக் கல்யாணம் நடந்ததாக அங்கீகரிக்கப்படும்.

மசாயிகளின் உணவுப் பழக்கம் மருத்துவர்கள் பரிந்துரைக்கு மிகவும் எதிராக இருந்தும் அவர்களிடையே நாகரிக மனிதனின் எந்த வியாதிகளும் இல்லை. சராசரியாக தினம் 3000 காலரிகள் உண்டும் மிகவும் ஒல்லியாக இருந்தார்கள். மசாயிகள் உடல்நலனுக்கு காரணம் அவர்கள் உடல்பயிற்சி செய்வது காரணம் என மருத்துவர்கள் கூறினார்கள். ஆனால் கேம்ப்ரிட்ஜ் பல்கலைக்கழகத்தில் மசாயிகள் உடலில் சென்சாரை வைத்து ஆராய்ந்தார்கள். அதில் மசாயிகள் தினமும் மெதுவாக அதிக தூரம் நடக்கிறார்களே ஒழிய ஓடுவது என்பது சுத்தமாக இல்லை என்பது தெரியவந்தது. அவர்களின் சராசரி கொலஸ்டிரால் அளவு சராசரி அமெரிக்கரின் கொலஸ்டிரால் அளவில் பாதி மட்டுமே!

இதே போல தொடர்ந்து பல ஆதிகுடிகளைப் பற்றிய நூல்களை படித்தேன். அதில் சைவ உணவை பின்பற்றும் ஆதிகுடி என ஒற்றை குடியும் இல்லை. எல்லாரும் கொழுப்பு நிரம்பிய அசைவ உணவு களையே பெரும்பாலும் எடுத்து வந்தார்கள். அரிசி, பருப்பு, சோயா முதலான நவீன யுக ஆரோக்கிய உணவுகளும், கோக்/பீட்சா முதலான நவீன கால குப்பை உணவுகளையும் அவர்கள் தொடுவதே இல்லை. ஆனால் இத்தனை கொழுப்பு நிரம்பிய உணவுகளை உண்ணும் அவர்களிடையே சர்க்கரை, ரத்த அழுத்தம், மாரடைப்பு, ஆஸ்துமா போன்ற எந்த நவீன யுக மனிதனின் வியாதிகளும் காணப்படவில்லை.

ஆக என் தலை சுழன்றது. மருத்துவர் சொல்வதும், இங்கே நாம் படிப்பதும், நடைமுறையில் நம் அனுபவங்களும் இப்படி குழப்பகர மாக இருக்கிறதே? ஒரு வேளை இந்த கற்கால காட்டுமிராண்டி மனிதர்கள் வாழ்க்கைமுறையில் நம் வியாதிகளுக்கான தீர்வு எதேனும் உண்டா என யோசிக்க துவங்கினேன்.

இதன்பின் பல உணவியல் நூல்களை தேடிபடித்தேன். அறிந்து கொண்ட தகவல்கள் அதிர்ச்சி அளிப்பவையாக இருந்தன. இத்தனை நாள் நல்லது என நம்பிய உணவுகள் தீமை விளைவிப்பவை என்றும், கெடுதலானவை என நம்பிய உணவுகள் நல்லவை என்றும் அறிய வருகையில் அதிர்ச்சியடைவது இயல்புதானே?

அதன்பின் என் 40வது பிறந்தநாள் அன்று முதல் முதலாக அசைவம் உண்டு பேலியோ டயட்டை துவக்கினேன். முதல் மூன்று மாதங்களில் 12 கிலோ எடை இழப்பு ஏற்பட்டதுடன் என்னை பிடித்திருந்த ப்ரிடயபடிஸ், ரத்த அழுத்தம் ஆகிய வியாதிகள் அகன்றன.

அதன்பின் முகநூலில் 'ஆரோக்கியம் - நல்வாழ்வு www.facebook.com/groups/tamilhealth' எனும் குழுவை தொடங்கினேன். பேலியோ டயட் பற்றி அக்குழுவில் எடுத்துக்கூற அதை பலரும் பின்பற்ற தொடங்கினார்கள். குணமாக்க முடியாது என பலரும் நம்பிவந்த சர்க்கரை, ரத்த அழுத்தம் ஆகிய வியாதிகள் சில மாதங்களில் குணமடைந்தன. ஆண்டுக்கணக்கில் குணமாகாத சர்க்கரை வியாதியும், ரத்த அழுத்தமும் குணமானவுடன் தமிழ் இணையத்தில் பேலியோ டயட் மிக பிரபலமடைந்தது. அத்துடன் ஹைபோதய்ராய்டிசம்,

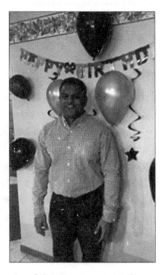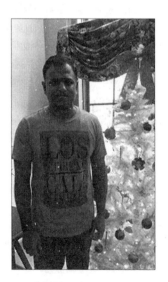

பேலியோ டயட் துவக்கிய நாள் அன்று எடுத்த படம். ஆண்டு 2012, எடை 90 கிலோ.

2015 டிசம்பர் மாத புகைப்படம். எடை 78 கிலோ

சொரியாசிஸ் போன்ற வியாதிகள் இருந்த சிலருக்கும் டயட்டில் முழு நிவாரணம் கிடைத்தது. இன்றைய தேதியில் ஆரோக்கியம் நல்வாழ்வு குழுவில் 35,000 உறுப்பினர்கள் இருக்கிறார்கள். பல மருத்துவர்கள் குழுவில் உறுப்பினராக இருப்பதுடன் பேலியோ டயட்டை தானும் பின்பற்றி, தம் பேஷண்டுகளுக்கும் பரிந்துரைத்து வருகிறார்கள்.

அதன்பின் பேலியோ டயட் குறித்து தொடர் கட்டுரை எழுத தினமணி பத்திரிக்கை வாய்ப்பளித்தது. தினமணியில் 25 வார தொடராக வந்த பேலியோ டயட் கட்டுரை இப்போது நூல்வடிவில் உங்களிடம் கிழக்கு பதிப்பகம் மூலமாக வெளிவருகிறது.

மற்றபடி நான் மருத்துவனோ, அங்கீகரிக்கப்பட்ட உணவியல் நிபுணனோ அல்ல. நூலில் இருப்பது எதுவும் மருத்துவ அறிவுரை அல்ல. உணவு மற்றும் உடல்நலம் குறித்து ஒரு குடிமகனாக நான் அறிந்துகொண்டதை உங்களிடம் பகிரும் முயற்சியே இது.

இக்கட்டுரை தொடரை வெளியிட்ட தினமணி நாளிதழ், தினமணி அசோசியேட் எடிட்டர் திரு பார்த்தசாரதி, கட்டுரைத்தொடர் முழுக்க ஆலோசனை அளித்து உற்சாகத்துடன் பிழைதிருத்தமும், ப்ரூஃப் ரீடிங்கும் செய்த தினமணி உதவி ஆசிரியர் ச.ந.கண்ணன், இக்கட்டுரை தொடர் நூலாக வெளிவரவேண்டும் என பெரும் ஆர்வம் காட்டி அதை செயலாக்கிய கிழக்கு பதிப்பகத்தின் திரு ஹரன் பிரசன்னா, நூலை எடிட் செய்த கிழக்கு பதிப்பகத்தின் மருதன் ஆகியோர் இல்லையெனில் இந்த நூல் வெளிவந்திருப்பது சாத்தியமே இல்லை. அவர்களுக்கு என் மனமார்ந்த நன்றிகள்.

இத்துடன் ஆரோக்கியம் - நல்வாழ்வு குழுவின் நிர்வாகிகள், குழுவின் உறுப்பினர்களுக்கு வழிகாட்டும் சீனியர் உறுப்பினர்கள் மற்றும் பேலியோ டயட் குறித்த விழிப்புணர்வை இணையத்தில் பரப்பிய தமிழ் இணைய நண்பர்கள், குங்குமம், தினகரன், மல்லிகை மகள், புதிய தலைமுறை, விகடன் போன்ற அனைத்து ஊடகத்துறையினருக்கும் என் மனமார்ந்த நன்றி.

இந்த நூலை எழுதி முடிக்க பெரும் ஆதரவும், ஊக்கமும் அளித்தவர் என் மனைவி அனிதா. பேலியோ டயட் நூல்களைப் படிப்பதிலும், கட்டுரைகளை எழுதுவதிலும் நான் செலவு செய்த நேரத்திற்கு கணக்கு வழக்கில்லை. அந்தச் சமயத்தில் அவர் அதை பொருட்படுத்தாமல் என்னை ஊக்கபடுத்தியதாலேயே பேலியோ டயட்டை என்னால் ஊடகங்கள், முகநூல் வழியாகவும், இந்த நூல் மூலமாகவும் தமிழ் கூறும் நல்லுலகிற்கு அறிமுகப்படுத்த முடிந்தது.

முடிவாக ஆர்வத்துடன் இந்நூலை வாங்கி படிக்கத் தொடங்கியிருக்கும் வாசகர்களாகிய உங்களுக்கும் என் நன்றி உரித்தாகுக. பேலியோ டயட்டால் பலனடைந்த பல்லாயிரம் நண்பர்களைப் போல இப் புத்தகத்தால் தாங்களும் பலனடைவது உறுதி என்பதில் நான் பெரும் மகிழ்ச்சியடைகிறேன்.

நியாண்டர் செல்வன்

1

நாகரிக மனிதனின் வியாதிகள்!

என் நண்பர் ஒருவருக்கு 25 ஆண்டுகளாக சர்க்கரை நோய் உள்ளது. இந்த வியாதிக்குச் சிகிச்சை அளிக்கும் மருத்துவருக்கும் சர்க்கரைதான். இருவரும் ஒரே மருந்தைச் சாப்பிட்டு, ஒன்றாகத்தான் வாக்கிங் போகிறார்கள். ஆனாலும் நோய் குணமான பாட்டைக் காணோம்.

மற்ற மேலைநாடுகளைப்போல இந்தியாவிலும் அதிவேகமாக சர்க்கரை, ரத்த அழுத்தம், உடல்பருமன், புற்றுநோய், மாரடைப்பு போன்ற பல நோய்கள் பரவி வருகின்றன. இவை ஏன் வருகின்றன, இதை எப்படிக் குணப்படுத்துவது என மருத்துவர்களுக்கும் தெரிவதில்லை. அதனால் இவற்றை எல்லாம் குணமாக்கும் முயற்சியை மருத்துவ உலகம் கைவிட்டுவிட்டது. 'சர்க்கரையைக் குணப்படுத்த முடியாது, கண்ட்ரோலில்தான் வைக்கமுடியும்' என சர்க்கரை மருத்துவர்கள் கூறுகிறார்கள்; சர்க்கரை நோயாளிகளும் அவ்வண்ணமே நம்புகிறார்கள்.

ரத்த அழுத்தத்தின் கதை இன்னமும் மோசம். ரத்த அழுத்தம் என வந்தால் மருத்துவர் கூறுவது 'முதலில் உப்பைக் குறை' என்பது. உப்பில்லாப் பண்டம் குப்பையிலே எனும் பழமொழிக்கேற்ப மக்களும் உப்பில்லாமல் ஓரிரு நாள் ஓட்ஸ் கஞ்சி, கோதுமைச் சப்பாத்தி என சாப்பிட்டுப் பார்த்து கடைசியில் 'உப்பில்லாம சாப்பிட முடியாது. நீங்க மருந்தைக் குடுங்க' என கேட்டு வாங்கிக்கொண்டு போகிறார்கள். ஆண்டுக்கணக்கானாலும் வியாதி குணமாகும் வழியையும் காணோம்.

ஆரோக்கிய உணவுகள் எனக் கூறப்படும் சிறுதானியங்களான கம்பு, கேழ்வரகு மற்றும் கைக்குத்தல் அரிசியைச் சாப்பிட்டால் இதற்கு

விடிவு கிடைக்கும் எனும் நம்பிக்கையில் பலரும் சிறுதானியங்களுக்கு மாறி வருகிறார்கள். ஆனாலும் இவை வியாதியின் தீவிரத்தைச் சற்று குறைக்கின்றனவே ஒழிய வியாதிகளில் இருந்து விடுதலை கிடைப்பதில்லை.

இந்த இடத்தில் நாம் நிதானித்து சில விஷயங்களை யோசிக்க வேண்டும். ரத்த அழுத்தம், மாரடைப்பு, புற்றுநோய் போன்ற எல்லாமே நாகரிக மனிதனுக்கு மட்டுமே வரும் வியாதிகள். நாகரிக மனிதன் எனக் கூறுகையில் நகரம், கிராமம் எல்லாவற்றையும் சேர்த்தே கூறுகிறோம். ஆண்டவன் படைப்பில் இந்த வியாதிகளில் இருந்து விடுபட்டு இருக்கும் உயிரினங்கள் எவை எனப் பார்த்தால் காட்டு மிருகங்களான சிங்கம், புலி, யானை போன்றவை. அதோடு, காட்டில் வசிக்கும் பழங்குடி மக்களில் யாருக்கும் இந்த வியாதிகள் இல்லை. நாகரிக மனிதர்களான நகர்ப்புற மற்றும் கிராமப்புற மனிதர்களுக்கே இந்த நோய்கள் ஏற்படுகின்றன.

காட்டில் வாழும் பழங்குடி மக்களை நாம் காட்டுமிராண்டிகள் என்றும் நாகரிகமற்றவர்கள் எனவும் கருதுகிறோம். ஆனால் அவர்கள் உடல்நலனை ஆராய்ந்த விஞ்ஞானிகள், அவர்களில் யாருக்கும் புற்று நோய், உடல் பருமன், சர்க்கரை, ரத்த அழுத்தம், ஆஸ்துமா, சைனஸ், சொரியாசிஸ்...போன்ற நோய்கள் கிடையாது. இவை எல்லாம் என்னவென்றே தெரியாது எனச் சொல்லி நம்மை வியப்பூட்டுகிறார்கள்.

இந்தப் பழங்குடி மனிதர்களிடமிருந்து நாகரிக மனிதர்களான நாமும், நம் மருத்துவர்களும் கற்கவேண்டிய விஷயங்கள் என்ன?

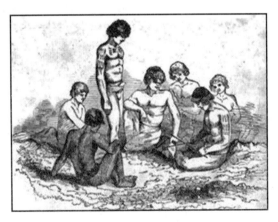

1841ம் ஆண்டு டோக்லு தீவுக்கு வந்த அமெரிக்கத் தீவுகள் ஆய்வுக்குழு வரைந்த படம். இதில் மிக ஒல்லியாக இருக்கும் டோக்லு தீவுவாசிகளைக் காணலாம்.

நியூசிலாந்து அருகே டோக்லு, புகாபுகா என இரு தீவுகள் உள்ளன. டோக்லுவில் 1,400 பேர் வசிக்கிறார்கள். புகாபுகாவில் 600 பேர் வசிக்கிறார்கள். பல்லாயிரம் ஆண்டுகளாக நாகரிக மனிதனின் சுவடே இன்றி இம்மக்கள் வாழ்ந்து வந்தார்கள். இந்தப் பகுதி முழுக்க மணல் நிரம்பிய தீவுகள். விவசாயம் செய்ய வழியே இல்லை. மணலில் தென்னை மரங்கள் மட்டுமே முளைக்கும். உணவுக்கு மீன், தேங்காய் மற்றும் தீவுவாசிகள் வளர்க்கும் பன்றி மற்றும் கோழியையும், சீசனில் முளைக்கும் கிழங்குகளையும் மட்டுமே நம்பியிருந்தார்கள். அதிலும் பன்றிக்கு உணவாக தேங்காய் மட்டுமே கொடுக்கப்பட்டது. பெரும் பாலும் மீனும், தேங்காயும், பன்றி இறைச்சியும் சில கிழங்குகளும் மட்டுமே உண்டு வந்தார்கள். உலகின் மிக போர் அடிக்கும் டயட் என டோக்லு தீவு டயட்டைச் சொல்வார்கள். கோழிகளை வளர்த்தாலும் அதன் முட்டைகளை இவர்கள் ஏதோ மூடநம்பிக்கை காரணமாக உண்பதில்லை.

அதன்பின் நாகரிக உலகம் இவர்களைக் கண்டுபிடித்தது. அங்கே முதலில் போய் இறங்கிய கேப்டன் ஜேம்ஸ் குக், கந்தவர்கள் போன்ற அழகுடன் ஆண்களும், பெண்களும் இருப்பதைக் கண்டார். அதன்பின் தீவு, வெள்ளையரின் காலனிமயமானது. அப்போதும் அவர்களுடைய பாரம்பரிய உணவு அதிகம் மாறவில்லை.

20-ம் நூற்றாண்டின் மத்தியில் அவர்களை ஆராய்ந்த விஞ்ஞானிகள், 'இத்தனை உறைகொழுப்பு உண்டும் அவர்கள் யாருக்கும் சர்க்கரை, மாரடைப்பு என்றால் என்னவென்பதே தெரியவில்லை' என்பதை அறிந்து வியப்படைந்தார்கள். இதை 'அடால் பாரடாக்ஸ்' (தீவு முரண்பாடு) என அழைத்தார்கள். (இதேபோல் உறைகொழுப்பை அதிகம் உண்டும் மாரடைப்பு குறைவாக இருக்கும் பிரெஞ்சு பாரடாக்ஸ், இத்தாலியன் பாரடாக்ஸ், மசாயி பாரடாக்ஸ் எல்லாம் உண்டு.)

அதன்பின் அந்தத் தீவு, நியூஸிலாந்து அரசின் வசம் வந்ததும் தீவுவாசிகள் மேல் 'இரக்கம்' கொண்டு கப்பல் கப்பலாக அரிசி, ரொட்டி, டின்னில் அடைத்த மாமிசம், கேக், பிஸ்கட் எல்லாம் அனுப்பினார்கள். அதன்பின் டோக்லுவாசிகள் மத்தியில் உடல் பருமன் அதிகரித்துவிட்டது. வியாதிகளும் அதிகரித்தன. இது ஏன் நடந்தது என்றும் யாருக்கும் தெரியவில்லை. முதல்முதலாக அங்கே மருத்துவமனை கட்டும் சூழலும் ஏற்பட்டது.

இதன்பின் 1966-ல் புயல் அபாயம் ஏற்பட்டதால் நாலைந்து மாதம் கப்பல்கள் எதுவும் டோக்லுவுக்கு வரவில்லை. அந்த மாதங்கள்

முழுக்க வேறுவழியின்றி தீவுவாசிகள் தங்கள் பாரம்பரிய உணவுக்குத் திரும்பினார்கள். வியப்பளிக்கும் விதத்தில் அந்தக் காலகட்டத்தில் தீவு மக்களின் உடல்நலன் மிக மேம்பட்டதாக தீவின் மருத்துவர்கள் பதிவு செய்கிறார்கள். அதன்பின் புயல் நின்றதும் மீண்டும் கப்பல்கள் தீவுக்கு வந்தன; மீண்டும் வியாதிகள் சூழ்ந்தன.

இத்தீவில் மட்டும்தான் இப்படியா? மற்ற பழங்குடிகளின் நிலை என்ன?

மருத்துவர் வெஸ்டன் ப்ரைஸ் 1930களில் மத்திய கனடாவின் குளிர்மிகுந்த ராக்கி மலைகளில், தான் சந்தித்த பூர்வக்குடிகளைப் பற்றி கீழ்கண்டவாறு எழுதுகிறார்.

'இவர்கள் இருக்குமிடத்துக்கு போவதே சிரமம். மலைகளில் விமானத்தை இறக்கவும் முடியாது. சாலைகளும் கிடையாது. மலையில் உறைந்து கிடந்த ஆற்றில், ஒரு படகில் கஷ்டப்பட்டுச் சென்று அவர்கள் இடத்தை அடைந்தோம். இவர்களுக்கும் கனடிய அரசுக்கும் ஒரு ஒப்பந்தம் உண்டு. அதன்படி வருடம் ஒருமுறை இவர்களுக்கு நஷ்ட ஈட்டுத் தொகையை கனடிய அரசு வழங்கிவருகிறது. உணவு, உடை, பொருள் என நாகரிக மனிதனின் பொருள்கள் அவர்களுக்கு வழங்கப்படுகின்றன. ஆனால், பாதி பூர்வக் குடிகள் இந்த நஷ்ட ஈட்டுத் தொகையை ஏற்க மறுத்துவிட்டார்கள். மீதிபேர் அரசு கொடுப்பதை வாங்கிக் கொள்கிறார்கள். ஆக ஒரே இனத்தில் நாகரிக மனிதனின் உணவை உண்ணும் பூர்வக்குடிகளையும், அதைப் புறக்கணித்து தம் பாரம்பரிய உணவை உண்பவர்களையும் சந்திக்க முடிந்தது.

பூஜ்ஜியம் டிகிரிக்கு கீழ்தான் வெப்பம் எப்போதும் என்பதால் இங்கே எந்தப் பயிர்களும் முளைப்பதில்லை. கறவை மாடுகளையும் வளர்க்க முடிவதில்லை. ஆக இவர்கள் உண்ணக்கூடிய ஒரே உணவு, இவர்கள் வேட்டையாடும் மிருகங்கள்தான். நதி உறைந்து கிடப்பதால் மீன்களைக்கூட உண்ண முடிவதில்லை.

இப்பகுதியில் கரடிகள் ஏராளம். கரடிகளை இவர்கள் வேட்டையாடிப் பிடிக்கிறார்கள். உணவில் காய்கறி இல்லாவிட்டால் வைட்டமின் சி இன்றி ஸ்கர்வி எனும் நோய் (பற்களில் துவாரம் ஏற்படுதல்) வரும். ஆனால் உணவில் தாவரங்களே இன்றி இருக்கும் இவர்களுக்கு ஏன் ஸ்கர்வி பாதிப்பு இல்லை என யோசித்து, ஸ்கர்வி எப்படி இருக்கும் என விளக்கி அங்கே இருந்த கிழவரிடம் 'அந்த வியாதி இங்கே யாருக்காவது வந்ததுண்டா?' எனக் கேட்டேன்.

அக்கிழவர் சற்று யோசித்து ‘அது எங்களுக்கு வராது, அது வெள்ளையர்களுக்கு மட்டும் வரும் வியாதி. இந்த ஊரில் இருக்கும் வெள்ளையர்களுக்கு அந்த நோய் தாக்கியுள்ளதைப் பார்த்துள்ளேன்’ என்றார்.

‘அவர்களுக்கு உங்களால் உதவ முடியுமல்லவா? ஏன் உதவவில்லை?’

‘அவர்களுக்கு எல்லாம் தெரியும் என நினைக்கிறார்கள். எங்களுக்கு ஒன்றுமே தெரியாதாம். நாங்கள் நாகரிகமற்ற காட்டுமிராண்டிகளாம். இந்த நிலையில் நாங்கள் கொடுக்கும் மருந்தை அவர்கள் எப்படிச் சாப்பிடுவார்கள்?’

அதன்பின் ஸ்கர்விக்கான மருந்தைக் காட்டுவதாகச் சொன்னார். கூட்டிச் சென்ற வழியில் கனடிய அரசின் உணவுப்பொருள் அங்காடி இருந்தது. ‘அது வெள்ளையனின் மளிகைக்கடை. அதை நாங்கள் சீந்துவதே கிடையாது’ எனச் சொல்லி ஒரு மானை வேட்டையாடி இருந்த இடத்துக்கு அழைத்துச் சென்றார். மானின் கிட்னிக்கு மேலே முழு கொழுப்பால் ஆன இரு பந்து போன்ற சதை உருண்டைகள் இருந்தன. ‘அதை வெட்டி எடுத்துச் சின்னச் சின்னத் துண்டுகளாக்கி உண்டால் ஸ்கர்வி வராது’ என்றார்.

பச்சை இறைச்சியில் வைட்டமின் சி இருப்பது அப்போது மருத்துவ உலகம் அறிந்திராத விஷயம். ஆனால் இதுபற்றி அறியாத அந்தப் பழங்குடிகள், அந்த இறைச்சியைக் கொண்டு ஸ்கர்விக்கு மருந்து கண்டுபிடித்திருந்தார்கள். அதன்பின் அங்கே இருந்த 87 பேரின் 2,464 பற்களை மருத்துவர் ப்ரைஸ் சோதனையிட்டார். அதில் வெறும் நான்குப் பற்களில் மட்டுமே கேவிட்டி இருந்தது. சதவிகித அளவில் இது 0.16%!

அதே மலையின் கீழே இருந்த நகரான பாயின்ட் க்ரீக்கில் சோதனை செய்தபோது 25.5% மக்களுக்குப் பல் சொத்தை இருந்தது தெரியவந்தது. நகர்ப்புறத்தைச் சேர்ந்த பாயிண்ட் க்ரீக் மக்களுக்கு எல்லா வியாதிகளும் குறைவின்றி இருந்தன. அங்குப் பலருக்கும் டிபி இருந்தது, ஆத்ரைட்டிஸ் இருந்தது. ஆனால் இந்த வியாதி இருந்த ஒரு பூர்வக்குடியைக்கூட மருத்துவரால் காணமுடியவில்லை.

அப்பூர்வக்குடி மக்களின் உணவாக இருந்தது, இன்றைய மருத்துவர்கள் தவிர்க்கச் சொல்லிப் பரிந்துரைக்கும் கொழுப்பு நிரம்பிய இறைச்சி மட்டுமே. இன்றைய ஆரோக்கிய உணவுகளாக கருதப்படும் கொழுப்பு அகற்றிய பால், ஓட்மீல், சீரியல், சிறுதானியம், கைக்குத்தல் அரிசி, பருப்பு, பீன்ஸ் எதையும் அவர்கள் உண்ணவில்லை.

இந்த இரு உதாரணங்கள் மட்டுமல்ல. உலகம் முழுக்க உள்ள பழங்குடிகளின் உணவில், பெரும் பான்மையான கலோரிகள் உறைகொழுப்பிலிருந்தே வருகிறது. பழங்குடி உணவு என்பது பெரும்பகுதி கொழுப்பு நிரம்பிய இறைச்சி, சில காய்கறிகள், கோடைக்காலத்தில் கிடைக்கும் வெகு அரிதான சில பழங்கள் அவ்வளவே. இந்த டயட்டைக் கேட்டால் நவீன டயட்டிசியன்களும், மருத்துவர்களும் பதறுவார்கள். ஆனால் இந்த டயட்டை உண்டு வாழும் மக்கள் எவ்வித வியாதிகளும் இன்றி முழு உடல்நலத்துடன் ஆரோக்கியமாக இருக்கிறார்கள். அதனால் அவர்களுக்கு மருந்துகளும், மருத்துவர்களும், டயட்டிசியன்களும் தேவைப்படுவதில்லை.

தற்காலத்தில் ஆரோக்கியமான உணவுகள் எனக் கூறப்படும் கார்ன்ஃபிளேக்ஸ், ஓட்மீல், கொழுப்பெடுத்த பால், முட்டையின் வெள்ளைக்கரு ஆகியவை மனிதருக்கான உணவே அல்ல. இவற்றைப் பண்ணைகளில் இறைச்சிக்கு வளர்க்கப்படும் மிருகங்களைக் கொழுக்க வைக்கவே விவசாயிகள் பயன்படுத்துகிறார்கள். அமெரிக்காவில் உள்ள பண்ணைகளுக்குச் சென்று அங்கே உள்ள விவசாயிகளுடன் பேசியுள்ளேன். இறைச்சிக்கு வளர்க்கப்படும் மாடுகளையும், பன்றிகளையும் கொழுக்க வைக்க விவசாயிகள் கீழ்க்காணும் உத்திகளைக் கையாள்வார்கள்.

பன்றிகளுக்குக் கொழுப்பு அகற்றிய பாலைக் கொடுப்பார்கள். 1930-ம் ஆண்டில் இருந்தே ஆரகன் மாநில விவசாயக் கல்லூரி, பன்றிகளின் உடல் கொழுப்பை அதிகரிக்க, கொழுப்பு அகற்றிய பாலைக் கொடுக்கப் பரிந்துரை செய்கிறது. உணவில் அதிகக் கொழுப்பு இருந்தால் அது நம் பசியுணர்வைக் கட்டுப்படுத்தி விடும். அதனால் கொழுப்பு இல்லாத பாலைக் கொடுத்தால்தான் பன்றிகளுக்குப் பசி அதிகரிக்கும்.

மக்காச்சோளம் மாதிரி எடையைக் கூட்டும் தானியம் எதுவும் இல்லை. சுமார் 3.5 கிலோ மக்காச்சோளம் உண்டால் பன்றிக்கு 1 கிலோ எடை ஏறும். மக்காச்சோளத்தின் விலையும் குறைவு. எடையையும் குப் என ஏற்றும். இந்த மக்காச்சோளம் என்பது வேறு எதுவுமல்ல, கார்ன்ஃபிளேக்ஸ் என்ற பெயரில் டப்பாவில் அடைக்கப்பட்டு, நமக்குக் காலை உணவாக ஆரோக்கிய உணவு என்ற பெயரில் விற்கப்படும் உணவே.

பன்றிகளை வெட்டும் முன் அவற்றுக்கு மொலாசஸ் (கரும்பு ஜூஸ்), சாக்லெட் (சாக்லெட் கம்பெனி கழிவு) எல்லாம் நிறைய கொடுப்பார்கள். வெட்டப்படும் முன்பு, அந்த நாளில் மட்டும் ஏராளமான இனிப்புகள் கொடுக்கப்படும். இதனால் பன்றிகளின் ஈரலின்

அளவு சுமார் 34% அதிகமாகிறது. மேலும் இனிப்புகளைக் கொடுக்கக் கொடுக்க பன்றிகளுக்குப் பசி எடுத்து சோளத்தையும் அதிகமாகச் சாப்பிட்டு எடையை இன்னும் கூட்டிக்கொள்ளும்.

இறுதியாக, பன்றிகளை வெயிலே படாமல் ஒரே இடத்தில் அடைத்து வைத்து, உடல் உழைப்பும் இல்லாமல் எடையை ஏற்றுவார்கள். வைட்டமின் டி தட்டுப்பாடும் எடையை அதிகரிக்கும். ஆபிஸில் மணிக்கணக்கில் ஒரே நாற்காலியில் வெயில் படாமல் அமர்ந்திருக்கும் நமக்கும் இதான் நிகழ்கிறது.

சிறிது சிந்திப்போம்.

நமக்கு உடல் எடை ஏறுவதும் இதே உணவுகளை உண்பதால்தானே? இறைச்சிக்காக கொழுக்க வைக்கப்படும் பன்றிகளுக்கும், மாடுகளுக்கும் என்ன உணவு வழங்கப்படுகிறதோ, அதே உணவுதானே நமக்கும் ஆரோக்கிய உணவு எனும் பெயரில் வழங்கப்படுகிறது? பிறகு எப்படி எடை குறையும்?

ஆக நவீன டயட் முறைகளும், நவீன ஆரோக்கிய உணவுகளும், நாட்டுப்புற ஆரோக்கிய உணவுகளுமான கேழ்வரகு, கைக்குத்தல் அரிசி போன்ற எவையுமே நம்மை ஆரோக்கியமாக இருக்க வைப்பதில்லை. வியாதிகள் இன்றி வாழும் ஒரே மனிதர்கள், பழங்குடி மக்களே. இதற்குக் காரணம் அவர்கள் செய்யும் உடலுழைப்பு மட்டுமே எனக்கூற முடியாது.

நகர்ப்புறங்களில், கிராமப்புறங்களில் நாள் முழுக்க கைவண்டி இழுப்பவர்களையும், வயல்வேலை செய்து வரும் ஏழை, எளிய மக்களையும்கூட நாகரிக மனிதனின் வியாதிகளான சர்க்கரை, ரத்த அழுத்தம், ஆஸ்துமா, சைனஸ், ரத்தசோகை, மாலைக்கண் வியாதி போன்றவை தாக்குகின்றன.

ஆக, இவ்வியாதிகள் எல்லாம் குணப்படுத்த முடியாத வியாதிகளோ அல்லது குணப்படுத்த முடியாமல் மருந்தால் மட்டுமே கட்டுக்குள் வைத்திருக்கக்கூடிய வியாதிகளோ அல்ல. பலரும் 'நாற்பதைத் தாண்டினால் எல்லாருக்கும் சுகர் வரும்', 'ஆறுமாதக் குழந்தைக்குக் கூட டைப் 2 டயபடிஸ் இருக்கிறது' எனச் சொல்லி ஆறுதல் அடைவார்கள். ஆனால் டைப் 2 டயபடிஸ் வந்திருக்கும் ஆறுமாதக் குழந்தை என்ன சாப்பிடுகிறது எனப் பார்த்தால் அது புட்டிப்பாலாக இருக்கும். புட்டிப்பாலில் என்ன இருக்கிறது எனப் பார்த்தால் அதிலும் சர்க்கரையும், அரிசியும், கோதுமையும், சோயாபீன் ஆயிலும், செயற்கையான வைட்டமின்களும் இருக்கும். தாய்ப்பால் மட்டுமே குடிக்கும் பிள்ளைகளுக்கு டைப் 2 டயபடிஸ் வராது.

அரிசி, கோதுமை, இட்லி, கம்பு, கேழ்வரகு போன்ற உணவுகளில் என்ன கெடுதல் உள்ளன? இவற்றை உண்டால் நமக்கு ஏன் டயபடிஸ் முதல் இன்னபிற வியாதிகள் வருகின்றன? இவற்றை உண்ணாமல் தவிர்க்கும் பழங்குடி மக்களை ஏன் இவ்வியாதிகள் அண்டுவதில்லை?

துரதிர்ஷ்டவசமாக தமிழ்நாட்டு உணவுவகைகள் பலவும் ஏராளமான சர்க்கரைச் சத்து கொண்டவை யாகவே உள்ளன. நம் காலை உணவான இட்லியை எடுத்துக்கொள்வோம். ஒரு இட்லியில் சுமார் 15 கிராம் சர்க்கரை உள்ளது. ஒரே ஒரு இட்லி சாப்பிடுவது, சுமார் நான்கு டீஸ்பூன் வெள்ளைச் சர்க்கரை சாப்பிடுவதற்குச் சமம். காலையில், சாம்பாரோடு சேர்த்து ஐந்து இட்லி சாப்பிட்டால் 20 ஸ்பூன் சர்க்கரை அதாவது 75 கிராம் சர்க்கரை உண்கிறீர்கள் எனப் பொருள்.

'இட்லி சாப்பிடுவதும் சர்க்கரை சாப்பிடுவதும் ஒன்றா? இட்லி ஆரோக்கிய உணவு அல்லவா?' - என என்மீது நீங்கள் கோபப்படலாம். ஆனால் உண்மை என்ன தெரியுமா?

ஐந்து இட்லி சாப்பிடுவது நேரடியாக 75 கிராம் வெள்ளைச் சர்க்கரையை சாப்பிடுவதை விட மோசமானது.

அரிசி, கோதுமை ஆகிய உணவுகள் நம் உடலில் நுழைந்தவுடன் ரத்தத்தில் சர்க்கரை அளவை அதிகரிக்கின்றன. காரணம் இவற்றில் உள்ள க்ளுகோஸ்.

காலை: ஐந்து இட்லி

மதியம்: சாதம், சாம்பார், ரசம்,

மாலை: வடை, காப்பி

இரவு: சப்பாத்தி, குருமா

இப்படி சராசரியான தமிழ்நாட்டு உணவை உண்பது - தினம் சுமார் அரைக் கிலோ முதல் முக்கால் கிலோ வெள்ளைச் சர்க்கரையை நேரடியாக உண்பதற்குச் சமம்.

தினம் அரைக் கிலோ வெள்ளைச் சர்க்கரையை 40, 50 வருடங்களாகத் தொடர்ந்து உண்டுவந்தால் டயபடிஸ் வருவதிலும், உடல் எடை கூடுவதிலும் வியப்பு என்ன? இவை எல்லாம் வராமல் இருந்தால்தான் ஆச்சரியம்!

வெள்ளை அரிசியைத் தவிர்த்து கம்பு, கேழ்வரகில் இட்லி செய்வதாலும், இட்லியை ஐந்திலிருந்து நாலாகக் குறைப்பதாலும் சர்க்கரை மற்றும் பிற நோய்கள் வராமல் இருக்காது. பலரும் இவ்வகை

மாற்றங்களை மட்டுமே செய்துகொண்டு ஆரோக்கிய உணவுகளை உண்பதாக எண்ணி மகிழ்ச்சி அடைகிறார்கள். அந்த உணவுகள், இந்த நோய்களைக் குணப்படுத்துவதும் இல்லை.

வியாதிகளில் இருந்து முழுவிடுதலை பெறச் சிறந்த வழி, ஆதிமனிதன் உண்ட உணவுகளை உண்பதே.

இறைச்சியை உண்டால் கொலஸ்டிரால் அதிகரிக்காதா?

கொழுப்பை அதிகமாக உண்டால் மாரடைப்பு வராதா?

ஆதிமனித உணவால் சர்க்கரையும், ரத்த அழுத்தமும், ஆஸ்துமாவும், சைனஸும், சொரியாசிஸும், உடல்பருமனும், மாலைக்கண் வியாதியும் இன்னபிற வியாதிகளும் குணமாகுமா?

இவற்றுக்கான விடைகளை அடுத்த அத்தியாயத்தில் பார்ப்போம்.

2

இடைவேளையில் நுழைந்த வில்லன்!

மனித இனத்தின் வரலாறு, பரிணாம அடிப்படையில் 26 லட்சம் ஆண்டுகளுக்கு முன்பு தொடங்குகிறது. மனிதன் விவசாயம் செய்ய ஆரம்பித்து அரிசி, பருப்பு, பீன்ஸ், கோதுமையைச் சாப்பிட ஆரம்பித்தது 10,000 ஆண்டுகளுக்கு முன்னரே.

இது குறித்து ஆராயும் பரிணாமவியல் விஞ்ஞானிகள் கூறுவது - மனிதனின் 99.99% ஜீன்கள் நாம் விவசாயம் செய்வதற்கு முன்பே உருவாகிவிட்டன என்பதே. விவசாயம் பிறந்தபின் கடந்த பத்தாயிரம் ஆண்டுகளில் நம் ஜீன்களில் வெறும் 0.01% மாற்றமே நிகழ்ந்துள்ளது. இன்று நாம் உண்ணும் பரோட்டா, நூடுல்ஸ், கார்ன்ஃபிளேக்ஸ், கோக், பெப்ஸி, பீட்சா, பர்கர் என்றால் என்னவென்றே நம் ஜீன்களுக்குத் தெரியாது. நம் ஜீன்களுக்குப் பழக்கமாகி, பரிச்சயமாகியுள்ள உணவுகள் - இறைச்சியும் காய்கறி பழங்களுமே.

பரிணாமரீதியில் எத்தனை பின்னோக்கிப் போனாலும், கிடைத்துள்ள அத்தனை தடயங்களும் மனிதனின் முதன்மை உணவு இறைச்சியே என்று நிரூபிக்கின்றன. 32 லட்சம் ஆண்டுகளுக்கு முன்பு கிடைத்த லூஸி எனும் புனைப்பெயருள்ள எலும்புக்கூட்டின் அருகே கிடைத்த மிருகங்களின் எலும்புகளை ஆராய்ந்ததில் அவற்றை லூஸியும், அவரது கூட்டத்தாரும் கற்களால் துருவி எடுத்து இறைச்சியை உண்டதற்கான சுவடுகள் உள்ளன. நம்மிடம் கிடைத்துள்ள கற்காலக் கருவிகள் 26 லட்சம் ஆண்டு பழமையானவை. அப்போது ஹோமோ எனும் வகை

மனித இனமே உலகில் தோன்றவில்லை. ஹோமோ குடும்பத்தைச் சேர்ந்தவர்கள்தான் 'ஹோமோசேபியன்ஸ்' எனும் நாகரிக மனிதர்களான நாம். நமக்கு மூதாதை ஹோமோ எரெக்டஸ். இத்தனை தொன்மையான ஹோமோ குடும்ப வகை மனித இனம் தோன்றுவதற்கு முன்பிருந்த ஆஸ்திரிலொபிதிகஸ் வகை மனித இனம் (லூசியின் இனம்) இறைச்சி உண்டதற்கான தடயங்கள் நமக்கு கிடைத்துள்ளன.

லூஸியின் உணவாக பரிணாமவியல் விஞ்ஞானிகள் கூறும் உணவு, செட் தோசையும், கெட்டிச் சட்டினியும் அல்ல; பழங்கள், விதைகள், பூச்சிகள் மற்றும் சிறுமிருகங்களையே. அந்தக் காலகட்ட மனிதன் அப்போது மான், யானை போன்ற பெரிய மிருகங்களை வேட்டையாட ஆரம்பிக்கவில்லை. ஆனால் அதற்கு முன்பே இறைச்சி அவன் உணவில் இருந்திருக்கிறது.

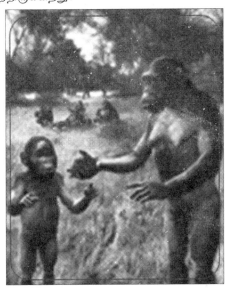

லூஸி. மனித இனத்தின் ஆதி கொள்ளுப்பாட்டி

அதன்பின் பல லட்சம் ஆண்டுகளாகப் பரிணாமரீதியாக வளர்ந்து மாற்றம் அடைந்து வந்த மனிதன் செய்த ஒரு விஷயம், அவனை மற்ற மிருகங்களில் இருந்து பரிணாமரீதியாக வித்தியாசப்படுத்தி, மனிதனை உலகின் தலைவன் ஆக்கியது. அது என்ன மாற்றம்? சமைத்த மாமிசம் உணவை அவன் உண்ணத் தொடங்கியதே!

உணவுச் சங்கிலியில் சிங்கம், புலி போன்ற மிருகங்களைத் தாண்டி நாம் புலிப் பாய்ச்சலில் முன்னேறக் காரணம் - சமைத்த மாமிச உணவை உண்ணத் தொடங்கியதே என பரிணாமவியல் ஆய்வாளர்கள்

விளக்குகிறார்கள். பச்சை இறைச்சி ஜீரணமாக ரொம்ப நேரம் பிடிக்கும். ஆனால் சுட்ட மாமிசம் எளிதில் ஜீரணமாவதுடன், அதிக அளவில் மாமிசத்தை உண்ணவும் முடியும். இதனால் நம் மூளைக்கு திடீரென அதிக கலோரிகளும், அதிக அளவில் புரதமும் வைட்டமின், மினரல் முதலான ஊட்டச்சத்துகளும் கிடைத்தன. இதை ஆராயும் பரிணாமவியலாளர்கள் மனித மூளையின் ஆற்றல் அதன் பின்னர் பெருமளவில் அதிகரித்ததாக கூறுகிறார்கள். மூளையின் ஆற்றல் அதிகரிக்க, அதிகரிக்கச் சிந்திக்கும் திறன் வளர்ந்து உலகின் மற்ற எந்த மிருகங்களையும் விடவும் பரிணாமரீதியில் மனிதன் முன்னேறிவிட்டான். ஆக, சமைத்த மாமிச உணவை உண்ணும்முன் மனிதனும் மற்ற மிருகங்களைப் போன்ற இன்னொரு மிருகமே; சமைத்த மாமிச உணவே நம்மை மற்ற மிருகங்களிடம் இருந்து வேறுபடுத்தி மனிதனாக மாற்றியது.

ஏதோ ஒரே ஒரு உணவை மட்டுமே உண்டு மனிதனால் உயிர்வாழ முடியும் எனில் அது, மாமிச உணவு மட்டுமே. கீரை, அரிசி, பருப்பு, கோதுமை, தேங்காய், வாழைப்பழம் என உலகின் எந்தச் சத்துமிகுந்த உணவையும் எடுத்துக்கொள்ளுங்கள். அதை மட்டுமே ஒரு மனிதனுக்கு கொடுத்து வாருங்கள். உதாரணமாக தினமும் கீரை மட்டுமே சாப்பிடலாம் என்றால் சில மாதங்களில் ஊட்டசத்துக் குறைபாடு வந்து மனிதன் இறந்துவிடுவான். அவ்வளவு ஏன்? மனிதனுக்கு மிகப் பரிச்சயமான ஓர் உணவு, தாய்ப்பால். ஆனால், வளர்ந்த மனிதனுக்குத் தினமும் தாய்ப்பாலை மட்டுமே உணவாகக் கொடுத்து வந்தாலும் அவனும் சில மாதங்களில் ஊட்டச்சத்து குறைபாட்டால் இறந்துவிடுவான். ஆனால், தினமும் இறைச்சியுணவை மட்டுமே ஒரு மனிதனுக்குக்குக் கொடுத்து வந்தால் அவன் இறந்துவிட மாட்டான். மாறாக அவன் உடல் ஆரோக்கியமடையும்; உடல்நலக் கோளாறுகள் நீங்கும். ஆம், தாய்ப்பாலில் கூட இல்லாத ஊட்டச்சத்துக்கள் நிரம்பிய உணவு, புலால் உணவே. ஒரு மனிதனுக்குத் தேவையான அனைத்து வகை வைட்டமின்களையும், மினரல்களையும், புரதங்களையும், கொழுப்புகளையும் பிற மூலச்சத்துகளையும் கொண்ட ஒரே உணவு அது.

ஆக, குரங்காக இருந்தவனை மனிதனாக்கி நம் ஜீன்களை வடிவமைத்து அதனுள் இருக்கும் டி.என்.ஏவைத் தீர்மானித்து மனித இனத்தைக் கட்டமைத்த உணவு - இறைச்சியுணவு. அதைக் கெடுதலானது எனக் கூறும் எந்த ஒரு டயட் முறையும் எப்படிச் சரியானதாக இருக்கமுடியும்?

எனவே, பேலியோ டயட் என்பது ஏதோ இன்றைய டயட்டிசியனோ, விஞ்ஞானியோ கண்டுபிடித்த புதிய உணவுமுறை அல்ல. நம்மை

மனிதனாக்கி, மனித சமுதாயத்தைக் கட்டமைத்த ஆதிகால உணவுமுறை. நவீன உலகின் தொன்மையான டயட் இதுவே.

வாருங்கள், நாம் நவீன உலகின் முதல் பேலியோ டயட்டரைச் சந்திக்க காலச்சக்கரத்தில் ஏறி 1862-ம் ஆண்டுக்குப் பயணிக்கலாம்.

அப்போது டயட்டிங், ஜிம், ட்ரெட்மில் போன்ற எந்த வார்த்தைகளும் புழக்கத்தில் இல்லை. அந்தக் காலகட்டத்தில் இங்கிலாந்தில் வில்லியம் பாண்டிங் (William Banting) எனும் சமையற்காரர் ஒருவர் வசித்து வந்தார். அவர் பிரபுக்களுக்கும், மன்னர்களுக்கும் சமைப்பவர். அவர்களது உணவை உண்டு, உண்டு இவரும் குண்டானார். தன் 30 வயதில் குனிந்து ஷூ லேசைக் கூட கட்ட முடியாத நிலை வந்ததும் வெறுத்துப்போய் மருத்துவரிடம் ஆலோசனை கேட்டார். அவரும் 'உடல்பயிற்சி செய்' என்ற வழக்கமான ஆலோசனையைக் கொடுத்தார். வீட்டுக்கு அருகே இருக்கும் ஏரியில் படகு வலித்துக் கடும் உடற்பயிற்சி மேற்கொண்டார் பாண்டிங். தினமும் இரண்டுமணிநேரம் படகு வலிப்பார். அதன்பின் கடும் பசி எடுக்கும். அதைப்போக்க மேலும் அதிகமாக உண்பார். உடல் மேலும் குண்டாகும்.

வெறுத்து போன பாண்டிங்கிடம் 'குறைவான கலோரிகளைச் சாப்பிடு' எனும் அறிவுரை கூறப்பட்டது. ஒரு கட்டத்தில் வெறும் காய்கறிகளை மட்டும் சாப்பிட்டு வந்தார் பாண்டிங். கடும் உடற்பயிற்சியும், உணவில்லா நிலையும் அவரை மயக்க நிலைக்குத் தள்ளின. மருத்துவமனையில் சேர்க்கப்பட்டார். ஒரு வருடம் இப்படிப் பட்டினி கிடந்து, உடற்பயிற்சி செய்து, நீச்சல், ஸ்பா, குதிரை ஏற்றம் என பலவற்றை முயற்சித்தும் எடையில் வெறும் 3 கிலோ மட்டுமே இறங்கியது. இதனிடையே பாண்டிங்குக்குக் காதுகேட்கும் திறனும் குறைந்துகொண்டே வந்தது.

இந்தச் சூழலில் பாண்டிங் 1862-ல், வில்லியம் ஹார்வி எனும் மருத்துவரைச் சந்தித்தார். அப்போது க்ளூகோஸ் சுகர் என ஒன்று இருப்பது கண்டுபிடிக்கப்பட்டு அதுதான் எடை அதிகரிப்புக்குக் காரணம் என்கிற ஒரு தியரி உலா வந்தது. ஹார்வியும் பாண்டிங்கிடம் 'உன் எடை அதிகரிப்பு மற்றும் காது கேட்காதது போன்ற பிரச்னைகளுக்குக் காரணம் சர்க்கரையே' என்றார். அதன்பின் ஹார்வி, பாண்டிங்குக்கு ஓர் எளிய ஆலோசனை சொன்னார்.

'சர்க்கரைச் சத்து எதில் இருக்கிறது? அரிசி, பருப்பு, கோதுமை, ரொட்டி, பழங்கள், பீன்ஸ், பால் அனைத்திலும் இருக்கிறது. ஆக இதை எல்லாம் சாப்பிடக்கூடாது.'

'பின் எதைச் சாப்பிடவேண்டும்?'

'இறைச்சி, முட்டை மற்றும் சீஸ் போன்ற சர்க்கரை சுத்தமாக இல்லாத உணவாகச் சாப்பிடு!'

இப்படி ஒரு ஆலோசனையை முதல்முறையாகக் கேட்கிறார் பாண்டிங்.

'இதில் எப்படி எடை இறங்கும்? முட்டையையும், இறைச்சியையும் தின்றால் எடை ஏறத்தானே செய்யும்?' (சாஸ்வதம் பெற்ற கேள்வி இது!)

'குண்டாக இருக்கும் சிங்கத்தையோ, புலியையோ, ஓநாயையையோ யாரும் பார்த்ததுண்டா? இவை எல்லாம் இறைச்சியை மட்டுமே சாப்பிடுகின்றன. குண்டாக இருப்பவை எல்லாம் முழுக்க முழுக்க தாவர உணவு மட்டும் உண்ணும் யானை, காண்டாமிருகம், நீர்யானை போன்ற மிருகங்களே' என்றார் ஹார்வி.

வீடு திரும்பிய பாண்டிங், ஹார்வி சொன்னபடி உணவுமுறையை முற்றிலும் மாற்றினார். தினம் மூன்று வேளை வெறும் மாமிசம், மீன், முட்டை ஆகியவற்றை மட்டும் உண்டார். மாலையில் ஒரு டீயுடன், கொஞ்சம் பழம் சாப்பிடுவார். ரொட்டி, பால், இனிப்பு, உருளைக்கிழங்கு அனைத்தையும் தவிர்த்தார். கலோரிகளுக்கு எந்தக் கட்டுப்பாடும் இல்லை. இஷ்டத்துக்கு சாப்பிட்டார். 2 வருடங்களில் அதிசயத்தக்க முறையில் முப்பது கிலோவை இழந்து முழுமையான உடல் ஆரோக்கியம் பெற்றார். காதுகளின் கேட்கும் திறனும் அதிகரித்து நாளடைவில் முழுக்கச் சரியாகிவிட்டது.

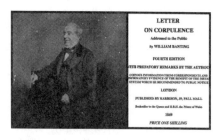

வில்லியம் பாண்டிங் மற்றும் அவரது நூல்

இதில் மிகவும் உற்சாகமானார் பாண்டிங். தன்னைப் போல அனைவரும் இந்த உணவுமுறையால் பயனடையவேண்டும் என்று தன் டயட் அனுபவங்களை 1863-ம் ஆண்டு ஒரு நூலாக எழுதினார். வித்தியாசமான உணவுமுறைகள், புதிய கருத்தாக்கம் என்பதால் அந்த நூல் மிகப் பிரபலம் அடைந்தது.

இப்போது, உணவுக் கட்டுப்பாடுக்கு 'டயட்டிங்' என சொல்வது போல் அந்தக் காலத்தில் 'பாண்டிங்' என்று சொல்லப்பட்டது. அப்போது

'நான் டயட்டில் இருக்கிறேன்' என யாரும் கூறமாட்டார்கள். 'நான் பாண்டிங்கில் இருக்கிறேன்' எனக் கூறுவார்கள்.

அன்று மக்காச்சோளம், ஓட்ஸ், பால், முட்டை எல்லாம் இருந்தன. ஆனால் கார்ன்ஃபிளேக்ஸ் எனப்படும் புராசஸ் செய்யப்பட்ட சோளம், ஓட்மீல் என அழைக்கப்படும் சர்க்கரை/செயற்கை வைட்டமின் சேர்த்த ஓட்ஸ், கொழுப்பெடுத்த பால், முட்டையின் வெள்ளைக்கரு மட்டுமே உண்பது போன்ற வழக்கங்கள் அன்று இல்லை. இன்று இவை இல்லாமல் அமெரிக்காவில் யாரும் டயட் செய்வதே இல்லை.

ஆக, நவீன உலகின் முதல் டயட், பேலியோ டயட்தான். அதாவது பாண்டிங் டயட் என்று சொல்லப்பட்ட டயட்.

பாண்டிங் டயட் பிரபலமானதால் அதுகுறித்த சர்ச்சைகளும் வர ஆரம்பித்தன. பாண்டிங் எளிய சமையல்காரர் என்பதைக் கண்டோம். அதனால் அவரது நூலைப் படித்த மருத்துவர்கள் அனைவரும் 'இந்த டயட்டின் அறிவியல் அடிப்படை என்ன? இது எப்படி வேலை செய்கிறது?' என்று கேள்வி எழுப்பினார்கள். இதற்கு பாண்டிங்கிடம் பதில் இல்லை. அதனால் அன்றைய மருத்துவர்களால் எள்ளி நகையாடப்பட்டார் பாண்டிங்.

மேலும், 'அறிவியல் அடிப்படையற்ற நூல்' என அவருடைய நூலைக் குறைகூறி சுத்தமாக ஒதுக்கி வைத்தார்கள். ஆனால் மக்களின் எதிர்வினை வேறுவிதமாக இருந்தது. பாண்டிங் டயட்டை முழுமையாக நம்பினார்கள். இதனால் பயன் உள்ளது என்று அனைவரும் இந்த டயட் முறையை ஏற்றுக்கொண்டார்கள். பாண்டிங்கின் நூலை வாங்கிப் படித்து அதன் டயட் முறையைப் பின்பற்றியவர்களின் எடை நன்கு இறங்கியது; பல்வேறு வகையான உபாதைகளும் குணமாகின. ஆனாலும் மருத்துவர்கள் அந்த டயட்முறையை ஏற்றுக்கொள்ளவேயில்லை.

அமெரிக்காவில் பம்பிள்தேனி என்கிற ஒரு வகை தேனி உண்டு. அதன் உடலமைப்பை ஆராயும் எந்த ஏரோநாட்டிக்கல் எஞ்சினியரும் 'இந்த உடலமைப்பைக் கொண்டுள்ள ஒரு பூச்சியால் பறக்க இயலாது' எனத் துண்டைத்தாண்டி சத்தியம் செய்வார்கள். காரணம், அதன் உடலமைப்பு ஏரோநாட்டிக்கல் துறையின் சித்தாந்தங்களுக்கு எதிரானது. ஆனால், பம்பிள்தேனி காலகாலமாகப் பறந்துகொண்டுதான் இருக்கிறது. அதுபோன்ற ஒரு பம்பிள்தேனிதான் பாண்டிங் டயட்டும். அறிவியல் ஒரு விஷயம் சாத்தியமில்லை என்கிறது. ஆனால் நடைமுறை அதற்கு எதிரானதாக இருக்கிறது. இந்தச் சூழல் அறிவியலுக்குப் புதிதல்ல. நடைமுறைக்குத் தக்கபடி தன்னை மாற்றிக்கொள்வதே அறிவியலின் சாதனை. அவ்வகையில்

பாண்டிங் டயட்டை ஆராய மேலும் சில மருத்துவர்கள் முன்வந்தார்கள்.

1890களில் ஹெலென் டென்ஸ்மோர் எனும் அமெரிக்க மருத்துவர் தன்னிடம் சிகிச்சை பெற வந்தவர்களிடம் பாண்டிங் டயட்டைப் பரிந்துரைக்க ஆரம்பித்தார். டயட் மிக எளிமையானது. 'தினம் அரை கிலோ இறைச்சியும், சில காய்கறிகளும் சாப்பிடு. கிழங்குகள், சர்க்கரை, ரொட்டியைத் தவிர்.'

அவர் சொன்னதை அப்படியே பின்பற்றியவர்களுக்கு எடை மள மளவென இறங்கியது. டென்ஸ்மோரின் பரிந்துரை பேலியோ டயட்டுக்குப் பெரிய திருப்பமாக அமைந்தது. இந்தத் தகவல் வெளியே பரவியபிறகு அதன் வீச்சு மேலும் அதிகமானது. அதன்பின் அன்றைய ஐரோப்பா, அமெரிக்காவின் அனைத்து மருத்துவர்களும் பாண்டிங் டயட்டை ஏற்றுக்கொண்டார்கள். சர்க்கரை வியாதி நோயாளிகளுக்கு மருத்துவர்கள் அதைப் பரிந்துரைத்தது மட்டுமில்லாமல், சர்க்கரை வியாதி தொடர்புடைய நூல்களும் பாண்டிங் டயட்டையே வலியுறுத்தின. 1863-ல் இருந்து 1950 வரை, அதாவது 87 வருடங்கள், பாண்டிங் டயட் மட்டுமே உலகின் மிகப் பிரபலமான, மருத்துவர்களால் ஏற்றுக்கொள்ளப்பட்ட அதிகாரபூர்வ டயட்டாக இருந்தது.

இதை எல்லாம் இப்போது படிக்கையில், 'பிறகு எப்படி இந்தக் குறைகொழுப்பு டயட்டுகள் பிரபலமாகின? ஏன் இறைச்சியும், நெய்யும் குண்டாக்கும் உணவுகள் என மக்களும், மருத்துவர்களும் நம்ப ஆரம்பித்தார்கள்?' என்கிற சந்தேகம் தோன்றும்! திரைப்படத்தில், ஒரு ஹீரோ இடைவேளை வரை கதாநாயகியைக் காதலித்து குடும்பப்பாட்டு பாடி, மகிழ்ச்சியாக இருக்கும் வேளையில், இடைவேளை சமயத்தில் திடீரென ஒரு வில்லன் தோன்றி கதையில் திருப்பத்தை ஏற்படுத்தினால் எப்படி இருக்கும்! 1956-ல் அப்படி ஒரு வில்லன் தோன்றினார். அவர் பெயர் நம்மில் யாருக்கும் பரிச்சயமாக இருக்காது. எனினும், அவர்தான் இன்றைய குறைந்தகொழுப்பு டயட்டுகளின் தந்தை - ஆன்சல் கீஸ் (Ancel Keys).

உயிரியல் விஞ்ஞானியான கீஸ், இரண்டாம் உலகப் போரின்போது உணவு ரேஷன்களை ஆராயத் தொடங்கினார். பலநாடுகளுக்கும் சென்று உணவுக்கும், உடல்நலனுக்கும் இருக்கும் தொடர்பை ஆராய்ந்தார். 22 நாடுகளுக்குச் சென்று ஆராய்ந்த கீஸ், அதில் வெறும் ஏழே ஏழு நாடுகளின் புள்ளி விவரத்தை எடுத்து 'ஏழு நாடுகளின் ஆராய்ச்சி' எனப்படும் ஆய்வை 1956-ல் பதிப்பித்தார். அந்த ஆய்வில் இந்த ஏழு நாடுகளிலும் உணவில் கொழுப்பின் சதவிகிதம் அதிகரிக்க, அதிகரிக்க இதயநோய்களால் மரணவிகிதங்கள் அதிகரிப்பதாக

உலகுக்கு அறிவித்தார் கீஸ். ஆனால் கீஸ் 22 நாடுகளிலும் எடுத்த குறிப்புகளைப் பலவருடம் கழித்து ஆராய்ந்தார்கள் விஞ்ஞானிகள். அதன்படி, கீஸ் சொன்னதுபோல இதயநோய்க்கும், கொழுப்புக்கும் எத்தொடர்பும் இல்லை என்பதைக் கண்டறிந்தார் கள். முழுமையான 22 நாடுகளின் புள்ளிவிவரங்களையும் ஆராய்ச்சி செய்யாமல் வெறும் ஏழே நாடுகளை எந்த அடிப்படையில் தேர்ந்தெடுத்தார், பிற 15 நாடுகளை ஏன் ஆய்வில் சேர்க்கவில்லை என்பதற்கான எந்த விளக்கத்தையும் கீஸ் சாகும்வரை தெரிவிக்கவில்லை.

கீஸின் ஆய்வு தவறானது என்று பின்னாளைய விஞ்ஞானிகள் ஒப்புக்கொண்டாலும் அன்று கீஸிடம் யாரும் ஒரு கேள்வி எழுப்பவில்லை. அவர் அமெரிக்க அரசின் மதிப்பு மிகுந்த விஞ்ஞானி. அவரது ஆய்வு பதிப்பிக்கபட்ட பிறகு, உலகப்புகழ் பெற்ற பத்திரிகைகளான டைம், ரீடர்ஸ் டைஜஸ்ட் போன்றவை 'முட்டையும், நெய்யும், இறைச்சியும் மாரடைப்பை வரவழைப்பவை' எனத் தலையங்கம் எழுதின. இதைப் படித்த மக்கள் பேரதிர்ச்சி அடைந்தார்கள்.

இந்தச் சூழலில் 1950-களில் கெல்லாக்ஸ் சகோதரர்கள் மக்காச்சோளத்தில் இருந்து கார்ன்ஃபிளேக்ஸ் தயாரிக்கும் தொழில் நுட்பத்தைக் கண்டுபிடித்திருந்தார்கள். காலை உணவாக சீரியலையும், பாலையும் குடிக்கலாம் என சீரியல் கம்பனிகள் விளம்பரம் செய்துவந்தபோதும் அன்றைய அமெரிக்கர்களும், ஐரோப்பியர்களும் அதைச் சட்டை செய்யவில்லை. அன்றைய காலை உணவு என்பது முட்டையும், பன்றி இறைச்சியுமே. ஆனால், கீஸின் ஆய்வு வெளி வந்ததும் மக்கள் முட்டையையும், பன்றி இறைச்சியையும் கைவிட்டு விட்டு சீரியலுக்கு மாறினார்கள்.

இதன்பின் சில விந்தைகள் நிகழ்ந்தன. கார்ன்ஃபிளேக்ஸூம், கொழுப்பெடுத்த பாலும் ஆரோக்கிய உணவுகளாக டிவியில்

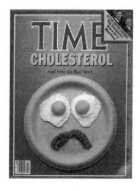

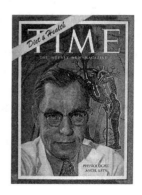

விளம்பரம் செய்யப்பட்டன. முட்டை, இறைச்சி விற்கும் சிறுபண்ணையாளர்களுக்கு அம்மாதிரி விளம்பரம் செய்யத் தெரியாததால் போட்டியில் பின்தங்கிப் போனார்கள்.

இச்சூழலில் கொழுப்பு நல்லதா, கெட்டதா என பெரிய சர்ச்சை விஞ்ஞானிகளிடையே தொடங்கியது. 1970-களில் இதைத் தீர்க்க அமெரிக்க அரசின் ஒரு கமிட்டி, செனட்டர் ஜார்ஜ் மெக்கவர்ன் தலைமையில் அமைக்கப்பட்டது.

மெக்கவர்ன், மக்காச்சோளம் அதிகமாக விளையும் விவசாய மாநிலத்தைச் சேர்ந்தவர். ப்ரிட்கின் டயட் எனப்படும் குறைகொழுப்பு, சைவ டயட்டைப் பின்பற்றியவர். அவருக்கு உணவியல், அறிவியல் குறித்து எந்தத் தெளிவும் கிடையாது. இரு தரப்பு விஞ்ஞானிகளிடமும் கருத்து கேட்டார். அதன்பின் தன் இஷ்டத்துக்கு ஒரு அறிக்கையை அரசிடம் சமர்ப்பித்தார். அதில் 'இறைச்சி, முட்டை, கொழுப்பு ஆகியவை உடலுக்குக் கெடுதல். கொழுப்பு குறைவான உணவே உடலுக்கு நல்லது' எனப் பரிந்துரைத்தார்.

அவ்வளவுதான். அதையே அமெரிக்க அரசு அதிகாரபூர்வமான அறிக்கையாக ஏற்றுக்கொண்டது. அமெரிக்க ஹார்ட் அசோசியேஷன், அமெரிக்க டயாபடிஸ் அசோசியேஷன் முதலான அமைப்புகள் அதையே அதிகாரபூர்வமான டயட்டாக அறிவித்தன. இந்த அமைப்புகளுக்கு சீரியல், ஓட்மீல், பிஸ்கட், குக்கி, மருந்து கம்பனிகளின் ஸ்பான்சர் பணம் வெள்ளமெனப் பாய்ந்தது. இந்தப் புதிய உணவு முறையை முன்வைத்து மருத்துவ நூல்களும், மருத்துவக் கல்லூரிப் பாடத்திட்டங்களும், டயட் முறைகளும் உருவாக்கப் பட்டன.

அமெரிக்காவிலும், ஐரோப்பாவிலும் எது அறிவியலோ அதுதான் உலகின் அறிவியல். அமெரிக்க மக்கள் கல்லைக் கட்டிக்கொண்டு கிணற்றில் குதித்தால் ஏனென்று யோசிக்காமல் நாமும் குதிப்போம்தானே! அமெரிக்க மக்கள் சாப்பிடுகிறார்கள் எனும் ஒரே காரணத்தால் தானே நாமும் பீட்சாவையும், பர்கரையும் உண்ண ஆரம்பித்தோம்? அவர்களைப் பார்த்து புகைப் பிடிக்கக் கற்றுக்கொண்டோம். பிறகு, டயட்டில் மட்டும் புதிய பாதையிலா பயணிப்போம்? அமெரிக்காவின் டயட்டே ஆசிய நாடுகளின் டயட்டாகவும் மாறிப்போனது. முட்டையும், இறைச்சியும் உணவு மேஜைகளில் இருந்து ஒழிக்கப்பட்டன. அவற்றின் இடத்தை கார்ன்ஃபிளேக்ஸுும், கொழுப்பெடுத்த பாலும் பிடித்துக்கொண்டன.

3

வரலாறு உணர்த்தும் பாடம்

1913-ல், ஆல்பர்ட் ஸ்வைட்சர் (Albert Schweitzer) எனும் கிறிஸ்துவ மதப் பிரசாரகர் ஆப்பிரிக்காவுக்குச் சென்றார். மருத்துவரான அவர் சிறந்த தத்துவஞானியும், சேவகரும் ஆவார். மேற்கு ஆப்பிரிக்காவின் குக்கிராமம் ஒன்றில் மருத்துவமனை ஒன்றைக் கட்டினார். ஒரு வருடத்தில் இரண்டாயிரம் பேரின் வியாதிகளைக் குணமாக்கினார்.

41 ஆண்டுகளுக்குப் பிறகு, குடல்வால் பிரச்னையுடன் ஒரு ஆப்பிரிக்கப் பழங்குடி ஆள், ஸ்வைட்சரிடம் சிகிச்சைக்கு வந்தார். இதைப் பற்றி ஸ்வைட்சர் எழுதும்போது, 'இந்த 41 ஆண்டுகளில் புற்றுநோய் உள்ள ஒரு ஆப்பிரிக்கனையும் நான் சந்தித்ததில்லை' என்று வியப்பை வெளிப்படுத்துகிறார். ஆனால் அவர் மேலும் பல ஆண்டுகள் அங்கே மருத்துவம் பார்த்ததில் பல புற்று நோயாளிகளைச் சந்தித்துள்ளார். 'கருப்பர்கள் வெள்ளையர்களைப்போல சாப்பிட ஆரம்பித்து விட்டார்கள்' என்று பதிவு செய்கிறார் ஸ்வைட்சர்.

யோசித்துப் பார்க்கவும். 41 ஆண்டுகளாக மருத்துவம் பார்த்தவர், அந்தக் காலகட்டத்தில் புற்றுநோய், சர்க்கரை நோய், குடல்வால் பிரச்னை, ரத்த அழுத்தம் போன்ற வியாதிகளைக் கொண்டவர்களைச் சந்திக்கவே இல்லை என்றால் அவை எல்லாம் நாகரிக மனிதனின் வியாதிகள் என்பது உறுதியாகிறது அல்லவா?

இவர் மட்டுமல்ல, பழங்குடிகளை ஆராய்ந்த பல ஆய்வாளர்கள் 'புற்றுநோய் ஒரு நாகரிக மனிதனின் வியாதி' என்றே கூறுகிறார்கள்.

ஆப்பிரிக்கா முதல் அண்டார்டிகா வரை, வட துருவம் முதல் தென் துருவம் வரை தேங்காய், மான், நண்டுகள், கடல் மீன், திமிங்கலம் போன்ற இயற்கை உணவுகளைச் சாப்பிட்டு வரும் எந்தப் பூர்வகுடி மனிதரிடமும் புற்றுநோய் பாதிப்பு கிடையாது.

வட துருவப் பகுதியில் வசிக்கும் எஸ்கிமோ மக்களை ஆராய, 1903-ம் வருடம் அங்கே சென்றார், வில்ஜாமுர் ஸ்டெபன்சன் (Vilhjalmur Stefansson) எனும் ஆய்வாளர். அங்கே ஐந்து வருடம் தங்கி ஆய்வை மேற்கொண்டார்.

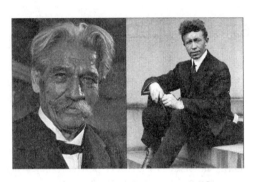

ஆல்பர்ட் ஸ்வைட்சர் - வில்ஜாமுர் ஸ்டெபன்சன்

இந்தக் காலகட்டத்தில் ஐரோப்பிய நாடுகளில் புற்றுநோய் பரவ ஆரம்பித்திருந்தது. 1898-ம் ஆண்டு வெளிவந்த லான்செட் (ஃச்ணஞிலுண) எனும் நூலில் 'லண்டனில் புற்றுநோய் பரவி வருகிறது. 50 ஆண்டுகளுக்கு முன்பு, லட்சத்தில் பதினேழு பேருக்குப் புற்றுநோய் இருந்தது. இன்று லட்சத்தில் 88 பேருக்குப் புற்றுநோய் உள்ளது' என்கிற தகவல் வெளியாகியுள்ளது.

எஸ்கிமோக்கள் வாழும் பகுதி, புல், பூண்டு கூட விளையாத பூமியாகும். பனியில், தீ மூட்ட விறகுகள் இன்றி, பல சமயம் பச்சை இறைச்சியை உண்ணும் நிலைக்கு எஸ்கிமோக்கள் தள்ளப்படுவார்கள். அவர்களின் உணவு என்பது கடல் நாய் (seal), கடற்பசு (walrus), திமிங்கலம், பனிக்கரடி முதலான கொழுப்பு நிரம்பிய மிருகங்களே. என்றாவது அபூர்வமாக சில பறவை முட்டைகள் கிடைக்கும். கோடையில் ஒரே ஒரு மாதம் அதிசயமாக புல், பூண்டு துளிர்விடும். அந்தச் சமயத்தில் கசப்பான சில காய்கள் கிடைக்கும். அக்காய்களைக்கூட அவர்கள் திமிங்கிலக் கொழுப்பில் முக்கி எடுத்துத்தான் உண்பார்கள். ஆக, வருடத்தில் 11 மாதம் வரை இவர்கள் உண்பது முழுக்க, முழுக்க கொழுப்பு நிரம்பிய இறைச்சி உணவுகளே.

காய்கறியை உண்ணாமல் இவர்களால் எப்படி உயிர்வாழ முடிகிறது என்பதே விஞ்ஞானிகளுக்கு அன்று புரியாத புதிராக இருந்தது. அன்று வைட்டமின் சி பற்றி விஞ்ஞானிகள் அறிந்திருக்கவில்லை. ஆனால் நீண்டதூரம் கடலில் பயணிக்கும் மாலுமிகள் ஒரு மூன்றுமாதம் காய்கறிகளை உண்ணவில்லை எனில் ஸ்கர்வி எனும் நோயால் (பற்களில் துவாரம் ஏற்படுதல்) பாதிக்கப்படுவதை விஞ்ஞானிகள் அறிந்திருந்தார்கள். அதை எலுமிச்சைச்சாறு குணப்படுத்துவதையும் அறிந்திருந்தார்கள். ஆனால், வருடம் முழுக்க காய்கறிகளை உண்ணாத எஸ்கிமோக்களுக்கு ஏன் ஸ்கர்வி வருவதில்லை என்பது விஞ்ஞானிகளுக்குப் புரியாத புதிராக இருந்தது.

எஸ்கிமோக்களுடன் ஐந்து வருடம் தங்கிய ஸ்டெபன்சன், அவர்கள் உண்ட உணவையே உண்டார். அவரது உணவுமுறை:

...இரவில் பிடிக்கப்பட்ட மீனை காலையில் என் வீட்டுக்குக் கொண்டுவருவாள் ஒரு பெண். மீன் பனியில் உறைந்து கல்லைப் போல கெட்டியாக இருக்கும். அது இளகும்வரை காத்திருக்க வேண்டும். ஓரிரு மணிநேரங்களில் அது இளகியபின் சமையல் தொடங்கும்.

முதலில் மீன் தலையை வெட்டி எடுத்து, அதை பிள்ளைகளுக்காகத் தனியே வைத்துவிடுவார்கள் எஸ்கிமோக்கள். இருப்பதிலேயே சத்தான உணவை தங்கள் பிள்ளைகளுக்குக் கொடுப்பார்கள். மீனின் உறுப்புகளிலேயே மீன் தலைதான் மிகச் சத்தான பொருள். அதன்பின் வாழைப்பழத்தை உரிப்பது போல மீனை உரிப்பார்கள். உரித்தபிறகு மீனின் பகுதிகள் அனைவருக்கும் பங்கிட்டுக் கொடுக்கப்படும். பச்சையாக மீனை அனைவரும் சாப்பிடுவோம். அதன்பின் மீன் பிடிக்கச் சென்றுவிடுவோம். மதிய உணவுக்காக வீட்டுக்குத் திரும்புவோம். உறைந்த, கொழுப்பு நிரம்பிய பெரிய மீன் ஒன்று உரிக்கப்பட்டு மீண்டும் உணவாக வழங்கப்படும். அதன்பின் மாலையில் வீட்டுக்குத் திரும்பி வெந்நீரில் கொதிக்க வைக்கப்பட்ட மீனை உண்போம். உணவில் காய்கறி, மசாலா என எதுவும் இருக்காது.

இப்படித் தினமும் மூன்று வேளை பச்சை மீனையும், வேக வைத்த மீனையும் சாப்பிட்டுச் சாப்பிட்டு எனக்கு வேறு எந்த உணவும் பிடிக்காமல் போய்விட்டது. வெந்நீரில் கொதிக்க வைக்கப்பட்ட மீன் சுவையாக இருக்கிறது. மீனின் உறுப்புக்களில் தலைதான் சுவையான பகுதி. இதில் திமிங்கிலக் கொழுப்பை ஊற்றிச் சாப்பிட்டால், சாலடில் ஆலிவ் எண்ணெயை ஊற்றி உண்பது போல சுவையாக இருக்கும்...

என்று ரசனையுடன் எழுதுகிறார் ஸ்டெபன்சன்.

ஆனால் எஸ்கிமோ உணவில் ஸ்டெபன்சனுக்கு இரு மனக்குறைகள்.

'...உணவில் உப்பு இல்லை' என எழுதுகிறார்.

'கோடையில் ஆகஸ்ட் மற்றும் செப்டெம்பர் மாதங்களில் பிடிக்கப்படும் மீன்களைக் குளிரான வெப்பத்தில் பாதுகாக்க முடியாததால் அவை விரைவில் கெட்டுவிடுகின்றன. கெட்டுப்போன மீன்களை எஸ்கிமோக்கள் மிக உயர்வான ஒயின் அல்லது பழைய பாலடைக்கட்டி போல நினைத்து ஆசையுடன் உண்கிறார்கள். நாள்பட்ட பழைய பாலடைக்கட்டிகளைப் பரிமாறுவது இங்கிலாந்தில் உயர்வானதாகக் கருதப்படும். அதுபோல நினைத்து நானும் கெட்டுப்போன மீன்களை உண்டேன்.' - என எழுதுகிறார் ஸ்டெபன்சன்.

ஐந்து வருடங்களில் ஒரே ஒரு நாள், நாய்வண்டியில் (Sled) அங்கு வந்த இன்னொரு வெள்ளையரிடம் கெஞ்சிக்கேட்டு கொஞ்சம் உப்பை வாங்கியுள்ளார். அதை மீனில் போட்டுச் சாப்பிட்ட ஸ்டெபன்சன், மீதமிருந்த உப்பை அடுத்தவேளை உணவில் சேர்க்கவில்லை. உப்பில்லாமலேயே அந்த உணவு நன்றாக இருப்பதுதான் காரணம் என்கிறார். இந்த ஐந்து வருடங்களில், தான் அடைந்த உடல்நலமும், ஆரோக்கியமும் தன் ஆயுளில் வேறு எந்தக் காலகட்டத்திலும் அடைந்ததில்லை என்றும் அவர் கூறுகிறார்.

ஐந்து வருடமாக ஒரே உணவை உண்பது போரடிக்கவே இல்லை, மீனை மட்டுமே உண்ட தனக்கும், எஸ்கிமோக்களுக்கும் ஸ்கர்வி வரவே இல்லை என்றும் ஐந்து வருடமும் தான் வெறும் மீன் மற்றும் நீரை உட்கொண்டே வாழ்ந்ததாகவும் நூலில் எழுதியுள்ளார் ஸ்டெபன்சன்.

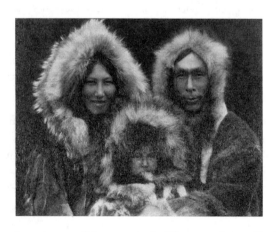

தாய், தந்தை, பிள்ளை – எஸ்கிமோ பழங்குடியினர்

எஸ்கிமோக்களின் உடல்நலனைப் பற்றி எழுதுகையில்...

'ஐந்து வருடத்தில் ஆயிரக்கணக்கான எஸ்கிமோக்களைச் சந்தித்தேன். அவர்களில் ஒருவருக்குக் கூட புற்றுநோய் இல்லை. எஸ்கிமோ பெண்கள் சாதாரணமாக ஏழெட்டுக் குழந்தைகளைப் பெற்றுக் கொள்வார்கள். எஸ்கிமோக்களுக்குச் சிகிச்சை அளிக்க மருத்துவமனை ஒன்று இருக்கும். எந்தப் பெண்ணுக்காவது பிரசவ வலி ஏற்பட்டால் உடனே மருத்துவருக்குத் தகவல் தெரிவிக்கப்படும். பெரும்பாலான சமயங்களில் மருத்துவர் வீட்டுக்கு வருவதற்குள் அப்பெண்ணுக்கு இயற்கையாகவே பிரசவம் ஆகிவிடும். பிரசவம் பார்க்க வீட்டுக்கு வந்த மருத்துவரை, சில நிமிடங்களுக்கு முன்பு குழந்தையைப் பெற்ற பெண்ணே எழுந்துவந்து உபசரிப்பார். சிசேரியன், நீண்டநேர பிரசவ வலி, பிரசவ சமயம் மரணம் என எதுவும் அவர்களுக்கு நேர்வதில்லை. பத்துப் பிள்ளைகளைப் பெற்றும் எஸ்கிமோ பெண்கள் மிக ஆரோக்கியமாகவும், சுறுசுறுப்பாகவும் இருக்கிறார்கள்.' - என்று வியக்கிறார் ஸ்டெபன்சன்.

இந்த வரலாறுகள் நமக்குக் கதையாக மட்டுமல்ல, பாடங்களாகவும் உள்ளன.

கொழுப்பு அதிகமுள்ள உணவுப் பொருள்களை (இறைச்சி, நெய், முட்டை, தேங்காய் போன்றவை) மனிதன் உண்பதால் குண்டாவதில்லை, மாறாக நல்ல ஆரோக்கியம் பெறுகிறான், ஒல்லியான தோற்றம் கிடைக்கிறது.

அரிசி, கோதுமை, பழங்கள், இனிப்புகள், சர்க்கரை போன்றவற்றில் கொழுப்பு இல்லை. ஆனால் சர்க்கரைச் சத்துகள் உள்ளன. இவற்றால் நாம் ஒல்லியாவதில்லை; மாறாக குண்டாகிறோம்.

இது ஏன் நிகழ்கிறது என்பதை இனி ஆராய்வோம்.

உடல் பருமனை முன்வைத்து மருத்துவ உலகம் 'கலோரிச் சமன்பாடு' எனும் கோட்பாட்டை உருவாக்கியது. இதன் அடிப்படை என்னவெனில், நாம் உண்ணும் உணவில் இருக்கும் கலோரி, நாம் செலவு செய்யும் கலோரியை விட அதிகமாக இருந்தால் குண்டாகி விடுவோம். செலவு செய்யும் கலோரியை விட குறைவான கலோரியை உட்கொண்டால் நாம் ஒல்லியாவோம்.

இந்த கலோரிச் சமன்பாட்டுக் கோட்பாட்டில் உள்ள குறைகள் சில:

1) நாம் எத்தனை கலோரியை எரிக்கிறோம் எனும் கணக்கு யாருக்கும் தெரியாது. ஆக, எத்தனை கலோரியை எரிக்கிறோம் என்பது

தெரியாமல், இந்தக் கணக்கீடு அடிப்படையில் பயனற்றதாக மாறிவிடுகிறது.

2) நாம் எத்தனை கலோரியை உண்கிறோம் என்பதிலும் பல சிக்கல்கள், குழப்பங்கள் உள்ளன. கலோரிகளின் அளவை அறிய நாம் உண்ணும் உணவை மிகச்சரியாக அளந்து, எடைபோட்டு, கலோரிக் கணக்கு போடவேண்டும். அப்படிப் பார்த்து யாருமே சாப்பிடுவது கிடையாது. ஆக, உள்ளே எத்தனை கலோரி போகிறது, உடலில் எத்தனை கலோரி எரிக்கப்படுகிறது என்பது தெரியாமல் இந்தச் சமன்பாட்டை எப்படிப் பயன்பாட்டுக்குக் கொண்டுவருவது?

3) இதைவிட முக்கியமாக, உணவுப்பொருள்களை கலோரியை வைத்து மதிப்பிடுவதால், ஒரு முட்டையை விட ஒரு சாக்லெட்டில் குறைவான கலோரியே உள்ளது, ஆக முட்டையை விட சாக்லெட்டை உண்பது நல்லது என பலரும் நினைக்க ஆரம்பித்தார்கள். இன்றும் பல டயட் முறைகளில் உணவுகளுக்கு பாயிண்ட் முறை வழங்கப்படுகிறது. அதன்படி சாக்லட், ஐஸ்க்ரீம் எல்லாம் சாப்பிடலாம். ஆனால் அளவாகச் சாப்பிடவேண்டும் என்பார்கள். இது மிகவும் பிழையான கணக்கீடு ஆகும்.

சரி, கலோரிச் சமன்பாடு தவறெனில் நாம் எப்படிக் குண்டாகிறோம்?

சர்க்கரை அதிகமுள்ள உணவுகளை உண்ணும்போது நம் ரத்தத்தில் சர்க்கரையின் அளவு அதிகரிக்கிறது. உடனடியாக சர்க்கரையைக் கட்டுக்குள் கொண்டுவர நம் கணையம் (pancreas), இன்சுலின் எனும் ஹார்மோனைச் சுரக்கிறது. இன்சுலின் சுரந்ததும் ரத்தத்தில் உள்ள சர்க்கரை சேகரிக்கப்பட்டு நம் ஈரலுக்கு அனுப்பப்படுகிறது. ஈரல் அந்தச் சர்க்கரையைக் கொழுப்பாக மாற்றி நம் தொப்பைக்கு அனுப்பிச் சேமிக்கிறது. ஆக, நாம் குண்டாக இன்சுலினும், சர்க்கரை அதிகமுள்ள உணவுகளுமே காரணம்.

தவிரவும் ரத்தத்தில் உள்ள சர்க்கரை அளவை இன்சுலின் குறைத்துவிடுகிறது என்பதையும் கண்டோம். இதனால் நமக்குப் பசி எடுக்கிறது. உடல் நம்மை மேலும் உண்ண கட்டளையிடுகிறது. அப்போதும் நாம் என்ன செய்கிறோம்? பஜ்ஜி, போண்டா, டீ என மீண்டும் சர்க்கரை உள்ள உணவுகளையே உண்கிறோம். இதனால் மீண்டும் இன்சுலின் சுரந்து மீண்டும் உடலில் கொழுப்பு சேர்கிறது.

தவிர இப்படித் தொடர்ந்து ஆண்டுக்கணக்கில் சர்க்கரை அளவுகள் உடலில் ஏறி இறங்கி, தினமும் இன்சுலின் பலமுறை தொடர்ந்து சுரந்துகொண்டே இருந்தால் ஒருகட்டத்தில் கணையத்தின் பீட்டா செல்கள் பழுதடைந்துவிடும். கூடவே இன்சுலினின் உற்பத்தியும்

குறைந்துவிடும். இதன்பின் நம் உடலில் சர்க்கரை அளவுகள் அதிகரித்து நமக்குச் சர்க்கரை வியாதியும் வந்துவிடுகிறது.

கொழுப்பு அதிகமாக உள்ள இறைச்சியை நாம் உண்டால் நம் ரத்தத்தில் உள்ள சர்க்கரையின் அளவு அதிகரிக்காது. காரணம், இறைச்சியில் சர்க்கரை துளியும் இல்லை. இதனால் நம் உடலில் இன்சுலினும் சுரக்காது. சர்க்கரை வியாதி உள்ளவர்கள் புலால் உணவை மட்டுமே உண்டால் அவர்கள் உடலில் சர்க்கரை அளவுகள் அதிகரிக்காது. உடலும் குண்டாகாது.

இன்சுலினுக்கும் உடல் பருமனுக்கும் இடையே உள்ள உறவை அறிவியல் உலகம் அறிந்திருந்தாலும், விந்தையிலும் விந்தையாக அந்த அறிவியல் தற்கால டயட்டுகளில் பயன்படுத்தப்படுவதில்லை. விளைவாக இன்சுலின் என்றால் ஏதோ சர்க்கரை வியாதி வந்தவர்களுக்கு மாத்திரமே தேவையான விஷயம் என்ற அளவில்தான் பலரும் இன்சுலினைப் புரிந்து வைத்திருக்கிறார்கள்.

இன்சுலினை உடல் சுரப்பது ஒரு அபாயத்திலிருந்து நம்மைக் காக்க. அதாவது ரத்தத்தில் அதிகரிக்கும் சர்க்கரை அளவுகளில் இருந்து நம்மைக் காக்க. கணையத்தில் இன்சுலின் சுரந்ததும் அது உடலின் செல்களுக்குப் பலவிதமான கட்டளைகளைப் பிறப்பிக்கிறது. உடலை கொழுப்பை எரிக்கும் பணியிலிருந்து விடுவித்து, கொழுப்பைச் சேகரிக்கும் பணிக்கு இன்சுலின் தூண்டுகிறது. காரணம், நம் உடலில் அதிகரித்த சர்க்கரை அளவைக் குறைக்க அதைக் கொழுப்பாக மாற்ற வேண்டியது அவசியம் அல்லவா? இதனால், உடலின் செல்களும் கொழுப்பை எரிப்பதை நிறுத்தி கொழுப்பை சேமிக்கும் பணியில் ஈடுபடுகின்றன.

நாம் குறைந்த கலோரி அளவே உணவை உண்டாலும், நாம் குண்டாகக் காரணம் - இன்சுலின்.

இன்சுலின் உடலில் உள்காயத்தை ஏற்படுத்தி மாரடைப்பு, அல்சர், உடல் பருமன் போன்ற பல வியாதிகளுக்கு காரணியாகிறது. அதனால் அதை வில்லனாகவும் பார்க்கவேண்டியதில்லை. இன்சுலின் சுரக்கவில்லையெனில் நாம் மரணமடைந்து விடுவோம். உடலின் சர்க்கரை அளவுகளைக் கட்டுக்குள் வைக்க இன்சுலின் அவசியம். ஆனால், அதிக அளவிலான இன்சுலினைச் சுரக்கவைக்கும் அளவுக்கு நாம் சர்க்கரைச்சத்து உள்ள உணவை உண்பதே உடல்பருமனுக்கும் வியாதிகளுக்கும் காரணம்.

இன்சுலினைக் கட்டுக்குள் வைக்காத டயட் முறைகள் தோல்வி அடைகின்றன. காலையில் ஐந்து இட்லி சாப்பிடுவதற்கும் அதற்குப்

பதிலாக நாலு முட்டை உண்பதற்கும் பெரிய வித்தியாசங்கள் உள்ளன.

காலையில் ஐந்து இட்லியைச் சாப்பிட்டுவிட்டு, உணவுக் கட்டுப்பாட்டில் இருப்பதாகப் பலர் நினைக்கிறார்கள். இட்லியை ஆரோக்கிய உணவு என்று எண்ணுகிறார்கள். ஐந்து இட்லிக்குச் சமமான அளவில் வெள்ளைச் சர்க்கரையைச் சாப்பிடச் சொன்னால் பதறுவோம் அல்லவா! 'இத்தனை சர்க்கரையைச் சாப்பிட்டால் உடம்புக்கு என்ன ஆகும்?' என்று கேட்போம். ஆனால், வெள்ளைச் சர்க்கரைக்கு நிகராக அரிசியும் நம் ரத்தத்தில் சர்க்கரை அளவுகளை அதிகரிக்கவே செய்கிறது. இந்த நிலையில், சர்க்கரைக்குச் சமமான அளவில் தீமைகளை விளைவிக்கும் அரிசியை ஆரோக்கிய உணவு என்று தினமும் சாப்பிடுவது சரியா?

ஐந்து இட்லி உண்டால் என்ன ஆகும் என்பது இப்போது புரிந்துவிட்டது இல்லையா?

ரத்தத்தில் சர்க்கரை அளவுகள் ஜிவ் என ஏறும். உடனடியாக நம் கணையம் இன்சுலினைச் சுரக்கும். இன்சுலின் உடலை கொழுப்பைச் சேகரிக்கும் பணியில் ஈடுபடுத்தி, ரத்தத்தில் உள்ள சர்க்கரையை ரவுண்டு கட்டி நம் ஈரலுக்கு அனுப்பும். ஈரல் அந்தச் சர்க்கரையை ட்ரைகிளிசரைடு எனும் கொழுப்பாக மாற்றி நம் தொப்பையில் சேமிப்புக்கு அனுப்பும். நம் தொப்பை வளரும்.

அத்துடன் நிற்கிறதா என்றால் இல்லை. இன்சுலினால் ரத்தத்தில் சர்க்கரை அளவு குறைகிறது எனக் கண்டோம். இதனால் நமக்குச் சர்க்கரை அளவுகள் குறையும். உடனடியாக நம் மூளை பசி எனும் சிக்னலை அனுப்பும். சர்க்கரை அளவு குறைவது ஆபத்து என்பதைப் புரிந்துகொள்ளுங்கள். அதனால்தான் காலையில் எட்டு மணிக்கு சாப்பிட்டுவிட்டு அலுவலகம் சென்ற நாம், பத்துமணிவாக்கில் அலுவலக கேண்டினை எட்டிப்பார்த்து 'ரெண்டு வடையும், ஒரு டீயும் கொடு' என்று கேட்கிறோம்.

இதே காலை உணவாக இட்லிக்குப் பதில் நாலு முட்டை ஆம்லெட் சாப்பிட்டால் என்னவாகும்?

முட்டையில் துளி சர்க்கரை கிடையாது. அதனால் முட்டை நம் சர்க்கரை அளவை அதிகரிக்காது. இரவு முழுக்க உண்ணாமல் காலையில்தான் காலை உணவை உண்கிறோம். ஆக, உடல் தனக்குத் தேவையான எரிசக்தியை அடைய நேராக நம் தொப்பையில் உள்ள கொழுப்பை எடுத்து எரிக்கத் தொடங்கும். இதனால் நம் தொப்பை கரையும். நம் உடல், கொழுப்பை எரிக்கும் பணியில் இருப்பதால் முட்டையில் உள்ள கொழுப்பும் (dietary fat) சேர்த்தே எரிக்கப்படும். அது

உடல்கொழுப்பாக (body fat) மாறி நம் உடலில் சேமித்து வைக்கப்படாது.

காலை உணவாக நாலு இட்லிக்குப் பதில் நாலு முட்டை சாப்பிட்டால் உங்களுக்குப் பல மணிநேரம் பசிக்காது. நொறுக்குத் தீனிக்கும் மனசு ஏங்காது. உடல் கொழுப்பு எரிக்கப்படும். இன்சுலினால் ஏற்படும் உள்காயம், மாரடைப்பு, அல்சர் போன்ற பலவகை வியாதிகள் வரும் வாய்ப்பு பெருமளவில் குறையும்.

4

சாவித்திரியும் இலியானாவும்!

நம் உடல் எடை அதிகரிக்க இன்சுலினே காரணம் எனக் கடந்த அத்தியாயத்தில் கண்டோம். ஆனால், துரதிர்ஷ்டவசமாக எடையைக் குறைக்க முயலும் பலரும் இன்சுலின் எனும் வார்த்தையை அறிந்திருக்கக்கூட மாட்டார்கள். அவர்களுக்குச் சொல்லப்படுவதெல்லாம் 'உடற்பயிற்சி செய்தால் இளைக்கலாம், குறைவாகச் சாப்பிட்டால் இளைக்கலாம்' என்பது போன்ற கலோரிச் சமன்பாட்டுக் கோட்பாட்டின் அடிப்படையில் அமைந்த அறிவுரைகளே.

'இளைக்கணுமா, உடற்பயிற்சி செய்' என்பது இன்று பச்சைக் குழந்தைக்கும் தெரியும் அறிவுரையாகி விட்டது. அதிகாலையில் கடற்கரைகளிலும், பூங்காக்களிலும் நடைப்பயிற்சி மேற்கொள்வோரின் எண்ணிக்கை நாளுக்கு நாள் அதிகரிக்கிறது. சைக்கிளில் அலுவலகத்துக்குச் செல்பவர்களும் இருக்கிறார் கள். புற்றீசல் மாதிரி தெருவுக்குத் தெரு உடற்பயிற்சி மையங்கள் உள்ளன. டிரெட்மில், ஸ்டேஷனரி சைக்கிளிங், யோகா போன்ற உடற்பயிற்சிகளில் மக்கள் ஆர்வத்துடன் ஈடுபடுகிறார்கள். ஆயிரக்கணக்கான ரூபாய்களைக் கொட்டி உடற்பயிற்சிக் கருவிகளை வாங்குகிறார்கள். இது, பல்லாயிரம் கோடி ரூபாய் புரளும் வணிகமாகிவிட்டது.

இதெல்லாம் அடிப்படையில் வீணான செயல், இதனால் எவ்விதப் பயனும் கிடையாது என்பதை மாங்கு, மாங்கென்று உடற்பயிற்சியில்

ஈடுபடுவோர் அறிந்தால் கடும் அதிர்ச்சி அடைவார்கள். இவ்வகை உடற்பயிற்சிகள் உடலுக்கு ஆபத்தானவை என்றும்கூட கூறலாம்.

ஆதிமனிதன் எவ்வகை உடற்பயிற்சிகளை மேற்கொண்டான்? டிரெட்மில்லில் காட்டுத்தனமாக மணிக்கணக்கில் தலைதெறிக்க ஓடினானா? சென்னைக் கடற்கரையில் நடைபெற்ற ஓட்டப் பந்தயத்தில் கலந்துகொண்டானா? 300 கிலோ எடையை ஐம்பது முறை தூக்கி, பளுதூக்கும் பயிற்சிகளை மேற்கொண்டானா? சைக்கிளில் ஏறி ஐநூறு கிலோமீட்டரை நாள் முழுக்கச் சுற்றினானா?

இல்லை. இவை எதையும் அவன் செய்யவில்லை. வேகமாக ஓடினால் கை, கால் முறியும். வேகமாக ஓடினால் உடலில் காயம் ஏற்படும் அபாயம் அதிகம். மேலும், மனிதன் வேகமாக ஓடக்கூடிய விலங்கும் அல்ல. துள்ளி ஓடும் மான், முயல் போன்ற மிருகங்களை அவனால் ஓடிப்பிடித்திருக்க முடியாது. தன்னைத் துரத்தும் சிங்கம், புலி ஆகியவற்றின் வேகத்துக்கு அவனால் ஈடு கொடுத்து ஓடியிருக்கவும் முடியாது. வனவிலங்குகளில் மனிதன் மிக மோசமான ஓட்டக்காரன். ஆக, விரைவாக ஓடுதல் என்பது நம் இயல்புக்கு முரணானது.

ஆதிமனிதன் செய்த உடற்பயிற்சி - கையில் கல், ஈட்டியை ஏந்தியபடி காடுகளில், புல்வெளிகளில் மணிக்கணக்கில் இரையைத் தேடி மெதுவாக நடந்ததே. ஆதிகுடிப் பெண்கள் வீட்டுவேலை, நீர் கொண்டுவரும் வேலை, முட்டை, பழங்கள், காய்கறிகளைச் சேகரித்தல் போன்றவற்றைச் செய்தார்கள். இன்னமும் கிராமப் பெண்கள் மைல்கணக்கில் நடந்து சென்று தம் வீடுகளுக்குக் குடிநீர் கொண்டுவருவதைப் பார்க்கிறோம். ஆக, ஆதிமனிதன் உடலைச் சுளுக்க வைக்கும், கடினமான உடற்பயிற்சிகளைச் செய்ததில்லை; காட்டுத்தனமாக ஓடியதில்லை. அவன் செய்த உடற்பயிற்சி என்பது வீட்டு வேலையில் ஈடுபவது, விளையாடுவது போன்றவை மட்டுமே.

அறிவியல், உடற்பயிற்சியைப் பற்றி என்ன கூறுகிறது?

3 கி.மீ. தூரம் நடந்தால் நாம் சுமாராக 150 கலோரிகளை எரிக்கிறோம். அதாவது ஒரு கோகோ கோலா பாட்டிலில் உள்ள கலோரிக்குச் சமமான அளவு அல்லது ஒன்றரை வாழைப்பழத்துக்குச் சமமான கலோரி அளவு. ஆனால் பலரும் உடற்பயிற்சி செய்யும் முன்பு, ஒரு வாழைப்பழம் அல்லது பிஸ்கட்/காப்பி அருந்திவிட்டு உடற்பயிற்சிக்குச் செல்கிறார்கள். உடற்பயிற்சி முடிந்தபின் பசி அதிகரித்து அதிகமாகச் சாப்பிடுகிறார்கள். ஆக, உடற்பயிற்சியால் எரிந்த கலோரிகளை விடவும் உடற்பயிற்சியால் அதிகமான கலோரிகள்தான் அதிகம்.

6 கி.மீ. நடந்தால் 300 கலோரிகள் எரிகின்றன. ஆனால், இப்படி 300 கலோரிகளை எரிப்பதால் நம் எடை பெரிதாகக் குறைந்துவிடாது. உடற்பயிற்சி செய்பவர், செய்யாதவர் ஆகிய இருவரது உடலும் ஒரே அளவு கலோரிகளையே எரிக்கும். தினமும் உங்கள் உடல் 2,000 கலோரிகளை எரிக்கிறது என்றால் நீங்கள் உடற்பயிற்சி செய்தாலும் அதே 2,000 கலோரிகளே எரிக்கப்படும்.

உடற்பயிற்சியால் எடை குறைய வேண்டும் என்றால் தினமும் 90 நிமிடம் கடும் உடற்பயிற்சிகளை நீங்கள் மேற்கொள்ள வேண்டும். ஆனால், தினமும் 90 நிமிடம் உடற்பயிற்சி செய்து வந்தால் உடல் களைப்படையும், மூட்டுகளில் வலி எடுக்கும். விளையாட்டு வீரர்கள் பலரும் வலி நிவாரணிகள் மற்றும் ஊக்கமருந்து போன்றவற்றின் துணையுடனே விளையாட்டில் ஈடுபடுகிறார்கள். அடிக்கடி அவர்களுக்கு உடல்நலன் சரியில்லாமல் போவதையும் காண்கிறோம்.

அதேசமயம், உடற்பயிற்சி வேறுபலவிதங்களில் உடலுக்கு நன்மையளிக்கவும் செய்கிறது. 30 நிமிட மெதுநடை நம் இதயத்துக்கும், ரத்த ஓட்டத்துக்கும் மிகவும் நன்மையளிக்கும். அதனால் உடற்பயிற்சி கட்டாயம் செய்யப்படவேண்டிய ஒன்று. ஆனால், எடைக்குறைப்புக்கு அதை மருந்தாக நினைப்பது வீண்முயற்சி.

உடற்பயிற்சியால் உடல் இளைக்காது என்றால் ஏன் உடற்பயிற்சி பலரால் வலியுறுத்தப்படுகிறது? இதற்கான விடை - அரசியல்.

கோகோ கோலா, பெப்ஸி ஆகிய இரு நிறுவனங்களும் இணைந்து ‘குளிர்பான மையம் (Beverage Institute)’ என்ற அமைப்பை நிறுவியுள்ளன. மேலை நாடுகளில் அதிகரித்து வரும் உடல் பருமனுக்குக் காரணமாக இவ்விரு நிறுவனங்களின் குளிர்பானங்கள் மீது புகார் கூறப்பட்டதால் இந்த இரு நிறுவனங்களும் இணைந்து இந்த மையத்தைத் தொடங்கின. இதன் வழியாக ‘உடற்பயிற்சி செய்தால் இளைக்கலாம்’ என்கிற கருத்தாக்கம் வலுவாக முன்னிறுத்தப்படுகிறது. சில வருடங்களுக்கு முன்பு ஐரோப்பாவில் கோகோ கோலா நிறுவனம் ‘நாற்காலிகள் (chairs)’ என்கிற ஒரு விளம்பரத்தை ஒளிபரப்பியது. இதில் ‘வேலை செய்யாமல் அதிக நேரம் உட்கார்ந்திருப்பதால்தான் மக்கள் உடல் பருமன் அடைகிறார்கள்’ என அதில் கூறப்பட்டிருந்தது.

மக்களின் உடல் பருமனுக்குக் காரணம் - அதிகமாக சாப்பிடுவதாலும், குறைவாக உடற்பயிற்சி மேற்கொள்வதாலும்தான்; மற்றபடி, சர்க்கரை நிரம்பிய உணவுகளை உண்பதால் அல்ல என்று இந்த நிறுவனங்களும் பிற உணவு லாபிகளும் பிரசாரம் செய்து வருகின்றன. இதற்கு ஏதுவான முறையில் இவை கலோரிச் சமன்பாட்டுச் சித்தாந்தத்தையும் முன்வைக்கின்றன.

ஒலிம்பிக்ஸ் உள்ளிட்ட விளையாட்டுப் போட்டிகளை இந்த நிறுவனங்கள் ஸ்பான்சர் செய்து 'உடற்பயிற்சி செய்யுங்கள்' எனும் செய்தியை மக்களிடம் பரப்புகின்றன. இது தொடர்ந்து வலியுறுத்தப் படுவதால், மக்களும் 'உடற்பயிற்சி செய்தால் நாம் விரும்பும் அளவு குளிர்பானம் குடிக்கலாம்' என்றும் 'உடல்பருமனுக்குக் காரணம் கோககோலாவோ, பெப்ஸியோ, சிப்ஸோ அல்ல; அதிக கலோரி களை உண்பதே' என்றும் நம்புகிறார்கள்.

உலக சுகாதார மையம் சில ஆண்டுகளுக்கு முன்பு 'நம் கலோரிகளில் 10% அளவு சர்க்கரையில் இருந்து வரலாம்' எனப் பரிந்துரை செய்ய முடிவெடுத்து பிறகு 10 சதவிகிதத்தை 5-ஆக மாற்றவும் முடிவெடுத்தது. இதை ஏற்றுக்கொள்ளாத உணவு லாபிகள் உடனே களத்தில் குதித்தன.

உணவு நிறுவனங்கள் அளிக்கும் தேர்தல் நிதியை அதிக அளவில் பெறும் அமெரிக்க அரசியல்வாதிகள், அமெரிக்க மேல்சபை, கீழ் சபை உறுப்பினர்கள் ஆகியோர் அமெரிக்க அதிபருக்கும், உலக சுகாதார மையத்துக்கும் கடிதம் எழுதினார்கள். இதுபோன்ற பல எதிர்ப்புகளால், உலக சுகாதார மையம் அப்பரிந்துரையை வெளியிடவில்லை.

அப்பரிந்துரை வெளியிடப்பட்டிருந்தால் நாம் உண்ணும் கார்ன் ஃபிளேக்ஸ், குளிர்பானங்கள் போன்றவற்றின் வணிகம் பாதிப்படைந் திருக்கும். இவற்றை உட்கொள்வதைக் குறைத்துக் கொள்ளுங்கள் என்று மருத்துவர்கள் நோயாளிகளுக்கு அறிவுறுத்தி இருப்பார்கள். இந்த விளைவுகளைத் தடுக்கவே, பன்னாட்டு உணவு நிறுவனங்களின் லாபி, உலக சுகாதார மையத்தின் பரிந்துரைகளைத் தடுத்து நிறுத்திவிட்டது.

உடல் பருமனுக்குக் காரணம் சர்க்கரை என்கிற தேவரகசியம் மக்களுக்குத் தெரிந்துவிட்டால், தங்களின் வர்த்தகம் சரிந்துவிடும் என்பதால், 'உடல்பருமனுக்குக் காரணம் உடற்பயிற்சியின்மையும், அதிக கலோரிகளை உண்பதுவுமே' என இந்த நிறுவனங்கள் பிரசாரம் செய்து வருகின்றன.

கலோரிச் சமன்பாட்டுக் கோட்பாட்டில் உள்ள பிழைகள் என்ன?

அது மனிதனின் சிக்கலான உடலியல் வழிமுறையை ஒரு கணிதச் சமன்பாட்டுக்குள் அடக்கிவிடப் பார்க்கிறது என்பதே. கலோரிச் சமன்பாட்டுக் கோட்பாட்டின்படி அனைத்து கலோரிகளும் ஒன்றே. கலோரிச் சமன்பாட்டுக் கோட்பாட்டின்படி, 2,000 கலோரி அளவுக்குக் கீரை சாப்பிடுபவர், 1,900 கலோரி அளவுக்கு சாக்லட்டையும், அல்வாவையும் சாப்பிடுபவரைவிடக் குண்டாக இருப்பார்! நமக்குப் பசி எடுத்தால், 200 கலோரிகளை வழங்கும் மூன்று முட்டைகளை உண்பதை விட, 150 கலோரிகளைக் கொண்ட கோககோலாவை உண்டால் இளைப்போம்!

மனித உடலின் எரிசக்தித் திறன் (metabolism) பிற மிருகங்களை விடவும் மாறுபட்டது. காரணம், நம் மூளைக்கு மட்டுமே நம் கலோரிகளில் 20% அளவுக்கு மேல் தேவைப்படுகிறது. நாம் நாள் முழுக்கப் படுத்து உறங்கினாலும் நம் உடல் சர்வசாதாரணமாக 1500 முதல் 2000 கலோரிகளை எரிக்கும். நீங்கள் உடற்பயிற்சியில் 500 கலோரிகளை எரித்தால், மீதமுள்ள நேரத்தில் 2000 கலோரிகளை எரிப்பதற்குப் பதில் உடல் 1500 கலோரிகளை எரிக்கும். அதாவது நம் உடற்பயிற்சியால் உடல் கூடுதலான கலோரிகளை எரிப்பது கிடையாது. ஆக, உடற்பயிற்சி செய்பவர், செய்யாதவர் இருவரும் நாள் முழுக்க ஒரே அளவிலான கலோரிகளையே எரிக்கிறார்கள்.

உணவின் அளவைக் குறைத்தாலும் உடல் அதற்கேற்ப கலோரிகளை எரிப்பதைக் குறைக்கும். உதாரணமாக 2000 கலோரிகள் சாப்பிடு வதற்குப் பதில் 1500 கலோரிகளை மட்டும் சாப்பிட்டால் உடல் 2000 கலோரிகளை எரிக்காமல் 1400 கலோரிகளை எரிக்கும். நம் உடல் கொழுப்பைச் சேமித்து நமக்கு எதிராக சதி செய்வது போல தோன்றினாலும் பரிணாமரீதியில் இதற்கான காரணத்தை அறிந்து கொண்டால் நம் உடலின் கொழுப்பு சேமிக்கும் தன்மையைப் புரிந்துகொள்வோம்.

1970-ல் விவசாயப் புரட்சி நடந்து பட்டினிச் சாவுகள் ஒழியும் வரை மனித இனத்தின் வரலாறு என்பது பசியும், பட்டினியும், பஞ்சமும் நிரம்பியதே. ஆதிமனிதன் தினமும் மூன்று வேளை விருந்து சாப்பிட்டுப் பழகியவன் அல்லன். வேட்டை கிடைக்கும் நாளில் விருந்து, கிடைக்காத நாள்களில் பட்டினி என வாழ்ந்து பழகியவன். பஞ்ச காலத்தில் அல்லது உணவு கிடைக்காத குளிர்காலத்தில் நல்ல குண்டாக இருப்பவன் மட்டுமே தப்பி பிழைப்பான். ஒல்லியானவன் இறந்து விடுவான். உதாரணமாக, இரண்டாம் உலகப்போர் சமயம் கிழக்கு ஐரோப்பிய நாடுகளில் கடும் பஞ்சம் ஏற்பட்டது. பல லட்சம் மக்கள் மடிந்தார்கள். தப்பிப் பிழைத்தவர்கள் யார் என்றால், குண்டாக இருந்தவர்கள் மாத்திரமே. பஞ்சத்தின்போது, குண்டர்கள் தப்பிப் பிழைத்தார்கள்; ஒல்லியானவர்கள் மடிந்துபோனார்கள். அதனால் இப்போது கிழக்கு ஐரோப்பாவில் உள்ள பலரும் மரபணு ரீதியாக குண்டாகும் தன்மை உடையவர்களே.

20 லட்சம் ஆண்டு மனித வரலாற்றில் எத்தனை முறை பஞ்சம், பட்டினி, போர்கள் நிகழ்ந்திருக்கும் என்பதை எண்ணிப் பாருங்கள். பரிணாம ரீதியாக, நம் உடல் கொழுப்பைச் சேமிப்பது எதனால் என்பதைப் புரிந்துகொள்ள முடிகிறது அல்லவா? மரபணுரீதியாக, இன்றைய மனிதர்களில் குண்டாக இருப்பவர்கள், பஞ்ச காலத்தில் தப்பி பிழைத்தவர்களின் சந்ததியினரே. உணவு கிடைப்பதைப் பொறுத்து

உடல் தன் எரிசக்தித் திறனை குறைத்துக்கொண்டதால்தான் நம் முன்னோர்கள் பஞ்ச காலங்களில் தப்பிப் பிழைத்தார்கள்.

ஒல்லியாக இருப்பதே அழகு என்பது 20-ம் நூற்றாண்டின் கண்ணோட்டம். மனித இன வரலாற்றில், குண்டாக இருப்பதே அழகாகக் கருதப்பட்டது. 'அவன் கொழுத்த பணக்காரன்' என்பது போன்ற சொல்வழக்குகள் இருக்கக் காண்கிறோம். பருமனாக இருப்பது அந்தஸ்துக்கும், செல்வத்துக்கும் குறியீடாக இருந்த காலங்கள் உண்டு. முன்பு, சர்க்கரை வியாதி பணக்காரர்களின் வியாதியாகப் பார்க்கப்பட்டது. கவுட்(Gout) என்பது ஒரு வகை மூட்டுவாதம். ரத்தத்தில் யூரிக் அமிலம் (Uric acid) அளவு அதிகரிக்கும் போது கவுட் ஏற்படும். இந்த வியாதி மன்னர்களுக்கு மட்டுமே வரும் வியாதியாகவும் அப்போது கருதப்பட்டது.

1950, 1960-களில் தமிழ்நாட்டின் கனவுக் கன்னிகளாக இருந்த சரோஜாதேவி, கே.ஆர். விஜயா, சாவித்திரி போன்ற நடிகைகளின் உடலமைப்பை இன்றைய கனவுக் கன்னிகளான இலியானா, நயன்தாரா போன்றோருடன் ஒப்பிட்டால், உடலமைப்பு குறித்து எத்தனை பெரிய மனமாற்றங்கள் ஏற்பட்டுள்ளன என்பது தெரியவரும்.

1950-களில் ஸ்லிம்மான உடலமைப்பைக் கொண்டவர்களை வேறு விதமாகப் பார்த்தார்கள். ஏதோ வியாதி இருப்பதால்தான் அவர்கள் மெலிந்துள்ளார்கள் எனக் கருதப்பட்டு உடல் பருமனாவதற்கான மாத்திரைகள் அவர்களுக்குப் பரிந்துரைக்கப்பட்டன. அது தொடர்பான விளம்பரத்தைக் கீழே படத்தில் காணலாம்.

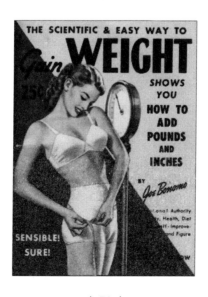

அன்று காதல் மன்னனாக அறியப்பட்ட ஜெமினி கணேசன் போன்றோரும் சிக்ஸ் பேக் எனப்படும் கட்டுடலுடன் இருக்கவில்லை. இன்று புதிதாக நடிக்க வரும் நடிகர்களே சிக்ஸ்பேக்குடன் இருக்கிறார்கள். ஆக, ஒல்லியாக இருப்பதே அழகு, சிக்ஸ்பேக்கும் பூஜ்யம் சைஸுமே (size zero) அழகு போன்ற கருத்தாக்கம் எல்லாம் நவீன உலகமயமாக்கல், பொருளாதாரம் நமக்குக் கற்பித்த சந்தையியலை ஒட்டிய கண்ணோட்டங்கள். பட்டினி கிடந்தும், மருந்துகளை உட்கொண்டும், இயற்கைக்கு முரணான கடும் உடற்பயிற்சிகளை செய்தால் மட்டுமே உலக அழகிப் போட்டியிலும், ஆணழகன் போட்டியிலும் ஜெயிக்க முடியும். ஆணழகன் போட்டியில், ஜெயித்தபின் மேடையிலேயே மயங்கி விழுந்து உயிரை விட்டவர்கள் உண்டு. உடலில் உள்ள நீரின் அளவைக் குறைக்கும் மருந்துகளை (Diuretics) அவர்கள் உட்கொண்டதுதான் இதற்குக் காரணம்.

5

கொலஸ்டிரால் எனும் நண்பன்!

கொலஸ்டிரால் உடலுக்குக் கெடுதலா?

கொழுப்பு, நிறைவுற்ற கொழுப்பு (Saturated fat) போன்ற வார்த்தைகளைக் கேட்டாலே பலரும் பதறுவார்கள். அதிலும் முட்டை, சிகப்பு இறைச்சி (Red meat), பன்றிக்கொழுப்பு, வெண்ணெய் என்றால் அவ்வளவுதான். உடனே வரும் கேள்வி - 'இவற்றைச் சாப்பிட்டால் மாரடைப்பு வரும் அல்லவா?'

சிகப்பு இறைச்சியும், நிறைவுற்ற கொழுப்பும் இதயத்துக்குக் கெடுதலானவை என்று பலரும் நினைப்பது நம் இதயத்துக்குத் தெரிந்தால், விழுந்து விழுந்து சிரிக்கும். ஏன் எனில், நம் இதயமே மிகப்பெரிய சிகப்பு இறைச்சித் துண்டுதான். முழுக்க முழுக்க சிகப்பு இறைச்சியாலும், நிறைவுற்ற கொழுப்பாலும் ஆனதுதான். இதயம் மட்டுமல்ல, மனித உடலே அப்படித்தான். அதிலும் மனித மூளை என்பது மிகப்பெரிய கொலஸ்டிரால் பந்து. உள் உறுப்புக்களில் மிக அதிக அளவில் கொலஸ்டிராலைத் தேக்கி இருக்கும் மனித உறுப்பு, மூளையே. வேறு எந்த உறுப்புக்களை விடவும் பத்து மடங்கு அதிக கொலஸ்டிரால் நம் மூளையில் உள்ளது.

கொலஸ்டிரால் நம் தோழன். அதிலும் உற்ற தோழன். நம் உயிர் காத்து, ஆண்களுக்கு ஆண்மையையும், பெண்களுக்குப் பெண்மையையும் அளித்து, மாரடைப்பின் பிடியில் இருந்து நம்மைக் காக்கும் தோழன். கர்ணனுக்கு துரியோதனன் போல, அவ்வைக்கு அதியமான் போல,

அர்ஜுனனுக்கு கிருஷ்ண பரமாத்மா போல நமக்கு உற்ற நண்பன். கொலஸ்டிரால் இல்லையென்றால் நாம் இல்லை, நம் சந்ததி இல்லை, மனித இனம் மட்டுமல்ல, பாலூட்டிகள் என்கிற இனமே இல்லை.

கொலஸ்டிரால் என்பது பசை மாதிரி உள்ள ஒரு வகைப் பொருள். பலரும் நினைப்பது போல அதில் கலோரி எல்லாம் கிடையாது. கொலஸ்டிரால் உடலுக்குத் தேவையான மிக, மிக முக்கியமான ஒரு மூலப்பொருள். நம் உடல் இயங்க பல ஹார்மோன்கள் அவசியமானவை.

உதாரணமாக ஆண்களுக்கு ஆண்மையை அளிப்பது டெஸ்டோஸ்டிரான் (Testosterone) எனும் ஹார்மோன். இந்த ஹார்மோன்தான் உயிர் அணுக்களை உற்பத்தி செய்யத் தூண்டுகிறது. ஆண்களுக்கு முடி வளர்வது முதல் விந்தணு உற்பத்தி வரை அனைத்துக்கும் மூலக்காரணி டெஸ்டோஸ்டிரான் தான். ஆண்களுக்கு வலிமையை அளிப்பதும் இதுதான். அதனால்தான் பெண்களை விட ஆண்களுக்கு அதிக உடல் வலு உள்ளது.

பெண்களுக்குப் பெண்மையை அளிப்பது ஈஸ்ட்ரோஜென் (Estrogen) எனும் ஹார்மோன். ஈஸ்ட்ரோஜெனால்தான் பெண்கள் வயதுக்கு வருகிறார்கள், மார்பக வளர்ச்சியைப் பெறுகிறார்கள். பெண்களுக்கு, கருமுட்டை வளர்ச்சிக்கு ஈஸ்ட்ரோஜென் ஹார்மோன் அவசியம்.

கொலஸ்டிராலுக்கும் ஹார்மோன்களுக்கும் இடையே உள்ள உறவு வெண்ணெய்க்கும், நெய்க்கும் இடையே உள்ள உறவு போன்றது. அதாவது உடலால் உற்பத்தி செய்யப்படுகிற அனைத்து ஹார்மோன் களுக்கான மூலப்பொருளே கொலஸ்டிரால்தான். உடலில் வேறு எந்த மூலப்பொருள் தட்டுப்பாடு வந்தாலும் ஓரளவு சமாளிக்க முடியும். ஆனால், கொலஸ்டிரால் உற்பத்தி மட்டும் தடைபட்டால் அவ்வளவுதான். பல ஹார்மோன்களின் உற்பத்தி நின்று, உடலே ஸ்தம்பித்துவிடும்.

இத்தனை முக்கிய மூலப்பொருளான கொலஸ்டிராலை, நம் உடல் தானே தயாரித்துக்கொள்ளும் வல்லமையைப் பெற்றுள்ளது. நம் உடலின் ஒவ்வொரு செல்லுக்கும் கொலஸ்டிராலை உற்பத்தி செய்யும் சக்தி உள்ளது. இருப்பினும் நமக்குத் தேவையான கொலஸ்டிராலை நம் உணவு மூலமாகவும் பெறலாம். அதாவது இறைச்சி, முட்டை, பால், மீன் போன்ற உணவுகளில் கொலஸ்டிரால் உண்டு. அதே சமயம் எந்த ஒரு தாவர உணவிலும் கொலஸ்டிரால் கிடையாது.

உடலில் உள்ள ஒவ்வொரு செல்லுக்குள் உள்ள சவ்வை (Membrane) உற்பத்தி செய்ய கொலஸ்டிரால் அவசியமாகிறது. மேலும், ஒவ்வொரு

செல்லிலும் நீர் புகாதபடி, 'வாட்டர் ஃப்ரூப்' ஆக செல்களைக் காப்பாற்றுகிறது. கொலஸ்டிரால் இல்லையெனில் ஈஸ்ட்ரோஜென் (Estrogen), புரோஜெஸ்டிரான் (Progesterone), டெஸ்டோஸ்டிரான் (Testosterone), அட்ரினலின் (Adrenaline), கார்ட்டிசோல் (Cortisol) ப்ரக்னனோலோன் (Pregnenolone) போன்ற ஹார்மோன்கள் மற்றும் வைட்டமின் டி போன்றவை நம் உடலில் உற்பத்தி ஆகாது.

இதனால் நம் உடல் கொலஸ்டிராலை உற்பத்தி செய்ய அதிக முயற்சி எடுக்கிறது. இத்தனை பணிகளுக்கும் தினமும் 2000 மி.கி. கொலஸ்டிரால் தேவை. அதனால், கல்லீரல் (Liver) நம் உணவில் இருந்து கொலஸ்டிராலை உற்பத்தி செய்வதில் பெரும் ஆற்றலையும், நேரத்தையும் செலவழிக்கிறது.

உணவில் இருந்து கொலஸ்டிராலை நம் உடல் உற்பத்தி செய்வது எளிதான காரியம் அல்ல. அது 30 படிகள் கொண்ட ஒரு வழிமுறை. இதைச் செய்வதால் கல்லீரலுக்கு அதிக வேலை. அதற்குப் பதிலாக, உணவின் மூலமாகவே நம் உடலுக்கு கொலஸ்டிரால் கிடைத்து விட்டால்? கல்லீரலுக்கு அதிக ஓய்வு கிடைக்கும் இல்லையா! இதனால் அது புரதத்தை ஜீரணம் செய்தல், பைல் ஆசிட் (Bile acid) எனப்படும் ஜீரண ஆசிட்டை உற்பத்தி செய்தல் போன்ற வேறு வேலைகளில் ஈடுபடும்.

ஆக, எத்தனைக்கு எத்தனை கொலஸ்டிரால் நம் உணவில் அதிகமாக இருக்கிறதோ அத்தனைக்கு அத்தனை நம் கல்லீரல் ஆரோக்கிய மாகவும், நீண்ட ஆயுளுடனும் இருக்கும்.

உணவின் வழியாக கல்லீரலுக்கு கொலஸ்டிராலைக் கொடுப்பது என்பது தினமும் ஐந்து மணிநேரம் கையால் துணி துவைக்கும் இல்லத்தரசிக்குச் சலவை இயந்திரம் வாங்கிக் கொடுப்பது மாதிரி.

நம் உடலில் உற்பத்தி செய்யப்படும் கொலஸ்டிராலுக்கும் முட்டை, இறைச்சி, வெண்ணெய் போன்றவற்றில் இருந்து கிடைக்கும் கொலஸ்டிராலுக்கும் துளி வேறுபாடு கிடையாது. இரண்டும் ஒன்றே. முட்டையில் உள்ள கொலஸ்டிரால் உடலுக்குக் கெடுதல் என்று சொன்னால், நம் கல்லீரல் மாங்கு மாங்கு என்று உற்பத்தி செய்யும் கொலஸ்டிராலும் கெடுதலானது என அர்த்தம் வரும் இல்லையா? உடலுக்குக் கெடுதல் விளைவிக்கும் பொருளை எதற்காக நம் கல்லீரல் உற்பத்தி செய்யவேண்டும்? கொஞ்சம் யோசியுங்கள்.

நம் உடலுக்குத் தினமும் தேவைப்படும் கொலஸ்டிரால் அளவு - 2000 மி.கி. அதாவது கிட்டத்தட்ட பத்து முட்டைகளில் உள்ள அளவு. தினமும் எட்டு முட்டைகள் சாப்பிட்டால், நம் கல்லீரலுக்குச் சுமார் 1600

மி.கி. கொலஸ்டிராலை உற்பத்தி செய்யும் வேலை மிச்சம் ஆகும். மீதமுள்ள நானூறு மி.கி. கொலஸ்டிராலை மட்டும் அது உற்பத்தி செய்துவிட்டு ஹாயாக ஓய்வெடுக்கும். எனவே, கொலஸ்டிரால் உள்ள உணவுகளை உண்டால் ஆபத்து என்று எச்சரிப்பதில் எந்த அர்த்தமும் இருக்கமுடியாது இல்லையா?

ஒரு அமெரிக்கருக்கு அவரது உணவின் மூலம் தினமும் 400 மி.கி. அளவுள்ள கொலஸ்டிரால் கிடைக்கிறது (அமெரிக்க அரசின் பரிந்துரை 300 மி.கி.). இந்திய அரசு, உணவில் தினமும் 365 மி.கி. மட்டுமே கொலஸ்டிரால் இருக்கவேண்டும் எனப் பரிந்துரை செய்கிறது. இந்தப் பரிந்துரைகள் அபத்தமானவை.

2000 மி.கி. கொலஸ்டிராலை உணவின் மூலமாகவே அடைய முடியுமா? பலராலும் முடியாது என்பதே உண்மை. உதாரணமாக சைவர்கள் தினம் 2 கப் பால் மட்டும் அருந்தினால் கிடைக்கும் கொலஸ்டிரால் அளவு வெறும் 50 மி.கி. தான். அதே நாலு முட்டையை உணவில் சேர்த்தால் 800 மி.கி. கொலஸ்டிரால் கிடைக்கிறது. உடன் அரை கிலோ சிக்கன் சேர்த்தால் கூடுதலாக 500 மி.கி. கொலஸ்டிரால்.

சைவ உணவை விட அசைவ உணவில் அதிக அளவிலான கொலஸ்டிரால் உள்ளது. இதனால்தான் சைவர்களுக்கு அதிக அளவில் ஹார்மோன் பிரச்னைகள், ஃபேட்டி லிவர் எனப்படும் கொழுப்புமிக்க கல்லீரல் பிரச்னைகள் (கொழுப்பானது கல்லீரலில் படிந்து கல்லீரலின் பருமன் அதிகரிப்பதே ஃபேட்டி லிவர்.) போன்றவை ஏற்படுகின்றன.

கல்லீரலில் இருந்து உடலெங்கும் உள்ள செல்களுக்கு கொலஸ்டிராலைக் கொண்டு சேர்ப்பது, கெட்ட கொழுப்பு (LDL- Low density Lipoprotein). செல்களில் படிந்திருக்கும் கொலஸ்டிராலை, மீண்டும் கல்லீரலுக்கு எடுத்துச் சென்று வெளியேற்ற உதவுவது, நல்ல கொழுப்பு (HDL - High density Lipoprotein).

உங்கள் கொலஸ்டிரால் அறிக்கையில் எல்டிஎல் அதிகமாக இருந்தால் 'கெட்ட கொலஸ்டிரால் அதிகமாகிவிட்டது' என மருத்துவர் கூறுவார். நீங்களும் பதறுவீர்கள். ஆனால் கெட்ட கொலஸ்டிரால் எனப் பெயர் வாங்கியுள்ள இந்த எல்டிஎல், உண்மையில் கொலஸ்டிராலே அல்ல. அது ஒருவகை புரதம் மட்டுமே. கொழுப்பு, நீரில் கலக்காது என்பதை நினைவில் கொள்க. அதனால் கொலஸ்டிராலை எல்.டி.எல். எனும் புரதத்துக்குள் ஏற்றும் நம் கல்லீரல், ரத்தத்தின் மூலமாக உடலின் செல்களுக்கும் உள்ளுறுப்புகளுக்கும் அனுப்பி வைக்கிறது.

இந்த எல்.டி.எல், இதுபோல கொலஸ்டிராலைச் சுமந்து செல்வதால் தான் ஹார்மோன்கள் உற்பத்தி அனைத்தும் தவறாமல் நிகழ்கிறது.

எல்.டி.எல். தான் கொழுப்பில் கரையும் வைட்டமின்களான வைட்டமின் ஏ, வைட்டமின் டி மற்றும் ஆன்டிஆக்சிடண்ட்களையும் செல்களுக்குக் கொண்டுபோய் சேர்க்கிறது. உடலில் கொலஸ்டிரால் அளவுகள் குறைந்தால் பைத்தியம் பிடித்தல், தற்கொலை எண்ணம் தோன்றுதல், ஹார்மோன் குறைபாடு, ஆண்மைக் குறைபாடு, மாரடைப்பு போன்ற பல பிரச்னைகள் ஏற்படும்.

இதுவரை படித்து வருபவர்களுக்கு ஒரு கேள்வி நிச்சயம் தோன்றும். கொலஸ்டிரால் இத்தனை முக்கிய மூலப்பொருள் என்பது மருத்துவர் களுக்கும் ஆய்வாளர்களுக்கும் உணவியல் நிபுணர்களுக்கும் தெரியாதா? பிறகு ஏன் கொலஸ்டிரால் உடலுக்குக் கெடுதல் என்று இத்தனை நாளாக எச்சரித்து வந்தார்கள்?

ஒரு எளிய உதாரணம் மூலம் புரிந்துகொள்வோம்.

தமிழ் சினிமாவில் இப்படி ஒரு கதை என்று வைத்துக்கொள்வோம்.

வில்லன் ஒருவரைக் கொலை செய்துவிடுகிறான். அந்த இடத்துக்கு நம் அப்பாவி கதாநாயகன் வருகிறான். கொலை செய்யப்பட்டவரின் உடலில் சொருகப்பட்டிருந்த கத்தியை எடுக்கிறான். அவன் கைரேகை அதில் படிகிறது. அப்போது அந்தக் காட்சியைப் பார்க்கும் ஒருவர், ‘அய்யோ கொலை செய்துவிட்டாயா?’ எனச் சத்தம் போடுகிறார். அவரே போலீஸிடம் புகார் கூறுகிறார். போலீஸும் ‘கதாநாயகனின் கைரேகை கத்தியில் இருந்தது’ என்பதை நீதிமன்றத்தில் நிரூபித்து, தண்டனை வாங்கித் தருகிறது. அதன்பின் கதாநாயகன் சிறையில் இருந்து தப்பி, தான் நல்லவன் என்பதை நிரூபிக்கிறான். உண்மையான கொலைகாரன் கூண்டில் ஏற்றப்படுகிறான்.

‘கொலஸ்டிரால் எனும் நண்பன்’ படத்தின் கதையும் இதுதான். இங்கே கொல்லப்பட்டது நம் இதயம். கொலைகாரன் என தவறாகப் புரிந்து கொள்ளபட்ட கதாநாயகன் - கொலஸ்டிரால். கொலஸ்டிரால்தான் கொலைக்குக் காரணம் என புகார் கொடுப்பவர்கள், மருத்துவர்கள். இந்தப் படத்தின் கிளைமாக்ஸைத்தான் இப்போது பார்த்துக் கொண்டிருக்கிறோம். அதாவது பொய்யாகக் குற்றம் சாட்டப்பட்ட கொலஸ்டிரால், தான் நல்லவன் என்பதை நிருபித்து, உண்மையான கொலையாளிக்குத் தண்டனை வாங்கித் தரும் நேரம் இது.

எனில், வில்லன் யார்?

இன்ஃப்ளமேஷன் (Inflammation) எனப்படும் உள்காயம். மாரடைப்பின் காரணி இதுவே.

அப்படியானால் உள்காயத்தால் உண்டாகும் மாரடைப்புக்கு, கொலஸ்டிரால் மீது ஏன் பழி சுமத்தப்படுகிறது? மருத்துவர்கள் ஏன் அவ்வாறு புகார் தெரிவிக்கிறார்கள்?

சினிமாவில், கதாநாயகன் கத்தியுடன் இருக்கும்போது ஒருவர் பார்த்து விடுகிறார், போலீஸில் புகார் தெரிவிக்கிறார் என்று பார்த்தோம். இங்கும் அந்தக் கதைதான். மாரடைப்பு வந்து இறந்தவர்களின் இதய நாளங்களை திறந்து பார்த்தபோது, அதில் முழுக்க கொலஸ்டிரால் இருந்தது. கொலஸ்டிரால் இதயநாளச் சுவர்களில் படிவதால், ரத்த ஓட்டம் தடைபடுகிறது; மாரடைப்பு நிகழ்கிறது. எனவே, எந்தளவுக்கு இதய நாளங்களில் கொலஸ்டிரால் படிகிறதோ அந்தளவுக்கு மாரடைப்புக்கான அபாயம் உண்டாகும். இப்படித்தான் மருத்துவர்கள் நம் கதாநாயகன் மீது பழி சுமத்தினார்கள்.

சினிமாவில், கத்தி சொருகப்பட்டிருந்தவரைக் காப்பாற்ற கத்தியை வெளியே எடுத்தான் கதாநாயகன். அதேபோல, நம் உயிரைக் காக்கவே கொலஸ்டிரால் ரத்த நாளங்களில் படிகிறது.

அதாவது, ரத்த நாளங்களில் உள்காயம் எனப்படும் இன்ஃப்ளமேஷன் உருவாகிறது. நம் தோலில் காயம் பட்டால் அங்கே எரிச்சல் வந்து புண் ஆகும். புண்ணை ஆறவைக்க மேலே தோல் படியும் அல்லவா? அதேபோல இதய நாளங்களில் உள்காயம் ஏற்பட்டால் அதைக் குணப்படுத்த மேலே பூசப்படும் மருந்தே எல்டிஎல் கொலஸ்டிரால். எல்டிஎல் கொலஸ்டிரால்தான் உள்காயத்தை ஆற வைக்கிறது. ஆனால், அதே இடத்தில் உள்காயம் மேலும் மேலும் ஏற்படும்போது, மேலே அதிக அளவில் எல்டிஎல் படிகிறது. இப்படிக் காயம் ஏற்படுதலும், அதன் மேலே கொலஸ்டிரால் பூசப்படுவதும் தொடர்ந்து நடைபெறுவதால், ஒரு கட்டத்தில் ரத்த ஓட்டம் தடைபட்டு மாரடைப்பு வருகிறது.

ஆக, கதாநாயகனான கொலஸ்டிரால், இங்கே தவறாகப் புரிந்து கொள்ளப்படுகிறது. ரத்த நாளங்களில் உள்காயம் ஏற்படாமல் இருந்தால் எல்டிஎல் கொலஸ்டிராலால் எவ்விதக் கெடுதலும் ஏற்படாது. உண்மையில், மொத்த கொலஸ்டிராலின் அளவு 300, 400, 500 ஆக இருந்தாலும் எந்த ஆபத்தும் கிடையாது. நம் உயிருக்கு ஆபத்து ஏற்படுவதே உள்காயத்தால்தான், கொலஸ்டிராலால் அல்ல.

அப்படியானால் உள்காயம் ஏன் உண்டாகிறது? இதற்கான காரணங் களைப் பார்க்கலாம்.

எளிய மாவுச்சத்து உணவுகளை (கார்போஹைட்ரேட்) உண்பதால் உள்காயம் உண்டாகும். அதாவது வெள்ளை அரிசி, சர்க்கரை, மைதா போன்றவை.

மாறுதல் அடையும் கொழுப்பு (Trans fat) எனப்படும் செயற்கைக் கொழுப்புகளை உண்பதாலும் உள்காயம் உண்டாகும். சமையலுக்கு நீங்கள் பயன்படுத்தும் சூரியகாந்தி எண்ணெயை எடுத்துக் கொள்வோம். செக்கில் ஆட்டி எடுத்த சூரியகாந்தி எண்ணெயை யாரும் பார்த்திருக்க முடியாது. காரணம் அது அதிகச் சூடு தாங்காது. அந்த எண்ணெயை வைத்து வடை செய்ய முயன்றால், எண்ணெயைக் கொதிக்க வைத்தவுடன் அது எரிந்து புகைமண்டலத்தை வீடெங்கும் பரப்பிவிடும்.

இதற்காக சூரியகாந்தி, கனோலா, சஃபோலா, நல்லெண்ணெய், கடலை எண்ணெய் போன்ற எண்ணெய்கள், லேபில் ஹைட்ரஜனேற்றம் என்கிற வேதிவினைக்கு உட்படுத்தப்படுகின்றன. அவற்றின் கொழுப்பில் ஒரு ஹைட்ரஜன் அணுவைச் செயற்கையாக உள்ளே நுழைக்கிறார்கள். இதனால் அந்த எண்ணெய்களின் கொழுப்புகள் திரிந்து டிரான்ஸ் ஃபேட் எனும் வகை கொழுப்பாக மாறிவிடுகிறது. அதன்பின் இந்த எண்ணெய்கள் ஜம் என சூடு தாங்குகின்றன. வடை, பூரி என சமையலுக்கு ஏற்றதாகிவிடுகிறது.

இதன்பின் இந்தச் செயற்கைக் கொழுப்புகள் என்ன ஆகின்றன? அவை நம் கல்லீரலுக்குச் செல்கின்றன. நம் உடலுக்கு இயற்கைக் கொழுப்பு தான் நன்கு பழக்கம்; இதுபோல உருவாக்கப்படும் செயற்கைக் கொழுப்பு வகைகளை என்ன செய்வது என்று உடலுக்குத் தெரியாது. இதனால் டிரான்ஸ் ஃபேட்டால் உள்காயம் அதிகரிக்கிறது.

மாரடைப்புக்கு மட்டுமல்ல, பல வகை வியாதிகளுக்கும் உள்காயமே காரணம். உள்காயம் இதயச் சுவர்களில் மட்டும் வராது அல்லவா? உடல் உறுப்புக்கள் அனைத்திலும் ஏற்படும். குடல் சுவர்களில் உண்டாகும் உள்காயத்தால் தீராத வயிற்றுவலி ஏற்பட வாய்ப்புண்டு. முதுகெலும்பில் ஏற்படும் உள்காயத்தால் தீராத முதுகுவலி வந்து அறுவை சிகிச்சை மூலம் முதுகுத்தண்டின் சில டிஸ்குகளை அகற்றும் நிலைக்கு ஆளாக நேரிடும். அத்துடன் மூட்டில் வரும் உள்காயத்தால் முடக்குவாத நோய் நம்மைத் தாக்கக்கூடும்.

வடைக்கு ஆசைப்பட்டு வியாதியை தேடிக்கொள்வது என்பது இதுதான் இல்லையா?

> தேரான் தெளிவும் தெளிந்தான் கண்ஐயுறவும்
> தீரா இடும்பை தரும்.

இந்தக் குறளுக்கு என்ன அர்த்தம்?

நல்லவன் மீது சந்தேகப்படுவதும் கெட்டவனை நம்புவதும் தீராத துன்பத்தைத் தரும்.

இங்கும் அதே கதைதானே. நல்லவனான கொலஸ்டிராலை கெட்டவன் என்றோம்; ஆனால், கெட்டக் குணங்கள் கொண்ட தாவர எண்ணெய் களையும், தீட்டிய வெள்ளை அரிசியையும் நல்லது என நம்பி மோசம் போனோம். தீராத துன்பத்தை அனுபவித்தோம்.

இனிமேலாவது விழித்துக்கொள்வோம்.

6

தானியம் எனும் எமன்!

தானியம் என இங்கே குறிப்பிடுவது அரிசி, கோதுமை, ராகி, கம்பு, சோளம் போன்றவற்றையே. தற்போது கின்வா (Quinoa), ஓட்ஸ், பார்லி போன்ற மேலைநாட்டுத் தானிய வகைகளும் பிரபலமாகி வருகின்றன. இவற்றின் குணங்களில் பெரிய வேறுபாடு இல்லை. எனவே, இந்தத் தானியங்களையும் எமன் பட்டியலில் சேர்த்துக்கொள்ள வேண்டியது தான்.

தானியத்தை எமன் எனக் குறிப்பிடுவதால் பலரும் அதிர்ச்சி அடையலாம். ஏனெனில் இட்லி, தோசை, பணியாரம் போன்ற உணவுகள் நம் அன்றாட வாழ்க்கையில் பயன்படுத்தப்படுபவை. மேலைநாட்டு மருத்துவமனைகளில், நோயாளிகளுக்குக் காலை உணவாக ரொட்டிகளை வழங்குவார்கள். அதேபோல நம் மருத்துவமனைகளில் நோயாளிகளுக்குக் காலை உணவாக இட்லியை சாப்பிடச் சொல்வார்கள்.

சர்க்கரை வந்தால் கோதுமை சாப்பிட வேண்டும் என்பது பல சர்க்கரை நோயாளிகளுக்குக் கூறப்படும் அறிவுரை. இதற்குக் காரணம், தமிழக உணவுகள், பெரும்பாலும் அரிசியை அடிப்படையாகக் கொண்டவை. இதன் அடிப்படையில், அரிசிக்குப் பதில் கோதுமையைச் சாப்பிடச் சொன்னால், மக்கள் குறைவாகச் சாப்பிடுவார்கள் என எண்ணி அந்த அறிவுரை வழங்கப்படுகிறது.

இட்லி என்றால் பத்து, பன்னிரண்டு இட்லிகளை விழுங்குபவர்கள் கூட சப்பாத்தி, ரொட்டி என்றால் குறைவாகச் சாப்பிடுவதைக் காணமுடியும். தமிழ்நாட்டில் இப்படி என்றால் வடநாட்டில் என்ன நடக்கும் தெரியுமா? கோதுமையை அடிப்படையாகக் கொண்ட வடநாட்டில், சர்க்கரை நோயாளிகளிடம் கோதுமைக்குப் பதில் அரிசி சாப்பிட அறிவுறுத்தப்படும்! அதே காரணம்தான். அரிசி அவர்களுக்குப் பிடிக்காது என்பதால் குறைவாகச் சாப்பிடுவார்கள்.

நோயாளிகளுக்குப் பரிந்துரைக்கப்படும், ஆரோக்கிய உணவு என பலரும் நம்பும் இட்லி, சப்பாத்தியால் உடல்நலனுக்கு எந்த நன்மையும் ஏற்படுவதில்லை. ஆனால், இவற்றினால் ஏற்படும் தீமைகள் அளவற்றவை. மனிதனுக்கு வரும் பல்வேறு வியாதிகளுக்கு இவை காரணமாக அமைகின்றன.

தீட்டிய வெள்ளை அரிசி மற்றும் மைதா போன்றவை கெடுதல் என்பது தமிழ்நாட்டில் உள்ள பலருக்கும் பரவலாகத் தெரிகிற விஷயம். ஆனால் பலரும் இதற்கு மாற்றாக சிறுதானியங்களையும், தீட்டாத முழு தானியங்களையும் தேடிச்செல்கிறார்கள். பல உணவகங்களில் சிறுதானிய உணவுகள் விற்கப்படுகின்றன. சிறுதானிய விழாக்கள் நடைபெறுகின்றன. குதிரைவாலி அரிசி, கைக்குத்தல் அரிசி, கேழ்வரகு அடை, கம்பு புட்டு, சோளதோசை போன்ற கிராம மக்களின் உணவுகள் நகர்ப்புறங்களிலும் பிரபலமாகி வருகின்றன. இங்கே வருத்தத்துடன் ஒன்று சொல்லிக்கொள்கிறேன். கைக்குத்தல் அரிசி, கம்பு, ராகி, சோளம், கோதுமை போன்றவை தீட்டிய வெள்ளை அரிசி, மைதாவுக்குச் சமமாக உடலுக்குக் கேடு விளைவிப்பவையே.

தானியங்களை நாம் உண்ண ஆரம்பித்து 10,000 ஆண்டுகளே ஆகின்றன. மனித இனத்தின் வரலாறு 1.6 கோடி ஆண்டுகள் பழமையானது. இந்த 1.6 கோடி ஆண்டுகளில் கடைசி பத்தாயிரம் ஆண்டுகளில் மட்டுமே நாம் அரிசி, கோதுமை, சோளம் போன்றவற்றை உண்ணத் தொடங்கியுள்ளோம். ஆக மனிதனின் 99.99% மரபணுக்கள் - தானியம் சாராமல், விவசாயம் செய்யத் தொடங்கும் முன்பு இருந்த காலகட்டத்தில் அதாவது இறைச்சி, காய்கறிகள் உண்ட காலத்தில் உருவானவை.

அதனால் என்ன? பத்தாயிரம் ஆண்டுகள் போதாதா, நம் மரபணுக் களுக்குத் தானியத்துடன் பரிச்சயம் ஏற்பட என நீங்கள் கேட்கலாம். ஆனால், ஒரு சராசரி மனிதன் வாழும் காலகட்டத்துடன் ஒப்பிட்டால் பத்தாயிரம் ஆண்டுகள் என்பது மிகப்பெரிய கால அளவாகத் தோன்றும். ஆனால், மரபணுக்களைப் பொறுத்தவரை பத்தாயிரம் ஆண்டுகள் என்பது, கண்ணிமைக்கும் பொழுதுக்கே சமமானவை. இந்தப்

பத்தாயிரம் ஆண்டு காலகட்டத்தில் நம் மரபணுக்களில் வெகு குறைந்த அளவிலான மாற்றங்களே நிகழ்ந்துள்ளன.

ஒரு சிறிய உதாரணம். சுமார் 42 லட்சம் ஆண்டுகளுக்கு முன்புவரை நாம் நாலு கால் மிருகங்கள்தான். அன்று, நம் முன்னோர்கள் மரங்களில் நான்கு கால்களைப் பயன்படுத்தி கிளைக்குக் கிளை தாவிக் கொண்டிருந்தார்கள். பிறகு, ஏதோ ஒரு காரணத்தால் மனிதன் மரங்களில் இருந்து தரையில் இறங்கி நடக்க ஆரம்பித்தான். தரையில் நான்கு காலில் நடந்தவன், கொஞ்சம் கொஞ்சமாக இரண்டு கால்களில் நடக்கவும், மீதமிருக்கும் இரு கால்களைக் கைகளாகவும் பயன்படுத்தத் தொடங்கினான். அதன்பின், முழுக்க இரண்டு கால் பிராணியாக மனிதன் மாறிவிட்டான்.

42 லட்சம் ஆண்டுகளுக்கு முன்பே, நாம் இரண்டு கால் பிராணியாக மாறிவிட்டாலும் நம் மரபணுக்கள் இன்னமும் அந்த மாற்றத்துக்குப் பழகவில்லை. இதை அறியும்போது உங்களுக்கு வியப்பாக இருக்கிறது இல்லையா!

உதாரணமாக, மனித இனத்தில்தான் பிரசவம் என்பது செத்துப் பிழைக்கும் விஷயமாக இருக்கிறது. மருத்துவ வசதிகள் மேம்பட்ட இந்தக் காலத்தில்தான் பிரசவ மரணங்கள் குறைந்துள்ளன. முன்பெல்லாம் பிரசவத்தை மறுபிழைப்பு என்றுகூட வர்ணிப்பார்கள். பேறுகால மரணங்களுக்கும், பிரசவ சிக்கல்களுக்கும் என்ன காரணம்? நாம் இரண்டு கால்களில் நடக்கத் தொடங்கியதால் உடலில் ஏற்பட்ட மாற்றங்களால் உண்டான விளைவு என விஞ்ஞானிகள் பதிலளிக் கிறார்கள். (ஆதாரம் - http://ngm.nationalgeographic.com/print/2006/07/bipedal-body/ackerman-text) பெண்களின் இடுப்பு எலும்பில் ஏற்பட்ட மாற்றத்தால் பிரசவ சமயத்தில் குழந்தை வெளியே வர அதிக நேரமும், வலியும், சிரமங்களும் ஏற்படுகின்றன. இதே சிம்பன்ஸி, உராங் உடான், கொரில்லா போன்ற பிற குரங்கினங்களுக்கு இந்தச் சிரமங்கள் இல்லை. உதாரணமாக சிம்பன்ஸியின் பிரசவம் சில நிமிடங்களில் முடிந்துவிடும். எந்த வலியும் இன்றி, சில நிமிடங்களில் சிம்பன்ஸி குட்டி, தாயின் கருப்பையிலிருந்து வெளியே வந்துவிடும். தாய் உடனே அதற்குப் பாலூட்டத் தொடங்கும். தாதிமார், மருத்துவர் என யாருடைய உதவியும் சிம்பன்ஸியின் பிரசவத்துக்குத் தேவைப்படாது.

எனவே, 42 லட்சம் ஆண்டுக்கு முன்பு ஏற்பட்ட ஒரு மாற்றம், இன்னமும் நம் மரபணுக்களில் சரியாகப் பதிவாகாமல் பாதிப்புகளை உண்டாக்குகின்றன. எனில் 10,000 ஆண்டுகளுக்கு முன்பு ஏற்பட்ட தானிய உணவை உண்ணுதல் எனும் உணவு மாற்றம் நம்

மரபணுக்களுக்குப் பழக இன்னும் எத்தனை லட்சம் ஆண்டுகள் ஆகுமோ? யோசித்தால் தலை சுற்றுகிறது இல்லையா? தானிய உணவு என்பது நம் மரபணுக்களுக்கு இன்னமும் பழகாத உணவு. மரபணுக் களுக்குப் பழகாத உணவை உண்பதால் நமக்குப் பல வியாதிகள், ஒவ்வாமைகள் ஏற்படுகின்றன.

தானியங்களின் முதல் தீமை, அதில் உள்ள அதிகப்படியான மாவுச்சத்து (கார்போஹைட்ரேட்). மாவுச்சத்தால் ரத்தத்தில் சர்க்கரை அளவுகள் அதிகரித்து, இன்சுலின் சுரந்து, உடல், கொழுப்பைச் சேகரிக்கத் தொடங்கும் என்பதை முந்தைய அத்தியாயங்களில் கண்டோம். இந்திய அரசு அளிக்கும் புள்ளிவிவரப்படி, சராசரியாக, ஒரு இந்தியர் வருடம் முழுக்க 166 கிலோ தானியத்தை உட்கொள்கிறார். அதாவது தினமும் 400 கிராம் அளவுக்கு அரிசி, கோதுமை போன்ற தானியங்கள் நம் உடலில் சேர்கின்றன. இதில் உலக வருட சராசரி 170 கிலோ. இந்தியர்களின் தானிய நுகர்வு உலகின் சராசரி அளவை ஒட்டியே இருக்கிறது. பெரிய வித்தியாசம் இல்லை.

அதே சமயம் ஐரோப்பா, அமெரிக்கா போன்ற நாடுகளைச் சேர்ந்த மக்கள் சராசரியாக வருடத்துக்கு 120 கிலோ தானியங்களையே உட்கொள்கிறார்கள். அவர்களின் உணவில் இறைச்சியே பிரதான இடம் வகிக்கிறது. சராசரி ஐரோப்பியர் வருடத்துக்கு நூறு கிலோ இறைச்சி மற்றும் மீனை உட்கொள்கிறார். ஆனால் இந்தியர்கள், ஒரு வருடத்துக்கு வெறும் ஏழு கிலோ இறைச்சி மற்றும் மீனையே உட்கொள்கிறார்கள். உலக அளவில் மிக, மிகக் குறைந்த அளவில் இறைச்சி உண்ணும் நாடு - இந்தியா. இந்தியர்கள், புரதத்துக்குப் பருப்பை நம்பியே இருக்கிறார்கள். இங்கு, சராசரியாக வருடத்துக்கு 14 கிலோ பருப்பு ஒருவரால் உண்ணப்படுகிறது. ஐரோப்பிய நாடுகளில் சராசரி தனிமனிதப் பருப்பு நுகர்வு - ஆண்டுக்கு 2 கிலோ மட்டுமே.

இந்தியர்கள், கலோரிகளின் தேவையைப் பெருமளவு தானியங்கள் மூலமாகவே அடைகிறார்கள். சராசரியாகத் தினமும் 400 கிராம் அரிசி, கோதுமை போன்றவை இட்லி, சப்பாத்தி போன்ற உணவுகள் வழியாக நம் உடலை அடைகின்றன. நானூறு கிராம் அரிசியில் 112 கிராம் மாவுச்சத்து உள்ளது. தினமும் 112 கிராம் வெள்ளைச் சர்க்கரை உண்டால் உடலுக்கு என்னென்ன கெடுதல்கள் விளையுமோ அதெல்லாம் இந்த நானூறு கிராம் அரிசி நுகர்வாலும் ஏற்படுகின்றன. மற்றபடி அரிசியில் உள்ள மாவுச்சத்து க்ளுகோஸாக மாறி நம் ரத்தத்தில் கலந்தபின் அதற்கும், வெள்ளை சர்க்கரையில் உள்ள க்ளுகோஸுக்கும் எந்தவித வித்தியாசமும் கிடையாது. அரிசியும், சர்க்கரையும் உடலுக்குள் சென்றபின், இரண்டும் ஒரே அளவில் நம் ரத்தத்தில் உள்ள சர்க்கரை

அளவை அதிகரிக்கச் செய்கின்றன. இன்சுலின் சுரப்பும் இரண்டுக்கும் ஒரே மாதிரியானதாக இருக்கும்.

சரி, தானியங்களில் மாவுச்சத்து இருப்பதுதானே பிரச்னை எனக் கேட்டால், அது மட்டும் இல்லை எனத் தாராளமாகச் சொல்லமுடியும்.

தானியங்களில் காய்ட்ரோஜன்கள் (Goitrogens) என அழைக்கப்படும் தைராய்டு சுரப்பைத் தடுக்கும் மூலப்பொருள்கள் உள்ளன. உதாரணமாக ராகி, தினை, வரகு, சாமை போன்ற சிறுதானியங்களை எடுத்துக்கொள்வோம்.

சிறுதானியங்களில் உள்ள புரதங்களை ஜீரணிக்க நம் உடல் மிகச் சிரமப்படும். இவற்றில் உள்ள காய்ட்ரோஜன்கள், தைராய்டு சுரப்பியின் (Thyroid Gland) செயல்திறனைக் குறைத்துவிடும். இதன் விளைவாகப் பலருக்கும் ஹைப்போதைராய்டு வியாதி (Hypothyroidism) உண்டாகும். இதனால் உடல் சோர்வடையும், உடல் பருமன் அதிகரிக்கும், குளிரைத் தாங்க முடியாது, ஞாபக சக்தி குறைவடையும். சில சமயம் இதனால் கழுத்தில் பெரிய கட்டிகள்கூட உருவாகும்.

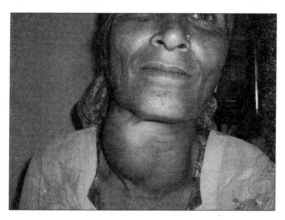

ஹைப்போதைய்ராடினால் பாதிக்கப்பட்ட பெண்

முன்பு, கிராமங்களில் பலருக்கும் கழுத்தில் கட்டிகள் (Goiter) இருப்பதைக் கண்டிருக்க முடியும். அவர்கள் உடலில் போதுமான ஐயோடின் சத்து (Iodine) சேராததால், தைராய்டு சுரப்பிகள் வீங்கிப் பெருத்துவிடும். வரகு, சாமை போன்றவற்றில் உள்ள காய்ட்ரோஜன்கள், நம் உடலில் அயோடின் சத்து சேர்வதைத் தடுத்து விடும் என்பதும் அறியவேண்டிய தகவல்.

இன்று நகர்ப்புறங்களில் யாரும் வரகு, சாமை போன்றவற்றை அந்தளவுக்கு உண்பதில்லை. ஆனாலும் தைராய்டு சுரப்பிகளில் வரும்

இன்னொரு வகை வியாதியான ஹைப்போதைராய்டு வியாதி, நகர்ப்புற மனிதர்களிடம் தென்படக் காரணம் என்ன? இதே காய்ட்ரோஜன்கள், சிறு தானியங்களில் மட்டுமின்றி நிலக்கடலை மற்றும் கோதுமையிலும் உள்ளன. சில பத்தாண்டுகளுக்கு முன்பு யாருமே கேள்விப்பட்டிராத நிலக்கடலை வெண்ணெயின் (Peanut butter) பயன்பாடு இன்று நகர்ப்புறங்களில் அதிகமாகி வருகிறது. இவற்றின் நுகர்வு அதிகரிக்க, அதிகரிக்க ஹைப்போதைராய்டு வியாதியின் பாதிப்பையும் இனி அதிகமாகக் காணமுடியும்.

சர்க்கரை நோயாளிகளின் உணவாகக் கருதப்படுவது சப்பாத்தி. தானியங்களிலேயே மிகக் கெடுதலான தானியம் - கோதுமை. கோதுமையை விடவும் மிகக் கெடுதலான உணவு உலகில் ஏதேனும் உண்டா என்று சந்தேகிக்கும் அளவுக்கு என்றால் பார்த்துக் கொள்ளுங்கள். முழு தானிய கோதுமை (Whole grain wheat), சர்க்கரை, அரிசி, மைதா போன்றவை எல்லாம் ஒரே அளவிலேயே நம் ரத்தத்தில் உள்ள சர்க்கரை அளவை ஏற்றுகின்றன. வெள்ளைச் சர்க்கரை ஆரோக்கியமான உணவு, சர்க்கரை நோயாளிகள் உண்ணக்கூடிய உணவு எனக் கூறினால் அது எப்படி நகைப்புக்குரியதாக இருக்குமோ அதுபோல தான் கோதுமை, சர்க்கரை நோயாளிகளுக்கு ஏற்ற உணவு என்பதும்.

கோதுமையில் உள்ள மாவுச்சத்தைத் தாண்டி, காய்ட்ரோஜன்களைத் தாண்டி அதில் உள்ள தீமை விளைவிக்கும் புரதம் - க்ளூடன் (Gluten). கோதுமையில் உள்ள க்ளூடன் வகைப் புரதத்தின் தீமைகள் பற்றிய ஆய்வுகள் ஒவ்வொன்றும் அச்சமூட்டுகின்றன. கோதுமை தவிர பார்லி போன்ற தானியங்களிலும் க்ளூடன் காணப்படுகிறது. க்ளூடன் புரதத்தால் பாதிப்படையாத உடல் உறுப்பு ஏதேனும் இருக்கிறதா என்பது சந்தேகமே. மூளை, இதயம், கிட்னி, நரம்பு, நோய் எதிர்ப்பு சக்தி... அவ்வளவு ஏன் நம் கைகால் விரல், நகங்கள் முதல் முடி வரை அனைத்துமே க்ளூடனால் பாதிப்படைவதாக ஆராய்ச்சிகள் தெரிவிக்கின்றன.

மாரடைப்பை வரவழைக்க காரணமாக இருப்பது உள்காயமே என முன்பே பார்த்தோம். உடல் உறுப்புகளில் உள்காயம் உள்ளவர்களில், 80% பேர் க்ளூடன் புரதத்தால் பாதிக்கப்பட்டுள்ளதாக ஆய்வுகள் கூறுகின்றன. க்ளூடனால் உண்டாகும் உள்காயம் நம் இதய நரம்புகள் முதல் மூட்டுகள், எலும்புகள், நரம்புகள், பெருங்குடல் ஆகிய பல பகுதிகளில் புண்களை உண்டாக்குகிறது. இதனால் ஏற்படும் சிக்கல்கள்- மாரடைப்பு, முடக்குவாதம், பெருங்குடல் சவ்வுகள் கிழிதல், ஜீரணக் குறைபாடுகள், தாள இயலாத வயிற்றுவலி, தொடர்

வயிற்றுபோக்கு. கடைசியில் உள்ள பிரச்னைகள் தொடர்ந்தால் வயிற்றில் அல்சர் உருவாகும்.

உள்காயத்தால் வரும் வியாதிகள் எண்ணற்றவை. அல்சைமர் (Alzheimer's disease) எனப்படும் ஞாபக மறதி வியாதி, பார்க்கின்சன் (Parkinson's disease) எனப்படும் நரம்புமண்டல வியாதி ஆகியவை உள்காயத்தால் உருவாகின்றன. ஆக, உள்காயத்தை உருவாக்கும் க்ளூடன் புரதத்தால் நமக்கு வரக்கூடிய வியாதிகளின் எண்ணிக்கைக்கு கணக்கு, வழக்கு எதுவும் கிடையாது.

இது தவிர நம் ரத்தத்தில் சர்க்கரை அளவுகள் தொடர்ந்து அதிகமாக இருந்தால் மூளையில் பெரும் பாதிப்புகள் உண்டாகும். சர்க்கரை அளவுகளால் மூளையில் ஏற்படும் பாதிப்பே அல்சைமர் வியாதிக்குக் காரணம் என்று விஞ்ஞானிகள் ஆராய்ச்சியின் வழியாகச் சொல்கிறார்கள். தினமும் மூன்று வேளை மாவுச்சத்து நிரம்பிய தானியங்களை உண்பது மூளையின் அமைப்பையே சிதைத்து, மூளையின் அளவையும், செயல்திறனையும் குறைத்துவிடும்.

பத்தாயிரம் ஆண்டுகளுக்கு முன்பு தானிய உணவை மனிதன் உண்ணாதபோது கிடைத்த எலும்புக்கூடுகளைத் தானியம் உண்ணத் தொடங்கிய காலகட்ட எலும்புக்கூடுகளுடன் ஒப்பிட்டபோது பெரும் வித்தியாசம் தென்பட்டது. தானியங்களை உண்ணத் தொடங்கியபிறகு சராசரி மனித உயரம் அரை அடி குறைந்து போனது. மூளையின் அளவும் குறைந்துள்ளது. பற்கள் கடுமையாகச் சீர்கெட்டன. தானியங்களை உண்ணாத ஆதிமனிதன் பற்பசை கொண்டு பல் துலக்கவில்லை, தற்போது பல ரகங்களில் கிடைக்கும் பற்பசைகளும், அவை அளிக்கும் பாதுகாப்பு வளையமும் அன்று இல்லை. (பல் மருத்துவர்களும் கிடையாதுதான்.) ஆனால் பல்கூட துலக்காத ஆதிமனிதனின் பற்களில் சொத்தை, ஓட்டைகள் போன்றவை வெகு, வெகு சொற்பமாகவே இருந்தன.

ஆனால் நம் உணவில் தானியங்கள் சேரத் தொடங்கிய பிறகு, பற்களில் கடும் சேதாரங்களும், சொத்தைகளும், பல் வியாதிகளும் ஏற்பட ஆரம்பித்தன. தானியங்களில் உள்ள மாவுச்சத்தை நம் பற்களால் அரைக்கும்போது பற்கள் முழுக்க மாவுச்சத்து பரவுகிறது. மாவுச்சத்தில் உள்ள சர்க்கரை, பற்களின் எனாமலை (பல்லின் மேல் இருக்கும் வெள்ளை நிறப் பகுதி) கரைக்கும் தன்மை கொண்டது. பலவகை நுண்ணுயிரிகளுக்கும் சர்க்கரை விருப்ப உணவு என்பதால் அவை நம் பல்லில் குடியேறுகின்றன. பாக்டீரியா பாதிப்பால் சொத்தைப் பற்கள், பல் வியாதிகள் போன்றவை உண்டாகின்றன.

இவை எல்லாவற்றையும் விட க்ளூடன் போன்ற தானியப் புரதங்களால் நோய் எதிர்ப்பு சக்தி சார்ந்த வியாதிகள் (Autoimmune diseases) உருவாகின்றன. குறிப்பாக இன்று பலருக்கும் சொரியாசிஸ் (psoriasis) என்கிற தோல்வியாதிகள் வருகின்றன. சொரியாசிஸ் வந்தால் தோலெங்கும் கொடிய புண்கள் தோன்றும். உடலெங்கும் சிகப்புத் திட்டுக்கள் பரவும். இந்த இடங்களை சொறிய, சொறிய வலி மேலும் அதிகரிக்கும்.

சொரியாசிஸ் போன்ற தோல்வியாதிகளுக்குக் காரணம் தானியங்களே. தானியங்களில் உள்ள புரதத்தை நம் மரபணுக்கள் ஏற்பதில்லை. அதை ஏதோ நோயை ஏற்படுத்தும் பாக்டீரியா அல்லது வைரஸ் என நினைத்து நம் நோய் எதிர்ப்பு சக்தி உடனே செயலில் இறங்கி நம் உடல் உறுப்புக்கள் மேலேயே தாக்குதல் நடத்துகிறது. வீட்டில் காவலுக்கு இருக்கும் காவலாளியே வீட்டுக்குள் திருடன் நுழைந்ததாக நினைத்து வீட்டுக்குள் துப்பாக்கியால் சுடுவதற்கு ஒப்பானது இது. இதனால் உடலெங்கும் புண்களும், உள்காயமும் ஏற்பட்டு சொரியாசிஸ் எனும் தோல்வியாதி வருகிறது. இதைக் குணப்படுத்த முடியாமல் மக்கள் காசு கொடுத்து பல மருந்துகளை வாங்கி உண்கிறார்கள். களிம்புகளை வாங்கிப் பூசுகிறார்கள். காசு கரைகிறதே ஒழிய நோய் குணமாவதில்லை.

சொரியாசிஸ் போன்ற தோல்வியாதிகள் குணமாக்க முடியாதவை என பலரும் நம்புகிறார்கள். இது முழுக்க தவறான முடிவு. தானியம் தவிர்க்கும் பேலியோ டயட்டால் சொரியாசிஸ் போன்ற வியாதிகளை நிச்சயம் குணமாக்க முடியும். நம் மரபு சார்ந்தவை, கலாசாரம் சார்ந்தவை, பலவகை நோய்களுக்கான தீர்வு என நினைத்து உட்கொள்ளும் தானியங்களே இதுபோன்ற கடும் விளைவுகளை உடலில் ஏற்படுத்தி பல வியாதிகளுக்கும் காரணமாகிவிடுகின்றன. அவ்வகைத் தானியங்களை எமன் என அழைப்பது பொருத்தம்தானே?

7

உடற்பயிற்சி என்னும் மூடநம்பிக்கை

1970-80-களில், உடற்பயிற்சி செய்யாததால்தான் குண்டாக இருக்கிறோம் எனும் மூடநம்பிக்கை மக்களைப் பிடித்து ஆட்டத் துவங்கியது. மேலைநாடுகளில் டிரெட்மில், எக்ஸர்சைக்கிள் போன்ற உடற்பயிற்சிச் சாதனங்கள், மக்களிடையே இந்த டிரெண்டை பயன்படுத்தி விற்கப்பட்டன. உடல் இளைக்கிறேன் என புத்தாண்டு சமயம் சபதம் எடுக்கும் பலரும் செய்யும் முதல் வேலை, உடற்பயிற்சி நிலையங்களில் சென்று உறுப்பினர் ஆவதே.

புத்தாண்டு சமயத்தில்தான் பலருக்கும் தம் ஆரோக்கியம், உடல்நலன் பற்றிய கவலை பிறக்கும். புத்தாண்டு சபதமாக, எடைக் குறைப்பு என்னும் லட்சியத்தை மேற்கொள்வார்கள். இதைப் பயன்படுத்தி, மேலைநாடுகளில் பல உடற்பயிற்சி மையங்கள் புத்தாண்டு சமயம் நுழைவுக் கட்டணத்தை தள்ளுபடி செய்தும், சலுகைகள் அறிவித்தும் உறுப்பினர்களை ஈர்க்கும்.

இப்புத்தாண்டு சபதங்கள் எல்லாம் பிப்ரவரி மாதம் வரும்போது மக்களுக்கு மறந்துபோயிருக்கும். ஆரம்பகட்ட உற்சாகத்தில், தினமும் பல மைல்கள் நடந்தும், ஓடியும் உடற்பயிற்சி செய்துவிட்டு, அதன்பின் கைகால் சுளுக்கி, வலி எடுத்து, ஓடுவது என்றாலே அலுப்படைந்து, அதன்பின் உடற்பயிற்சியை நிறுத்திவிட்டு, டயட்டையும் நிறுத்தி விட்டு, பழையபடி எடையை ஏற்றிகொள்வார்கள்.

மக்களிடையே பரவலாகப் பரவியிருக்கும் உடற்பயிற்சி குறித்த மாயைகள்:

1. உடற்பயிற்சி செய்யாததால்தான் குண்டாகிறோம். அதனால் உடற்பயிற்சி செய்தால் எடை இறங்கிவிடும்.

2. ஆதிமனிதன், காட்டில் பல மைல்கள் ஓடியாடி வேட்டையாடிய தால்தான் ஆரோக்கியமாக இருந்தான்.

3. நம் முன்னோர்கள் எல்லாம் ஒல்லியாக இருந்ததற்குக் காரணம், அவர்கள் காரில் போகாமல், நடந்தும் சைக்கிளில் போனதுமே.

இவை எல்லாம் உண்மையா? இல்லவே இல்லை. இந்த நம்பிக்கை களின் பின்புலனையும், இதன் அறிவியல்ரீதியான தவறுகளையும் காண்போம்.

தவறான நம்பிக்கை - 1

உடற்பயிற்சி செய்யாததால்தான் குண்டாகிறோம். அதனால் உடற்பயிற்சி செய்தால் எடை இறங்கிவிடும்.

மிதமான உடற்பயிற்சி மாரடைப்பை தடுக்கும், பிரஷரை தடுக்கும், சில வகை கேன்சர்களைக்கூட தடுக்கும், புத்துணர்வு அளிக்கும் என்பதில் எந்தச் சந்தேகமும் இல்லை. ஆனால், எடையைக் குறைக்க அது பொதுவாகப் பலனற்ற விஷயம்.

உதாரணமாக, ஒரு கேன் கோக்கில் உள்ள கலோரிகளை எரிக்க 35 நிமிடம் நடக்க வேண்டும்.

15 உருளைக்கிழங்கு சிப்ஸை எரிக்க 12 நிமிடம் அதிக வேக ஸ்கிப்பிங் செய்ய வேண்டும்.

1 சாக்லட் பாரை எரிக்க 52 நிமிடம் ஓட வேண்டும்.

ஆக, கலோரிகள் கணக்கின்படி பார்த்தால், நீங்கள் உடற்பயிற்சி செய்வதைவிட, தினம் உண்ணும் குப்பை உணவின் (Junk Food) அளவைக் குறைத்தால் போதும். தினம் ரெண்டு பாட்டில் கோக் குடித்து ஒரு மணி நேரம் நடப்பதைவிட, தினமும் கோக் குடிக்காமல் இருந்தாலே போதும், உடற்பயிற்சி அவசியமில்லை.

சரி, 'நான் இரண்டையும் செய்கிறேன். கோக் குடிப்பதையும் நிறுத்துகிறேன். உடற்பயிற்சியும் செய்கிறேன். இரண்டையும் செய்தால் கூடுதல் நன்மையல்லவா?' என்று கேட்கலாம்.

துரதிர்ஷ்டவசமாக, மனித உடல் இம்மாதிரி கணித அளவீடுகளின்படி இயங்குவதில்லை. உடற்பயிற்சி செய்யும் பலரும் உடற்பயிற்சி செய்யும்முன் ஒரு வாழைப்பழம், உடற்பயிற்சி செய்து முடித்தபின் காபி என எடுக்கிறார்கள்.

அமெரிக்காவில், உடற்பயிற்சி செய்பவர்களை குறிவைத்து எலக்ட்ரோலைட் நிரம்பிய பானங்கள் (Gatrorade, Powerade) விற்கப்படுகின்றன. நடுவே வெய்யில் அதிகரித்ததால் தாகம் எடுத்து இளநீர், ஜூஸ் எனப் பருகுவதும் உண்டு. அல்லது எந்தப் பானமும், சிற்றுண்டியும் எடுக்காமல் உடற்பயிற்சி செய்பவர்கள்கூட, அதனால் பசி அதிகரித்து வழக்கமாக உண்பதைவிடக் கூடுதலாக உண்பார்கள்.

என் அனுபவத்தில் சொல்வதனால், நான் காட்டுத்தனமாகத் தினமும் ஏழெட்டு கிலோமீட்டர் ஓடி உடற்பயிற்சி செய்த நாட்கள் உண்டு. 20 கி.மீ. தினமும் நடந்த நாட்களும் உண்டு. அப்படி ஓடிக் களைத்தபின், நாள் முழுக்க களைப்படைந்து சோபாவில் படுத்தபடி டிவி பார்த்துக்கொண்டுதான் இருந்திருக்கிறேன்.

ஆக, உடற்பயிற்சியினால் எடை இறங்கும் என நினைப்பது மிக மிகத் தவறு. இதை ஒரு மூடநம்பிக்கை என்றுகூட சொல்லலாம். இது நான் சொல்லும் கூற்று மட்டும் அல்ல; அறிவியல் சொல்லும் கூற்றும் ஆகும்.

பிரிட்டிஷ் ஜர்னல் ஆஃப் ஸ்போர்ட்ஸ் மெடிஸினில் (British Journal of Sports Medicine) இது குறித்து வெளியான ஆய்வுக் கட்டுரை ஒன்றில், பிரிட்டிஷ் இதயவியல் நிபுணர் ஆஸிம் மல்ஹோத்ரா, உடற்பயிற்சிக் கலாசாரத்தை கடுமையாகச் சாடுகிறார். கீழே உள்ள லிங்க்கில் அந்தக் கட்டுரையை நீங்கள் படித்துப் பாருங்கள்.

www.theguardian.com/society/2015/apr/22/obesity-owes-more-to-bad-diet-than-lack-of-exercise-say-doctors

கோக், பெப்ஸி மற்றும் பிற வகை சிப்ஸ், நொறுக்குத் தீனிகளை விற்கும் கம்பெனிகளும், அரசும், பிற அமைப்புகளும் சேர்ந்து, 'உடற்பயிற்சி செய்யாததால்தான் நீங்கள் குண்டாக இருக்கிறீர்கள்' என மக்களை நம்பவைத்துவிட்டன. கடந்த 30 ஆண்டுகளில், அமெரிக்கர்களின் உடற்பயிற்சி அளவுகள் அதிகரித்தே வந்துள்ளன. பலரும் உடற்பயிற்சி செய்கிறார்கள்; ஓடுகிறார்கள்; உடற்பயிற்சி மையங்களில் சேருகிறார்கள். ஆனால் இதனாலெல்லாம் குண்டாக இருக்கும் மக்களின் சதவிகிதம் என்னவோ குறைவதாகத் தெரிய வில்லை. மக்களின் எடை அதிகரித்துக்கொண்டேதான் செல்கிறது.

மிதமான உடற்பயிற்சி இதயநலனுக்கு நல்லது. ஆனால், குண்டாக இருக்கும் யாரும் அதனால் ஒல்லியாக ஆகமாட்டார்கள். அதற்கு மிகக் கடுமையான அளவில் உடற்பயிற்சிகளைச் செய்ய வேண்டும். அவ்வளவு கடுமையான பயிற்சிகளை செய்தால், மூட்டுவலி, விபத்துகள் போன்ற பல அபாயங்கள் நேரும்.

உதாரணமாக, நடிகர் கார்த்திக்கின் தந்தை முத்துராமன், 51 வயதில் ஊட்டியில் அதிகாலையில் ஓடுகையில் மாரடைப்பு ஏற்பட்டு மரணமடைந்தார். டெண்டுல்கர் கடும் முதுகுவலியால் அவதிப்பட்டு வந்தார். பல கிரிக்கெட் வீரர்களும், விளையாட்டு வீரர்களும் காயங் களுக்கு அதிநவீன மருத்துவச் சிகிச்சை எடுத்துக்கொண்டும், வலி நிவாரணி மருந்துகள் துணையுடனும்தான் விளையாடி வருகிறார்கள்.

ஆக, மிதமான உடற்பயிற்சியால் எடை இறங்காது. அதீத உடற் பயிற்சியால்தான் எடை இறங்கும். அதேசமயம், அதீத உடற்பயிற்சி யானது உடலுக்கு ஆபத்தானது என்பதால் அதைச் செய்வது ரிஸ்க். அதிலும், மிக அதிக அளவில் குண்டாக இருப்பவர்கள், வயதானவர்கள் எனப் பலரும் உடற்பயிற்சி செய்யும்போது, சின்னதாகக் கால் வழுக்கினாலும், கீழே விழுந்து முதுகெலும்பு முறிந்து மரணம் வரை செல்லும் நிலை உருவாகும்.

ஆனால், இதை எல்லாம்விட முக்கியமாக 'உடல் இளைக்கணும்னா பார்க்கில் ஓடு, ஜிம்மில் ஓடு' என்று சொல்லி, குண்டாக இருப்பவர் களுக்குப் பலரும் தவறான அறிவுரை கூறி, அவர்கள் சோம்பேறிகள் என மறைமுகமாகச் சொல்லாமல் சொல்கிறார்கள். ஆக, உடற்பயிற்சி செய்யாமல் உடல் இளைக்க முடியாது என மனத்தை தளரவிட்டு, அவர்கள் மேலும் மேலும் சிப்ஸ், சோடா எனக் குடித்து மேலும் குண்டாகிறார்கள்.

ஆக, உடற்பயிற்சி முக்கியம் என்பதில் எந்தச் சந்தேகமும் இல்லை. ஆனால், அதைச் செய்வதால் உடல் இளைக்கும் என்பது தவறான வழிகாட்டுதலாகும். உடல் எடையை இறக்க, டயட்டைவிடச் சிறந்த வழி வேறு எதுவும் இல்லை.

தவறான நம்பிக்கை - 2

ஆதிமனிதன், காட்டில் பல மைல்கள் ஓடியாடி
வேட்டையாடியதால்தான் ஆரோக்கியமாக இருந்தான்.

ஆதிமனிதன், தினமும் காட்டில் ஓடியாடி உடல்பயிற்சி செய்தான் எனப் பலரும் நினைக்கிறார்கள். அது தவறு. ஏனெனில், காடுகளில் ஓட முடியாது. நான் சுற்றுலாவுக்காகப் பல தேசியப் பூங்காக்களில் உள்ள

காடுகளுக்குச் சென்றுள்ளேன். அவற்றில் மரங்கள் அடர்த்தியாக இருக்கும். தரையில் முட்கள், கற்கள் இருக்கும். வருடத்தின் பல மாதங்கள் அவற்றில் பனி படர்ந்து இருக்கும். ஷூ, செருப்புகூட கண்டுபிடிக்கப்படாத காலகட்டத்தில், அதில் ஓடுவது மிக ஆபத்தான விஷயம். மேலும், ஆதிகாலத்தில் காட்டில் கை, கால் முறிந்தால் ஆம்புலன்ஸ், டாக்டர் என எதுவுமே கிடையாது. காட்டில் அப்படியே மரணமடைய வேண்டியதே.

ஆக, ஆதிமனிதன் ஓடிய சமயம் என்பது சிங்கம், புலி மாதிரி மிருகங்கள் துரத்தும்போதுதான். அல்லது ஏதாவது வேட்டையின்போது ஓரிரு நிமிடம் ஓடியிருக்கலாம். ஆனால், மனிதன் ஓடிப் பிடிக்கும் வகையான மிருகங்கள் என எவையும் காட்டில் இல்லை. மான், முயல், காட்டெருமை, யானை, குதிரை என பலவும் மனிதனைவிட வேகமாக ஓடக்கூடியவை. மனிதன் தூர இருந்து வேல் எறிந்தும், அம்புவிட்டும், குழிவெட்டியும், கண்ணி வைத்துமே வேட்டையாடினானே ஒழிய, ஓடியாடி வேட்டையாடவில்லை.

ஆதிமனிதன் மட்டுமின்றி, காடுகளில் வாழும் மான், புலி எதுவுமே ஜாக்கிங் போகாது. மான் மெதுவாக, நாள் முழுக்க நடந்தபடி புல்லை மேயும், அல்லது படுத்திருக்கும். புலி, சிங்கம் எல்லாமே அப்படித்தான். அவை வேகமெடுத்து ஓடுவது, இரையைத் தேடும் ஒரு சில நிமிடம்தான். புலி, வேட்டையின்போது மிக வேகமாக ஓடும். ஆனால், அதனால் 90 விநாடி மட்டுமே தொடர்ந்து ஓடமுடியும். 90 விநாடிகளுக்குப் புலியிடம் சிக்காமல் ஓடமுடிந்தால், நீங்கள் உயிர் தப்பிவிட முடியும். மாடு, ஆடு, மான், முயல், குரங்கு, குதிரை எதுவுமே ஜாகிங் போய் நீங்கள் பார்த்திருக்க முடியாது. அதேசமயம், அவை சோபாவில் படுத்து டிவியும் பார்க்காது.

ஆக, ஆதிமனிதன் உடற்பயிற்சி செய்யவும் இல்லை; சோம்பியும் இருக்கவில்லை. அவன் வாழ்க்கை முறை வேறு. ஆதிமனித ஆண்கள் என்ன செய்தார்கள்? வேட்டையாடினார்கள். நாள் முழுக்க கல்முனை ஈட்டியை ஏந்தியபடி, மெதுவாக மைல்கணக்கில் இரையைத் தேடி நடந்துசென்றார்கள். ஜாக்கிங் போகவில்லை, காட்டுத்தனமாக ஓடவில்லை. ஜிம்களில் நூற்றுக்கணக்கான கிலோக்களை தூக்குவது போன்று அவர்கள் செய்யவில்லை. அவர்கள் செய்தது மெதுவான, மிதமான வேலையே ஒழிய, கடும் உடற்பயிற்சி அல்ல.

ஆதிவாசிப் பெண்களை எடுத்துக்கொண்டால், அவர்கள் வாழ்க்கையும் நம் இந்தியக் கிராமப்புறப் பெண்கள் வாழ்க்கையும் ஒன்றே. அக்காலம் முதல் இன்றுவரை மாறாதது, வீட்டுக்குத் தண்ணீர் கொண்டுவரும் வேலை பெண்களுடையது என்பதே. மேட்டுக்குடி குடும்ப நிலை

வேறு. ஆனால் ஆப்பிரிக்காவில், மைல் கணக்கில் தண்ணீர்க் குடங்களுடன் நடக்கும் பெண்களைக் காண்கிறோம்.

நான் சிறு வயதாக இருந்தபோது, குழாய்த் தண்ணீரெல்லாம் கிடையாது. அம்மா என்னை அழைத்துக்கொண்டு, தலையில்/ இடுப்பில் ஒரு குடத்துடன், ஒரு மைல் தூரத்தில் உள்ள தோட்டத்துக்குச் சென்று பம்ப்செட்டில் தண்ணீர் பிடித்து வருவார். அதன்பின் தண்ணீர்க் குழாய் வந்தது. ஆனால், குழாயில் தண்ணி வராது. கைபம்பில்தான் அடிக்க வேண்டும். அதையும் அம்மாதான் செய்தார். நானும் கொஞ்சம் அடிப்பேன். சமையல், பிள்ளைகளைக் கவனிப்பது, சுள்ளி பொறுக்குவது, தண்ணீர் சேகரிப்பது என, அக்காலம் முதல் இக்காலம் வரை, பெண்கள் பணியில் பெரிதாக மாற்றம் இல்லை.

ஆக, மெதுவான வேகத்தில் நாளின் பெரும்பகுதியை வேலை செய்தே கழித்தார்கள் பழங்குடிகள். இது உடற்பயிற்சி அல்ல; வேலை. ஒரு மணி நேரம் ட்ரெட்மில்லில் காட்டுத்தனமாக ஓடி உடலை புண்ணாக்கிக்கொண்டு, சத்து பானங்களைக் குடித்துவிட்டு டிவி முன் சரியும் நாகரிக மனிதனின் உடற்பயிற்சி முறை, ஆதிமனித உடற்பயிற்சி முறைக்கு முற்றிலும் முரணானது

அதனால், நம் மரபணு சார்ந்த ஆதிமனித உடற்பயிற்சி முறை என்பது கீழ்க்காணும் வகையில் அமைய வேண்டும் -

1. வீட்டு வேலை செய்தல், பாத்திரம் கழுவுதல், சமையல் செய்தல், குழந்தைகளுடன் விளையாடுதல், வீட்டை கூட்டிப் பெருக்குதல் (இதையெல்லாம் ஆண்களும் செய்யலாம்).

2. மெதுவான, மிதமான வேகத்தில் தொலைதூரம் நடத்தல்.

3. மாலை நேரத்தில், குழந்தைகளுடன் பார்க், பீச்சில் விளையாடுதல். ஆதிமனிதர்கள், மாலையில் கூட்டமாக நடனம் ஆடுவதை சினிமாக் களில் பார்த்திருக்கலாம். ஆனால், நாம் என்ன செய்கிறோம்? மாலை நேரத்தில், டிவி முன் உட்கார்ந்து விடுகிறோம்.

4. வாலிபால், டென்னிஸ், கோல்ஃப், பேட்மின்டன், கிரிக்கெட் மாதிரி, வாழ்க்கையை அனுபவித்து மகிழ்ச்சியாக ஆடக்கூடிய விளையாட்டுகள்.

என் உடற்பயிற்சி முறை பின்வருமாறு அமைகிறது -

தோட்ட வேலை மற்றும் வீட்டு வேலைகளைச் செய்வேன். உதாரண மாக, என் உணவை நானே தினம் சமைத்துக்கொள்வேன். பிற வீட்டு வேலைகளிலும் பங்கெடுப்பேன். தோட்டத்தில் புல் வெட்டுவேன். பனிக்காலத்தில், வீட்டில் தினமும் பனி படியும். அதை அகற்ற

வேண்டும். அதுவே வாரம் மூன்று, நாலு மணி நேர வேலையாகவும் மாறிவிடும். கோடையில், குழந்தைகளுடன் மாலையில் பூங்காவுக்கு நடந்துசெல்வேன். மிதமான வேகம். சில சமயம், குழந்தையை தோளில் போட்டுக்கொண்டு நடப்பேன். வேலை நாட்களில் இது கிடையாது. உடற்பயிற்சி மையத்தில் உறுப்பினராக இருக்கிறேன். வாரம் ஒருநாள் அங்கே சென்று தண்டால், பஸ்கி மாதிரி உடல் எடையைப் பயன்படுத்திச் செய்யும் லேசான பயிற்சிகளைச் செய்வேன். குறைந்த எடைகளைத் தூக்குவேன். எப்படியும், வாரம் ஒரு மணி நேரத்துக்கு மேல் உடற்பயிற்சி நிலையம் செல்வதில்லை. இவற்றை தவிர்த்து வேறு எந்த உடற்பயிற்சியும் செய்வதில்லை.

ஆக, நான் செய்யும் பயிற்சிகள் எல்லாமே பெரிய அளவிலான உடற்பயிற்சிகள் அல்ல. சாதாரண வீட்டு வேலைகள்தான். சராசரி அமெரிக்கர், தன் வீட்டில் செய்யும் வேலையைவிட அதிகமாக நான் செய்வதில்லை. அதேசமயம், சோம்பேறியாக டிவி முன் நாள்கணக்கில் அமர்ந்து நேரத்தைக் கழிப்பதும் இல்லை.

தவறான நம்பிக்கை – 3

நம் முன்னோர்கள் எல்லாம், ஒல்லியாக இருந்ததற்குக் காரணம், அவர்கள் காரில் போகாமல் நடந்தும், சைக்கிளில் போனதுமே.

நம் தாத்தா பாட்டிக் காலத்தில் கார், ஸ்கூட்டர் இல்லை என்பது உண்மையே. ஆனால், அவர்கள் காலத்தில் குப்பை உணவுகளும் இல்லை; பலகாரம், இனிப்பு எல்லாம் தீபாவளி, பொங்கல் சமயத்தில்தான் சாப்பிட்டார்கள். இன்றைக்கும், உடல் உழைப்பில் ஈடுபட்டு வீட்டு வேலைகளைச் செய்துவரும் இல்லத்தரசிகள் பலருக்கும் உடல் பருமன் அதிகரித்திருப்பதைக் காண்கிறோம். அவர்களது உழைப்பு, அவர்களை உடல்பருமனிலிருந்து காக்கவில்லை. ஆக, இதுவும் தவறான நம்பிக்கையே.

பொதுவாக, இன்றைய வணிகமயமான விளையாட்டுகள், மனிதனின் உடல்நலத்தை முற்றிலும் சிதைப்பவையாகவே உள்ளன. இன்றைய விளையாட்டு வீரர்கள், உடல்நலன் என்பதற்கு முக்கியத்துவம் கொடுக்காமல், போட்டி என்ற ரீதியில் ஜெயிக்க வேண்டும் என்பதற்கே முக்கியத்துவம் கொடுக்கிறார்கள். இதனால், தினமும் மணிக்கணக்கில் கடும் பயிற்சிகளில் ஈடுபடுகிறார்கள். கண்டகண்ட மருந்துகள், ஊக்க மருந்துகள், புரோட்டின் பவுடர் போன்றவற்றை எடுக்கிறார்கள். காயம் ஏற்பட்டால், வலி நிவாரணிகளைப் போட்டுக்கொண்டு ஆடுகிறார்கள். பல வீரர்களுக்கும் மூட்டுவலி, முதுகுவலி உள்ளிட்ட பல வலிகள் உள்ளன. இதற்காக அறுவைச் சிகிச்சை செய்துகொள்கிறார்கள்.

ஆக, இதெல்லாம் இயற்கையா, உடல்நலனுக்கு உகந்ததா என்றால் இல்லை. முன்பெல்லாம் அர்ஜுன ரணதுங்கா, இன்ஸமாம் உல் ஹக் மாதிரி குண்டாக இருந்தாலே கிரிக்கெட் ஆடமுடியும் என்ற நிலை இருந்தது. இன்று, கிரிக்கெட் விளையாட ஆஜானுபாகுவாக இருக்க வேண்டும். பந்தை பாய்ந்து பிடிக்க வேண்டும் என்பது போன்ற உடல் தகுதி விதிமுறைகள் வந்துவிட்டன. இதனால், பல விளையாட்டுகளிலும் உள்ளவர்கள், கடுமையான பளுதூக்கும் பயிற்சிகளில் ஈடுபட்டு, சிக்ஸ்பேக் எனப்படும் கட்டுடலை வளர்க்க ஆர்வம் செலுத்துகிறார்கள். நடிகர்களும் சினிமாவில் நடிக்க ஆஜானுபாகுவான உடலைப் பெற ஆர்வம் செலுத்தி, பாடிபில்டிங் துறையில் ஈடுபடுகிறார்கள்.

பாடிபில்டிங் அளவுடன் செய்தால், அது ஒரு நல்ல கலை. ஆனால், மனித உடல் எவ்வளவு பளுவை தாங்கும் என்பதில் ஒரு வரைமுறை உள்ளது. நம் மூட்டுகள், முதுகெலும்புகள் 200 கிலோ எடையைத் தாங்கும் அளவில் படைக்கப்பட்டவை அல்ல. இவ்வளவு அதிக அளவிலான எடையை தூக்கும்போது, சின்னதாகத் தவறு நேர்ந்தாலும், அதனால் ஏற்படும் விளைவுகள் மிக விபரீதமாக இருக்கும்.

பல விளையாட்டுகளிலும், பணம் சம்பாதிப்பதற்காக பல கம்பெனிகள், புரோட்டின் பவுடர் (protein powder), க்ரியேட்டினின் (creatinine) போன்ற மருந்துகளை விற்கிறார்கள். இதற்காக, தினமும் மிக அதிக அளவில் புரதம் உண்ண பாடிபில்டர்கள் விரும்புகிறார்கள். கம்பெனிகள், புரத பவுடரை சாக்லேட்டில் கலந்து புரோட்டின் பார் (protein bar) என்ற பெயரில் விற்கிறார்கள். புரத பவுடர்களும், கெமிக்கல்கள், இனிப்புகள், சர்க்கரைகள், செயற்கை வைட்டமின்களுடன் உள்ள உடல்நலனுக்குத் தீங்கு விளைவிக்கும் உணவே ஆகும்.

ஆக, உடற்பயிற்சித் துறை இன்று வணிகமயமாகி, உடல்நலனுக்கும் கெடுதல் எனும் வகையில் சென்றுகொண்டுள்ளது. இதை இயற்கையான முறையில், மிதமான அளவு எடையுடன் செய்தால் பிரச்னை இல்லை.

உடற்பயிற்சி என்னும் பெயரில், பன்னாட்டு கம்பெனிகள் தங்களது பொருள்களை விற்று கல்லா கட்டுவதையும், குப்பை உணவுகளைச் சந்தைப்படுத்தி மக்களை குண்டாக்கிவிட்டு, உடற்பயிற்சி செய்யவில்லை என மக்கள் மேலேயே பழி போடுவதையும் நாம் புரிந்துகொள்வது அவசியம்.

8

உணவு அரசியல்!

புனிதமான தொழிலாக இருந்த மருத்துவத் துறை இன்று பன்னாட்டு நிறுவனங்களின் கைக்குள் இருக்கிறது. சுயநல சக்திகள் அறிவியலை வைத்து மக்களை ஆட்டிப்படைத்து வருகின்றன. நிறுவனங்களின் நிதியுதவியுடன் விஞ்ஞானிகள் ஆராய்ச்சி செய்வதால் இறுதியில் எது அறிவியல், எது அரசியல் என்று தெரியாமல் போய்விடுகிறது. உணவு அரசியல் இங்கிருந்துதான் தொடங்குகிறது.

நம் மருத்துவர்களை மட்டும் குறைகூற முடியாது. அமெரிக்க இதய அமைப்பு (American Heart Association) குறைந்த கொழுப்பு உணவைப் பரிந்துரைக்கிறது. அதற்குப் பதிலாக உயர்கொழுப்பு உணவை ஒரு மருத்துவர் பரிந்துரைத்தால் என்ன ஆகும்? தடுக்கி விழுந்தால் வழக்கு போடும் மனப்பான்மையுள்ள அமெரிக்க மக்கள், நாளை வேறொரு காரணத்தால் மாரடைப்பு வந்தாலும், மருத்துவர் மேல் வழக்கு போடுவார்கள், இல்லையா? அறிவியல் பின்புலன் இல்லாத நீதிபதிகள், 'நீங்கள் ஏன் அமெரிக்க இதய அமைப்பு பரிந்துரைத்த டயட்டை கொடுக்கவில்லை?' எனக் கேட்டு கோடிக்கணக்கான டாலர் நஷ்ட ஈடு கொடுக்கச் சொல்லி தீர்ப்பளிப்பார்கள்.

பன்னாட்டு நிறுவனங்களும் அவர்களின் லாபியும் மருத்துவர்களை அணுகுவதைவிட இதுபோன்ற அதிகாரபீடங்களை அணுகினாலே போதும் என்பதை எளிதில் உணர்ந்துவிட்டன. இதற்குச் சில உதாரணங்களை காண்போம்.

அமெரிக்க அரசின் புள்ளிவிவரத்தின்படி, 60% அமெரிக்கர்கள் அதிக எடையுடன் இருக்கிறார்கள். 25% அமெரிக்கர்கள் உடல் பருமனாக (Obesity) உள்ளார்கள். எனவே, இயல்பான எடையுடன் இருக்கும் அமெரிக்க மக்களின் சதவிகிதம் வெறும் 15% மட்டுமே!

மீதமுள்ள 85% பேரும் என்ன செய்வார்கள்? எடையைக் குறைக்க உடற்பயிற்சி நிலையங்களில் சேர்வார்கள், மருந்து, மாத்திரைகளை எடுத்துக்கொள்வார்கள், எடையைக் குறைக்கும் உணவுகளை (சீரியல்கள், புரோட்டீன் பார்கள்) நாடுவார்கள். நல்ல உடல்நிலையில் இருக்கும் பலரையும் கூடுதல் எடை, உடல் பருமன் என சொல்லியதால் ஏற்பட்ட விளைவு இது. இதன் அரசியல் மிகவும் மோசமானது.

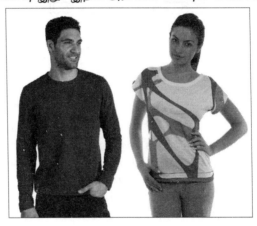

மேலே படத்தில் இருக்கும் ஆண்ட்ரூ ஹோவெல் எனும் படகுப்போட்டி வீரரின் பி.எம்.ஐ. 25.2. பி.எம்.ஐ அட்டவணைப்படி இவர் அதிக எடை கொண்டவர். இப்படத்தில் இருக்கும் எம்மா மார்க்ஸ் எனும் பெண்ணின் பி.எம்.ஐ 30.2. பி.எம்.ஐ. அட்டவணைப்படி இவர் உடல் பருமன் நிலையில் உள்ளவர்.

உடல் பருமன், அதிக எடை என்பதைக் கணக்கிடும் பி.எம்.ஐ. (Body Mass Index, BMI) எனும் முறை 1830-ம் ஆண்டு உருவாக்கப்பட்டது. இதன்படி பி.எம்.ஐ. 25-க்கும் அதிகமாக இருந்தால் ஒருவர் அதிக எடை, 30 என்றால் உடல் பருமன் என்று கூறப்பட்டது. ஆனால் பி.எம்.ஐ. அளவீடே அடிப்படையில் அறிவியல் ஆதாரம் அற்றது. இந்த முறை ஜோசியத்தை அடிப்படையாகக் கொண்டது. ஆம், பி.எம்.ஐ. கணக்கீட்டு முறையை உருவாக்கிய அடோல்ஃப் க்விட்லட் (Adolphe Quetelet) என்பவர் ஒரு ஜோதிடர். கிரகங்களை வைத்து மனித எடையைக் கணிக்க முடியுமா என்று அறியவே பி.எம்.ஐ. கணக்கீட்டை உருவாக்கினார்.

BMI அளவை எப்படிக் கணக்கிடுவது?

பி.எம்.ஐ. = உடல் எடை / உயரம் (மீ.)

உங்கள் எடை 72 கிலோ. உயரம் 1.72 மீ. (172 செ.மீ) எனில்,
உங்கள் பி.எம்.ஐ. = 24

பி.எம்.ஐ. அளவால் எவ்வித மருத்துவரீதியான பலனும் கிடையாது. பி.எம்.ஐ. சொல்கிறபடி சரியான எடையுடன் உள்ளவர் அதிக பி.எம்.ஐ. உள்ளவரை விடவும் அதிகநாள் உயிர்வாழ்வார் என்று எந்த ஓர் அறிவியல் ஆய்வும் கூறவில்லை. அறிவியல் கூறுவது என்ன வென்றால், மிக ஒல்லியாக இருப்பவர்களும், மிக குண்டாக இருப்பவர்களும் அதிக அளவில் மரணமடைகிறார்கள் என்பதே. இதன்படி பி.எம்.ஐ. 35 என்கிற அளவை விட அதிகமாக உள்ளவர்களே அதிக அளவில் மரணம் அடைகிறார்கள். இவர்களின் எண்ணிக்கை மக்கள் தொகையில் 10% மட்டுமே.

அறிவியல் இப்படி இருக்கிறது. ஆனால் மருத்துவப் பரிந்துரைகளோ வேறு மாதிரி உள்ளது. பி.எம்.ஐ. 25-ஐ தாண்டினால் ஆபத்து, 30 என்றால் பேராபத்து என ஊடகங்களும், அரசு அமைப்புகளும் மக்களை அச்சம் கொள்ள வைக்கின்றன. முன்னாள் அமெரிக்க அதிபர் ஜார்ஜ் புஷ், அதிக எடை கொண்டவர் என்று நாம் கருத முடியுமா? ஆனால் பி.எம்.ஐ. அளவீடுகளின்படி அவர் அதிக எடை உடையவர்.

பி.எம்.ஐ.-க்கும் மரணத்துக்கும் உள்ள தொடர்பை ஆராய்ந்த ஆய்வுகள், எவ்வித தெளிவான முடிவையும் அளிக்கவில்லை. 2004-ல் ஜாமா (JAMA) எனும் மருத்துவ ஆய்விதழில் வெளியான ஆய்வு, உடல் பருமனும், உடற்பயிற்சியின்மையும் ஆண்டுக்கு 4 லட்சம் மரணங்களை ஏற்படுத்துவதாக கூறி அனைவரையும் அதிர்ச்சிக்கு ஆளாக்கியது. ஆனால் அந்த ஆய்வு முடிவுகளை வெளியுலகில் கிடைக்கும் புள்ளி விவரங்களுடன் ஒப்பிட்டபோது நிலைமை தலைகீழாக இருந்தது.

உதாரணமாக ஒவ்வொரு ஆண்டும் சுமார் 20 லட்சம் அமெரிக்க மக்கள் மரணமடைகிறார்கள் (2010- 2011 வருடப் புள்ளிவிவரம்). இதில் 75% பேர் 65 வயதுக்கு மேற்பட்டவர்கள். இந்த 75% பேரில் அதிக எடை மற்றும் உடல் பருமன் (பி.எம்.ஐ. 25-க்கு மேல்) என்று கூறப்படு பவர்கள் இயல்பான எடை என்று சொல்லக்கூடிய பி.எம்.ஐ. அளவு 25-க்குக் கீழ் இருப்பவர்களை விட அதிக ஆண்டு உயிர் வாழ்ந்துள்ளார்கள்.

இவர்களைக் கழித்துவிட்டுப் பார்த்தால் சுமார் 6 லட்சம் மரணங்கள் ஆண்டுதோறும் அமெரிக்காவில் நிகழ்கின்றன. இந்த 6 லட்சம்

மரணங்களில் அதிக அளவிலான மரணங்களுக்கு முக்கிய காரணங் களாக இருப்பவை - விபத்து மற்றும் புற்றுநோய். மூன்றாம், நான்காம் இடங்களில்தான் மாரடைப்பு, சர்க்கரை நோய் போன்றவை வருகின்றன. ஆக, இந்த 6 லட்சம் மரணங்களில் 4 லட்சம் மரணங் களுக்கு காரணம் உடல் பருமன் எனக் கூறுவது எப்படி என விவரமறிந்த விஞ்ஞானிகள் கேள்விகளை எழுப்பினாலும் ஊடகங்கள் அவற்றைக் கண்டுகொள்ளவில்லை. உடல் பருமனைக் கட்டுப்படுத்தினால் ஆண்டுக்கு 4 லட்சம் மரணங்களைத் தடுக்கலாம் எனப் பிரசாரம் செய்யப்பட்டது.

இதன்பின் நடந்ததுதான் காமெடி. இந்தச் செய்தியின் பரபரப்பு எல்லாம் அடங்கி ஒரு சில ஆண்டுகள் கழித்து சாவகாசமாக '4 லட்சம் என்பது தவறு. 2 லட்சமாக இருக்கலாம். அதையும்கூடத் தோராயமாகத்தான் சொல்ல முடியும்' என ஒரு திருத்தத்தை தம் வலைத்தளத்தில், யார் கண்ணுக்கும் தென்படாத ஒரு பகுதியில் பதிப்பித்துவிட்டு இந்த ஆய்வை செய்த சி.டி.சி (center for disease control) எனும் அமைப்பு தன் பொறுப்பிலிருந்து நழுவிக்கொண்டது.

இது அனைத்துக்கும் சிகரம் வைத்தாற்போல 1990-களில் ஒரு சம்பவம் நிகழ்ந்தது. 1985-ல் அமெரிக்கச் சுகாதார மையம், பி.எம்.ஐ. அளவு 27.8 இருந்தால் ஒருவர் அதிக எடை கொண்டவர் எனக் கருதலாம் என நிர்ணயித்தது. இதன்படி ஐந்தடி ஏழு அங்குலம் (168 செ.மீ.) உயரம் உள்ள ஒருவர் 77 கிலோ எடை இருந்தால் அவர் இயல்பான எடை என்னும் வகையைச் சேர்ந்தவராகக் கருதப்படுவார். ஆனால் 1990-களில் திடீரென இதில் மாற்றம் கொண்டுவரப்பட்டது. பி.எம்.ஐ. 25-க்கு கீழே இருந்தால்தான் இயல்பான எடை என்று அறிவிக்கப்பட்டது. இதனால் ஒரே நாளில் சுமார் 3.7 கோடி அமெரிக்கர்கள் அதிக எடை கொண்டவர்கள் ஆனார்கள். அதாவது, இரவில் 77 கிலோ எடையுடன், பி.எம்.ஐ அட்டவணைப்படி இயல்பான எடையுடன் உறங்கச் சென்றவர், அடுத்தநாள் காலையில் அதே 77 கிலோ எடையில் பி.எம்.ஐ. அட்டவணைப்படி அதிக எடை கொண்டவராக மாறினார்! (பழைய பி.எம்.ஐ. முறைப்படி 168 செ.மீ. உயரம் உள்ள ஒருவர் 77 கிலோ வரை எடை இருந்தால் எந்தப் பிரச்னையும் இல்லை. ஆனால் புதிய முறைப்படி அவரது எடை 69 கிலோவுக்குள் இருக்கவேண்டும்.)

இதனால் உண்டான விளைவுகள்? பி.எம்.ஐ. அட்டவணைப்படி அதிக எடை என்று முத்திரை குத்தப்பட்டவர்களை மருத்துவர்கள் உடற் பயிற்சி செய்யவும், உணவுக் கட்டுப்பாட்டில் இருக்கவும் பரிந்துரை செய்தார்கள். நோயாளிக்கு கொலஸ்டிரால் இருந்தால், கொலஸ்டிரால்

மருந்தான ஸ்டாடின் பரிந்துரைக்கப்பட்டது. இதனால் அமெரிக்கர்களின் இன்சூரன்ஸ் கட்டணங்கள் உயர்ந்தன.

எதனால் இந்த பி.எம்.ஐ. அளவு குறைக்கப்பட்டது? இதுபோன்ற முடிவுகளை எடுப்பவர்கள் - அரசு அதிகாரிகளும், அரசியல்வாதிகளுமே. இவர்கள் அனைவரும் தங்களுடைய தேர்தல் நிதிக்கு மருந்து நிறுவனங்களையும் பிற உணவு நிறுவனங்களையுமே மிகவும் நம்பியிருக்கிறார்கள். மேலும் பி.எம்.ஐ. பரிந்துரைகளைச் செய்யும் மருத்துவ அமைப்புகள் பலவும் அந்த நிறுவனங்களிடம் நன்கொடை பெறுபவை. இவற்றில் பணிபுரியும் விஞ்ஞானிகள் பலரும் அந்த நிறுவனங்களிடம் நிதி பெற்று ஆராய்ச்சி செய்பவர்கள். அரசியல்வாதிகள் ‘விஞ்ஞானிகளே சொல்லிவிட்டார்கள்’ எனச் சொல்லி இதுபோன்ற முடிவுகளைச் சட்டமாக்கி விடுவார்கள். இது மருத்துவப் பாடப்புத்தகங்களிலும் இடம்பெறும். மருத்துவக் கல்லூரியில் ‘பி.எம்.ஐ. 25-க்கு கீழே இருந்தால்தான் இயல்பான எடை’ என்கிற பாடமே கற்றுத் தரப்படும். இத்தனை நெருக்கடிகளுக்கு மத்தியில் அதிக எடை என்று முத்திரை குத்தப்பட்டவர் என்ன செய்வார்? நைக்கி ஷூவும், கெல்லாக்ஸ் சீரியலும், காடரேடும் வாங்குவார் (காடரேட் (Gatorade) என்பது நடைப்பயிற்சி, ஓட்டப்பந்தயம், ஜாக்கிங் மேற்கொள்ளும்போது பருகும் பானம். இந்தியாவிலும் விற்பனைக்கு உள்ளது. அமெரிக்காவில் இது இல்லாமல் யாரும் ஜாக்கிங் செல்ல மாட்டார்கள். http://www.gatorade.co.in/). பிறகு, வெயிட் வாட்சர்ஸ் (weight watchers) நிறுவனத்தின் எடைக்குறைப்புத் திட்டத்திலும் பணம் கட்டுவார்.

அதிகமோ, குறைவோ, எடைக்குறைப்பு நல்லதுதானே? அதனால் ஏதோ சில விஷயங்களை மிகைப்படுத்திச் சொன்னால்தான் என்னவாம் என்று கேட்கலாம்.

உடல் பருமனை மரணத்துக்குக் காரணமாக காட்டி மிகைப்படுத்துவதால் மக்கள் உடல்நலனை விட்டுவிட்டு வெயிட் வாட்சர்ஸ் போன்ற நிறுவனங்களில் பணம் கட்டி உடலை இளைக்க வைக்க மெனக்கெடுகிறார்கள். இந்தியாவிலும் இதுபோன்று உடலை இளைக்க வைக்க எத்தனை பேர் பணத்தையும் நேரத்தையும் இஷ்டத்துக்குச் செலவு செய்கிறார்கள்? ஒரு போலியான பயத்தை உண்டுபண்ணி எதற்காக அதைவைத்து நம் பணத்தையும் நேரத்தையும் பறிக்கவேண்டும்?

இதனால் சீரியல், ஓட்மீல் மாதிரியான உணவுகள் அதிகம் விற்பனையாகின்றன. எந்த வியாதியும் இல்லாமல், ஆனால் உடல் பருமனுடன்

இருக்கும் சிலர் மருத்துவமனைக்குச் சென்று உடல் பருமனைக் குறைக்க அறுவை சிகிச்சையும் செய்து கொள்கிறார்கள். இன்சூரன்ஸ் நிறுவனங்கள் உடல் பருமனாக இருப்பவர்களிடம் அதிகச் சந்தா தொகையை வசூலிக்கின்றன. மெக்டானல்ட்ஸ், கோகோ கோலா போன்ற நிறுவனங்களும் இதைப் பயன்படுத்தி 'மாட்டிறைச்சி பர்கருக்குப் பதில் சிக்கன் பர்கரைச் சாப்பிடுங்கள், வழக்கமான கோக் வேண்டாம், கலோரி இல்லாத கோக்கைக் குடியுங்கள்' என்று விளம்பரம் செய்து ஆரோக்கிய உணவு என்கிற பெயரில் குப்பை உணவுகளை விற்கின்றன. உடல் எடையைக் குறைக்கும் மருந்துகள் பல்லாயிரம் கோடி டாலர்களைச் சந்தையில் ஈட்டுகின்றன. அமெரிக்காவில் இடி இடித்தால் இந்தியாவில் மழை வரும் எனும் கதையாக அங்கே நடக்கும் இந்தக் கூத்துக்கள் அனைத்தும் இந்தியாவிலும் நடக்கின்றன. உலகெங்கும் இந்த உடல் பருமன் வணிகம் களைகட்டுகிறது.

ஒரு பக்கம் உடல் பருமனை உருவாக்கும் குப்பை உணவுகளை பன்னாட்டு நிறுவனங்கள் கூவிக்கூவி விற்கின்றன. இதனால் உலகெங்கிலும் உள்ள மக்கள் தங்கள் பாரம்பரிய உணவுகளை விட்டுவிட்டு பன்னாட்டு உணவுகளுக்கு மாறுகிறார்கள். மறுபக்கம் இந்த உணவுகளால் ஏற்படும் உடல் பருமனைக் குறைக்க அதே பன்னாட்டு நிறுவனங்கள் 'டயட் கோக் (Diet Coke), சப்வே சாண்ட்விச் (Subway Sandwich)' போன்ற அதே குப்பை உணவுகளின் மறுவடிவங்களையும் விற்பனை செய்கின்றன. ஒரு நிறுவனத்தின் உணவுகளைக் கெடுதல் என்று அறிகிற மக்கள், அதேபோன்ற குப்பை உணவுகளை விற்கும் இன்னொரு நிறுவனத்தை நம்பி ஆரோக்கியம் என்கிற பெயரில் பணத்தை வீண் செய்கிறார்கள். இப்படிக் குப்பை உணவுகளால் வியாதிகள் வந்தபின் அவற்றைக் குணப்படுத்த மருந்துகளை நாடுகிறார்கள்.

இந்தச் சூழலில், கற்பனையான வியாதிகளை புதிதாக உருவாக்கி கல்லா கட்டும் விந்தையை என்னவென்று நொந்துகொள்வது?

இப்படிக் கற்பனையாக கண்டுபிடிக்கப்பட்ட வியாதிகளில் ஒன்று 'உயர் கொலஸ்டிரால்' என்பது. கொலஸ்டிரால் அளவு 200-ஐ தாண்டினால் ஆபத்து, மாரடைப்பு வரும் எனப் பீதியூட்டப்படுவதால் பலரும் அச்சமடைந்து கொலஸ்டிரால் கட்டுப்பாட்டு மருந்துகளை (ஸ்டாடின்) எடுத்துக்கொள்கிறார் கள்.

ஸ்டாடின்கள், பல மருந்து நிறுவனங்களின் கற்பக விருட்சம். இவை கொலஸ்டிரால் அளவைக் குறைக்குமே ஒழிய மரணத்தைத் தடுக்காது. மேலும் இவற்றின் பின்விளைவுகள் ஏராளம். இந்திய ஜனத்தொகையில்

சுமார் 8% பேர் ஸ்டாடின்களை உட்கொண்டுவருவதாக ஆய்வுகள் கூறுகின்றன. இது குறித்து நிகழ்த்தப்பட்ட ஆய்வு ஒன்று '8% இந்தியர்கள் மட்டுமே ஸ்டாடினை உட்கொள்கிறார்கள். இந்த எண்ணிக்கை அதிகரிக்க அரசு நடவடிக்கை எடுக்கவேண்டும்' எனக் கூறுகிறது. (இணைப்பு:<http://www.ncbi.nlm.nih.gov/pubmed/24493771)

ஆனால் Open Journal of Endocrine and Metabolic Diseases எனும் அறிவியல் ஆய்விதழில் கட்டுரை எழுதிய மருத்துவப் பேராசிரியர் களான சுல்தான் மற்றும் ஹைம்ஸ் ஆகியோர் ஸ்டாடின்களைக் குறித்து கீழ்க்கண்டவாறு எழுதுகிறார்கள்:

ஸ்டாடின் விற்பனை சுமார் 200 கோடி டாலர் (சுமார் 12,000 கோடி ரூபாய்). மருத்துவ வரலாற்றில் மிகப்பெரிய கறை, ஸ்டாடின்களே. கோடிக்கணக்கான எண்ணிக்கையில் உள்ள ஆரோக்கியமான மனிதர் களை நோயாளிகளாக்கி, ஊட்டச்சத்துப் பற்றாக்குறையை ஸ்டாடின் மூலம் ஏற்படுத்தியது பன்னாட்டு மருந்து நிறுவனங்களே.

நாம் (மருத்துவர்கள்) மருந்து நிறுவனங்களின் பொய்களில் மயங்கி ஸ்டாடின்களின் பின்விளைவுகளைச் சரியாக ஆராயாமல் விட்டு விட்டோம்.

ஸ்டாடின்களால் நன்மையடைபவர்கள் யார் என்றால், ஏற்கெனவே மாரடைப்பு வந்த நடுத்தர வயது ஆண்கள்தான். வேறு யாருக்கும் ஸ்டாடினால் நன்மை கிடையாது. ஆனால், மாரடைப்பு வந்த நடுத்தர வயது ஆண்களுக்குக்கூட ஸ்டாடின் அளிக்கும் நன்மை என்பது தினம் ஆஸ்பிரின் சாப்பிடுவதை விட குறைவான அளவு நன்மைதான்!

ஸ்டாடின் உட்கொள்பவர்களில் 10,000 பேரில்...

- 307 பேருக்கு கண்புறை (cataract) வரும். ஸ்டாடின் பயன்படுத்துபவர்களுக்கு கண்புறை வரும் வாய்ப்பு 50% அதிகம்.
- 23 பேருக்கு சிறுநீரகம் பழுதடையும்.
- 40 பேருக்குச் சரிசெய்யவே முடியாத அளவு ஈரல் பழுதடையும்.
- பெண்களுக்கு அதிக அளவில் சர்க்கரை வியாதி வர காரணமாக ஸ்டாடின் அமையும்.
- வயதான பெண்கள் ஸ்டாடின் உட்கொண்டால் சர்க்கரை வியாதி வருவதற்கான சாத்தியக்கூறு 9% அதிகம்.
- பார்கின்சன் வியாதி வரும் வாய்ப்பும் ஸ்டாடினால் உண்டு.

● இதயத்தில் உள்ள சுவர்களில் சுண்ணாம்பு (calcium) படிய ஸ்டாடின்கள் காரணமாக உள்ளன. இது மாரடைப்பு வரும் வாய்ப்பை அதிகரிக்கிறது.

இந்த விளைவுகளால் ஸ்டாடின்கள் கொலஸ்டிராலைக் குறைக்கும் மருந்தே தவிர, இதய அடைப்பைத் தடுப்பதில் அவை துளியும் பயனற்றவை என்கிறது இந்த ஆய்வு.

●

மருந்து நிறுவனங்கள் உருவாக்கிய அடுத்தக் கற்பனை வியாதி - மன அழுத்தம். உலகில் மன அழுத்தம் அனைவருக்கும் வருவதுண்டு. ஆனால், இதையே ஒரு வணிகமாக்கி கோடிகளில் சம்பாதிக்கின்றன நிறுவனங்கள். மன அழுத்தத்தைக் குறைக்கும் மாத்திரைகளின் விற்பனை, உலக மருந்து விற்பனையில் முதல் பத்து இடங்களில் உள்ளது. ஏதோ தாங்க இயலாத சோகத்தைப் போக்க இந்த மருந்துகள் பரிந்துரைக்கப்படுகின்றன என்று மட்டும் எண்ணவேண்டாம். சோகத்துக்கு மட்டுமல்ல, மாதவிலக்கு சமயங்களில் உண்டாகும் எரிச்சல், விவாகரத்து, பணிச்சுமையால் உண்டாகும் மன அழுத்தம் போன்றவற்றுக்கும் இந்த மருந்துகள் பரிந்துரை செய்யப்படுகின்றன.

சோகமோ, மன அழுத்தமோ ஏற்பட்டால் முன்பு நண்பர்கள், குடும்பம், தியானம், கோயில் என்று பலவழிகளில் அதைச் சரிசெய்யமுடியும். ஆனால், இன்று எல்லாவற்றுக்கும் மருந்தே தீர்வாக எடுத்துச் சொல்லப்படுகிறது. இதற்கு ஏராளமான பின்விளைவுகள் உண்டு.

உடல் பருமன், மன அழுத்தம் போன்றவற்றையெல்லாம் தூக்கிச் சாப்பிடும் இன்னொரு பிரச்னை, பாலியல் சார்ந்த பிரச்னைகள். ஆண்குறி எழுச்சியின்மை (erectile dysfunction) வியாதியும் மருந்து நிறுவனங்களின் கற்பக விருட்சம். வயகராவின் கதையையும் அதன் விற்பனை குறித்தும் நாம் அறிவோம். இந்த வியாதியாவது 40, 50 வயதில் ஆண்களுக்கு வரக்கூடிய ஒரு பிரச்னை. ஆனால் மானுட வரலாற்றில் இல்லாத புதுமையாக, பெண் பாலியல் ஆர்வமின்மை (female sexual dysfunction) எனும் வியாதியைக் கண்டுபிடித்துள்ளன மருந்து நிறுவனங்கள்.

பெண்களுக்குப் பொதுவாக கர்ப்பம், வயது முதிர்தல், மன அழுத்தம், பணிச்சுமை, ஹார்மோன் சமநிலை தவறுதல் போன்ற காரணங்களால் பாலியலில் ஈடுபாடு இல்லாமல் போக வாய்ப்புண்டு. இதைப் பயன்படுத்தி சந்தையில் இதற்கும் மாத்திரைகள் வந்துவிட்டன. மூன்றில் ஒரு பெண் இவ்வியாதியால் பாதிக்கப்படுவதாக மருந்து நிறுவனங்களால் நடத்தப்படும் ஆய்வுகள் கூறுகின்றன.

பொதுவாக மனிதனைத் தவிர பிற உயிரினங்கள் ஆண்டு முழுக்க உறவு கொள்ளாமல் சில மாதங்களே உறவில் ஈடுபடும். மனிதனால் ஆண்டு முழுவதும் உறவுகொள்ள முடியும் என்றாலும் இயற்கையாகச் சிலசமயம் அவனது பாலியல் உணர்வுகள் தூண்டப்பட்டும், சில சமயம் குறைந்தும் காணப்படும். 45 வயதுக்கு பிறகு ஆண்களின் டெஸ்டெஸ்ட்ரோன் (testosterone) ஹார்மோன் சுரப்பு குறைவதால் ஆண்குறி எழுச்சியின்மை, பாலியல் ஈடுபாடு குறைதல் போன்றவை ஏற்படுவது வழக்கம். ஆனால் எந்த வயதிலும், எந்தச் சமயத்திலும் விருப்பம் உண்டாகும்போது உறவுகொள்ள முடியாவிட்டால் அது நிச்சயம் வியாதிதான் என்கிற கண்ணோட்டம் இந்த நிறுவனங்களால் பரப்பப்பட்டுவிட்டது. மக்களும் அதற்காக மாத்திரைகளை வாங்கி உட்கொள்ளத் தொடங்கிவிட்டார்கள். தமிழ்நாட்டின் பத்திரிகை களில்தான் இதுதொடர்பாக எத்தனை விளம்பரங்கள்!

உணவு, மருத்துவம், ஆரோக்கியம், உடற்பயிற்சி என அனைத்துமே பன்னாட்டு நிறுவனங்களின் கட்டுப்பாட்டுக்கு வந்துவிட்ட காலகட்டம் இது. எதை நம்புவது, யாரை நம்புவது என மக்கள் கடும் குழப்பத்தில் உள்ளதால்தான் மாயவலைகளில் சிக்கிக்கொண்டு பல லட்சம் ரூபாய்களை இழக்கிறார்கள். பேலியோ டயட்டை முன்னிறுத்தும் ஆரோக்கியம் - நல்வாழ்வுக் குழுவில் இதுபோல எடையைக் குறைக்க பன்னாட்டு நிறுவனத்திடம் ஒரு நண்பர் ரூ. 3 லட்சம் கட்டி ஏமாந்த கதை தெரியவந்து அனைவரும் அதிர்ச்சி அடைந்தோம். அந்த நிறுவனம், காலை உணவாக ஒரு புரோட்டீன் பவுடரைக் கொடுத்துள்ளது. அதை நீரில் கரைத்துக் குடிக்கவேண்டும். புரோட்டீன் உணவு எடுத்துக்கொண்டபோது எடை 10 கிலோ இறங்கியது. ஆனால் அதை நிறுத்தினால் மீண்டும் எடை ஏறியது. ஆயுளுக்கும் அந்த புரோட்டீன் பவுடரையே எடுத்துக்கொண்டு எத்தனை லட்சம் செலவு செய்வது என்று யோசித்து அதிலிருந்து விலகினார் நண்பர். பிறகு பேலியோ டயட்டைப் பின்பற்றி இப்போது நல்ல உடல்நலத்துடன் உள்ளார். அதுபோன்ற நிறுவனங்களின் கைப்பிடிக்குள் சிக்கிக்கொண்டு ஏமாறுபவர்களை நினைத்தால் மிகவும் வருத்தமாக உள்ளது.

9

உணவு அரசியலால் அழிக்கப்பட்ட பாரம்பரிய உணவுகள்: தேங்காய், நெய்

தேங்காய் இதயநலனுக்குக் கெடுதலானதா? இந்தக் கேள்வி எல்லோரிடமும் உள்ளது.

கேரள மக்கள் தங்களுடைய எல்லா வகை உணவுகளிலும் தேங்காய் எண்ணெயைத்தான் பயன்படுத்துகிறார்கள். இதயநோய் வருவதாக இருந்தால், உலகிலேயே முதலில் அவர்களுக்குத்தான் வந்திருக்க வேண்டும், இல்லையா? ஆனால், இதயநோயால் பாதிக்கப்படுபவர்கள் மற்ற மாநிலத்தைவிட, கேரளத்தில் அதிகமாக இல்லை என்றுதானே ஆய்வுகள் சொல்கின்றன?

தேங்காய் எண்ணெயைப் போன்று இதயத்துக்கு நலம் அளிக்கும் எண்ணெய் வேறு எதுவும் இல்லை என்பதே உண்மை!

நியூசிலாந்து, டோக்லு தீவுகள் (Tokelau Islands) மற்றும் பப்புவா நியூகினியா தீவுகளில் (Papua New Guinea) வாழும் மக்களை ஆராய்ந்தபோது அவர்கள் அனைவரும் தேங்காயையும், தேங்காய் எண்ணெயையும் அதிக அளவில் உட்கொள்வது கண்டறியப்பட்டது. ஆனால் அவர்களில் யாரும் குண்டோதரர்களாக இருக்கவில்லை. தேங்காய் மற்றும் அதன் எண்ணெயைச் சாப்பிட்டதால் ஒல்லியான தேகத்துடன் இருந்தார்கள். அவர்களின் இதயம் மிக வலுவுடனும் ஆரோக்கியத்துடனும் இருப்பது ஆய்வில் தெரியவந்தது.

அறிவியல் உலகம் செய்த மிகப்பெரிய தவறு - உலகின் மிக ஆரோக்கியமான உணவுகள் சிலவற்றை உடல்நலனுக்குக் கேடானது என ஒதுக்கியது.

இப்படி ஒதுக்கப்பட்ட உணவுகளில் ஒன்று, தேங்காய். தென்னை மரத்தில் விளையும் அமுதான தேங்காய், உடல்நலனுக்குத் தீங்கானது என விஞ்ஞானிகள் கூறவும், மக்கள் பயந்துகொண்டு தேங்காயைப் புறக்கணிக்க ஆரம்பித்தார்கள். இதய நோயாளிகள் தேங்காய் எண்ணெய் என்ற பெயரைக் கேட்டாலே அதிர்ச்சி அடைவார்கள். அப்பேர்ப்பட்ட வில்லனின் நிலையில் தேங்காய் எண்ணெய் இருக்க காரணம், அதில் உள்ள நிறைவுற்ற கொழுப்பே (Saturated fatty acids).

தேங்காய் எண்ணெயில் நிறைவுற்ற கொழுப்பு இருப்பது உண்மை. ஆனால் நிறைவுற்ற கொழுப்பு, தேங்காய் - முட்டை போன்ற இயற்கை உணவுகளில் இருக்கும்போது இதயநலனுக்குக் கேடு விளைவிப்ப தில்லை. தேங்காய் எண்ணெயில், தாய்ப்பாலில் உள்ள நோய் எதிர்ப்புத் தன்மைகொண்ட லாரிக் அமிலம் (Lauric Acid) என்கிற நிறைவுற்ற கொழுப்பு வகை உள்ளது. மனிதனுக்குக் கிடைக்கக் கூடிய உணவுப் பொருள்களில் தேங்காய் எண்ணெயிலும் தாய்ப்பாலிலும் மட்டுமே லாரிக் அமிலம் உள்ளது. பாலூட்டும் தாய்மார்கள் தேங்காய் எண்ணையை உட்கொண்டால் அவர்களின் தாய்ப்பாலில் லாரிக் அமிலம் மூன்று மடங்கு அதிகமாகச் சுரப்பதாக ஆய்வுகள் கூறுகின்றன. லாரிக் அமிலம் பாக்டீரியா, வைரஸ் போன்ற பல நோய்த்தொற்றுகளில் இருந்து நம்மைப் பாதுகாக்கிறது.

தேங்காய் எண்ணெயில் உள்ள நிறைவுற்ற கொழுப்பு, இதயத்துக்கு நல்லது என பல ஆய்வுகள் நிரூபித்துள்ளன. தேங்காய் எண்ணெயில் உள்ள கொழுப்பு, மீடியம் செயின் ட்ரைக்ளிசரைட் (Medium chain Triglycerides) என்ற வகையைச் சார்ந்தது. இது இதயத்துக்கு மிக நல்லது.

(கொழுப்புகளில் ஏராளமான வகைகள் உண்டு. நிறைவுற்ற கொழுப்புகளை லாங் செயின், மீடியம் செயின், ஷார்ட் செயின் என மூன்றுவகையாகப் பிரிப்பார்கள். அதிலும் சில பிரிவுகள் உண்டு. பால்மிடிக் அமிலம், லாரிக் அமிலம், மிஸ்டிக் அமிலம் என்று. தேங்காய் எண்ணெய் - மீடியம் செயின் மற்றும் லாரிக் அமிலம் நிரம்பிய நிறைவுற்ற கொழுப்பு வகையைச் சார்ந்தது.)

தைராய்டு சுரப்பிகளை வலுவாக்கும் சக்தி தேங்காய் எண்ணெய்க்கு உண்டு. உடலின் ஒட்டுமொத்த கலோரி எரிப்புத்திறனை (Metabolism) இது அதிகரிக்கிறது. தேங்காய் எண்ணெயில் உள்ள கொழுப்பு, உடலில்

கொழுப்பாகச் சேர்வது இல்லை. அதை உடல் உடனே எரித்து விடுகிறது.

குளிர்ப் பகுதிகளில் இருப்பவர்கள் உலர்ந்த சருமம் (Dry skin) என்கிற சிக்கலில் அவதிப்படுவார்கள். இதற்குக் கண்ட தைலங்களைப் பூசுவதை விடவும் தேங்காய் எண்ணெயைத் தடவி வந்தாலே போதும்.

ஹைட்ரஜனேற்றம்

1940 - ல் தேங்காய் எண்ணெயை உணவில் சேர்த்துக்கொண்டால் குண்டாகிவிடுவோம் என்கிற பிரச்சாரம் தொடங்கியது. இதை அமெரிக்க விவசாயிகள் பலமாக நம்பினார்கள். இறைச்சிக்காக வளர்த்துவந்த மாடுகளுக்கு அவை குண்டாவதற்காக தேங்காய் எண்ணெயை அளித்தார்கள். ஆனால் விளைவுகள் நேர்மாறாக இருந்தன. மாடுகள் குண்டாவதற்குப் பதிலாக இளைத்தன. மட்டு மின்றி அவற்றுக்குப் பசியும் எடுத்து, நல்ல சுறுசுறுப்பாகவும் இருந்தன!

தேங்காய் எண்ணெய் நல்லதுதான். ஆனால் கடைகளில் விற்கப்படும் தேங்காய் எண்ணெய் நல்லதல்ல. அது ஹைட்ரஜனேற்றம் (Hydrogenation) செய்யப்பட்டது. எண்ணெய் நீண்டநாள் கெடாமல் இருக்கவேண்டும் என்பதற்காக அதை ஹைட்ரஜனேற்றம் செய்கிறார்கள். ஹைட்ரஜனேற்றம் என்றால் என்ன?

கொழுப்பில் மூன்றுவகை உண்டு. பாலி கொழுப்பு (Polyunsaturated fats), மோனோ கொழுப்பு (Monosaturated fats) மற்றும் நிறைவுற்ற கொழுப்பு (saturated fats).

வெண்ணெய், நெய், ஆலிவ் ஆயில், கனோலா ஆயில், நல்லெண்ணெய், கடலை எண்ணெய் போன்றவற்றில் இந்த மூன்றுவகை கொழுப்புகளும் உண்டு.

வெண்ணெயில் இந்த மூன்று வகை கொழுப்புகளும் இருந்தாலும் அதில் நிறைவுற்ற கொழுப்பே அதிகமான அளவில் உள்ளது. எனவே சமையலின்போது அது உயர்வெப்பத்தை எளிதில் தாங்குகிறது. ஒரு எண்ணெயில் எந்தளவுக்கு நிறைவுற்ற கொழுப்பு அதிகமாக உள்ளதோ, அந்தளவுக்கு அது சூட்டைத் தாங்கும் வலிமை கொண்டதாக இருக்கும்.

பாலி வகை கொழுப்பு, உயர்வெப்பத்தைத் தாங்காது. அதனால் வேதிவினை மூலம் பாலி கொழுப்புகளில் ஒரு ஹைட்ரஜன் அணுவைப் புகுத்தி அதன் தன்மையை மாற்றி, மாறுதல் அடையும் கொழுப்பு (Trans fat) எனும் வகை கொழுப்பாக மாற்றிவிடுகிறார்கள். இதனால்தான்

சூரியகாந்தி எண்ணெய், கடலை எண்ணெய் போன்றவை சமையலின் போது உயர்வெப்பத்தைத் தாங்கும் தன்மை கொண்டவையாக மாறுகின்றன. ஆனால் இந்த டிரான்ஸ் ஃபேட் இதயநலனுக்கு மிகவும் தீங்கானது, மாரடைப்பை வரவழைப்பது.

இப்படி ஹைட்ரஜனேற்றம் செய்வதனால் தேங்காய் எண்ணெயில் மாறுதல் அடையும் கொழுப்பு (Trans fat) எனப்படும் செயற்கைக் கொழுப்புகள் சேர்கின்றன. இது உடலுக்குக் கெடுதலை ஏற்படுத்தும். இதனை வைத்து நடந்த ஆய்வுகளால்தான் தேங்காய் எண்ணெயின் பெயர் கெட்டுப்போய்விட்டது.

எனில் நல்ல தேங்காய் எண்ணெய் எது?

பாரம்பரியமான முறையில் செக்கில் ஆட்டி இயற்கையாகக் கிடைக்கும் தேங்காய் எண்ணெய்தான் உடல்நலனுக்கு உகந்தது. மற்றபடி, ஹைட்ரஜனேற்றம் செய்யப்பட்ட தேங்காய் எண்ணெய்களை வாங்கி உடல்நலனைக் கெடுத்துக்கொள்ள வேண்டாம்.

தேங்காய்க்கு அடுத்ததாக மக்களை அச்சமூட்டும் இன்னொரு உணவுப்பொருள் - நெய்.

முன்பெல்லாம் சமையல் எண்ணெயாக நெய்யே பயன்படுத்தப் பட்டது. 'பாற்சோறு மூட நெய் பெய்து முழங்கை வழிவார' என்கிறது பிரபந்தம். அதாவது பால்சோறே தெரியாதபடி நெய்யை மேலே ஊற்றி அதை உண்கையில் அந்த நெய்யானது முழங்கை வரை வழியுமாம். இப்படி நெய்யும், பாலுமாக உண்டு வந்த மக்களிடம் நெய்யும், வெண்ணெயும் மோசம், அதில் கொலஸ்டிரால் இருக்கிறது என்று கூறினால் குழப்பம்தானே அடைவார்கள்? இந்தப் பீதியினால் நெய், வெண்ணெய்க்குப் பதிலாக கனோலா, சூரியகாந்தி எண்ணெய், நிலக்கடலை எண்ணெய் போன்றவற்றை மக்கள் பயன்படுத்தத் தொடங்கிவிட்டார்கள்.

நெய்க்கு எதிரான பன்னாட்டு நிறுவனங்களின் இந்த யுத்தம் எப்போது தொடங்கியது? அமெரிக்காவில், விளக்கு எரிக்க மட்டுமே பயன்பட்டு வந்த பருத்தி விதை எண்ணெய் (Cottonseed oil), பிறகு மின்சார விளக்குகள் பயன்பாட்டுக்கு வந்ததால் உபயோகமில்லாமல் போனது.

மீதமுள்ள எண்ணெயை என்ன செய்வது எனப் புரியாமல் நிறுவனங்கள் திகைத்தன. அந்தச் சூழலில் பிராக்டர் அண்ட் காம்பிள் (Procter and Gamble) நிறுவனத்தில் ஒரு விஞ்ஞானி பருத்தி விதை எண்ணெயைச் சமையலுக்கு பயன்படுத்தலாம் என்று புதிய ஆலோசனையைச் சொன்னார். ஆனால் உயர்வெப்பத்தைத் தாங்கும் சக்தி பருத்தி விதை

எண்ணெய்க்கு இல்லை. வாணலியில் எண்ணெய் ஊற்றி அதை உயர்வெப்பத்தில் கொதிக்க வைக்கும்போது அது எரிந்து புகை மண்டலத்தைப் பரப்பியது. ஆனால், இதைச் சரிகட்டத்தான் ஹைட்ரஜனேற்றம் என்கிற வழிமுறை இருக்கிறதே! பருத்தி விதை எண்ணெய் வேதிவினைக்கு உட்படுத்தப்பட்டது. எண்ணெயின் கொழுப்பில் ஒரு ஹைட்ரஜன் அணுவைச் செயற்கையாக உள்ளே நுழைத்தார்கள். இதனால் அந்த எண்ணெய்களின் கொழுப்புகள் திரிந்து டிரான்ஸ் ஃபேட் எனும் வகை கொழுப்பாக மாறின. அதன்பின் இந்த எண்ணெய் தாராளமாக சூடு தாங்கியது. சமையலுக்கும் ஏற்றதாக மாறியது.

இதன்பின் அமெரிக்காவில் பாரம்பரிய சமையல் எண்ணெயாகப் பயன்பட்டு வந்த பன்றிக்கொழுப்பு, மாட்டுக்கொழுப்பு, வெண்ணெய், நெய்க்குப் பதிலாக பருத்தி விதை எண்ணெய் சந்தைப்படுத்தப்பட்டது. நெய்யை விட விலை மிகக் குறைவாக இருந்ததாலும், கவர்ச்சிகரமான விளம்பரங்கள் செய்யப்பட்டதாலும் மக்கள் அதை அதிக அளவில் வாங்கத் தொடங்கினார்கள். இதன்பின் கனோலா, சூரியகாந்தி எண்ணெய் போன்றவையும் இதேபோல சந்தைப்படுத்தப்பட்டன.

இந்தச் சூழலில் 1960-களில் கொலஸ்டிரால் பீதி எழுந்ததும் நெய்யின் விற்பனை முழுக்கச் சரிந்தது. பன்னாட்டு நிறுவனங்கள் நெய்க்குப் பதிலாக டால்டா, வனஸ்பதி, பாமாயில் போன்ற எண்ணெய்களை அறிமுகப்படுத்தின.

ஆசிய நாடுகள் எங்கும் மலேசிய பாமாயில் அறிமுகமானது. பாமாயில் உடல்நலனுக்கு நல்லது என்றாலும் அதையும் ஹைட்ரஜனேற்றம் செய்து விற்றதால் அதுவும் உடல்நலனுக்குக் கெடுதலானதாக மாறியது. சீனா, ஜப்பான் போன்ற நாடுகளில் விளைந்த சோயாபீன்ஸில் புரதம் இருந்ததால் மாடுகளுக்கு அதை உணவாக கொடுக்கலாம் என்கிற எண்ணத்தில் அமெரிக்காவிலும் சோயாபீனை அதிக அளவில் பயிரிடத் தொடங்கினார்கள். சோயாபீனில் இருந்து எடுக்கப்பட்ட சோயா எண்ணெயும் சந்தையில் விற்பனைக்கு வந்தது.

இந்தியாவில் 70, 80களில் சோயாபீன்ஸ் பிரபலமானது. சோயாபீனி லிருந்து எண்ணெயைப் பிழிந்து எடுத்தால் புரதம் நிரம்பிய எண்ணெய் புண்ணாக்கு கிடைக்கும். இதில் புரதம் ஏராளமாக இருந்ததால் மாடுகளுக்கு உணவாக இதைப் பயன்படுத்தினார்கள். இந்தச் சூழலில் 'இதை மனிதர்களுக்கு விற்றால் என்ன?' என யோசித்து மீல்மேக்கர் எனும் பெயரில் சோயா சந்தைக்கு வந்தது. அதன்பின் சோயா பால் (Soy milk), டோஃபு (Tofu), டெம்ஃபே (Tempeh), சோயா பனீர் போன்ற பல சோயா அடிப்படையிலான பொருள்கள் சந்தைப்படுத்தப்பட்டன.

முழுக்க முழுக்க விலை மலிவான, மாடுகளுக்கு உணவாகப் பயன்படும் தாவரங்களில் இருந்து எடுக்கப்படும் எண்ணெய்களும், புண்ணாக்கும் ஆரோக்கிய உணவு என மக்களின் தலையில் கட்டப்பட்டன. இதன் விளைவாக, பாரம்பரிய எண்ணெய்கள், நெய், வெண்ணெய் போன்றவற்றின் விற்பனை குறைந்தது. உண்மையில் நெய், வெண்ணெய்க்கு அருகில் கூட இன்று நாம் சமையலுக்குப் பயன்படுத்தும் எண்ணெய்கள் வரமுடியாது என்பதே உண்மை.

சுவை என எடுத்துக்கொண்டாலும் நெய்க்கு நிகரான ஒரு சுவையை வேறு எந்த சமையல் எண்ணெயினாலும் அளிக்கமுடியுமா? எந்த வேதிவினையும், ஹைட்ரஜனேற்றம் போன்றவையும் இல்லாமலேயே நெய் உயர்வெப்பத்தைத் தாங்கும் சக்தியும் கொண்டது. இப்படி ஆரோக்கியம், சுவை என எதை எடுத்துக்கொண்டாலும் நெய்யே முன்னிலை வகிக்கும். பேலியோ டயட்டைப் பின்பற்றும் பலரும் சமையல் எண்ணெயாக நெய்யைப் பயன்படுத்தி அதன் முழுபலனை அனுபவித்து வருகிறார்கள்.

100 கிராம் நெய்யில் (அல்லது வெண்ணெயில்) உள்ள சத்துக்கள்: 50% வைட்டமின் ஏ, 14% வைட்டமின் டி, 12% வைட்டமின் ஈ, 9% வைட்டமின் கே2 மற்றும் சிறிதளவு போலிக் அமிலக், வைட்டமின் பி12 போன்றவை உள்ளன.

வெண்ணெயில் உள்ள வைட்டமின் ஏ மனித உடலால் எளிதில் ஜீரணிக்கப்படும் ரெடினால் எனப்படும் வகை வைட்டமின் ஏ ஆகும். அதில் உள்ள கே2 எனும் வைட்டமின் பற்கள், எலும்பு நலனுக்கு மிக உகந்தது என விஞ்ஞானிகள் கண்டறிந்துள்ளார்கள். கே2 வைட்டமினும், ரெடினால் வடிவிலுள்ள வைட்டமின் ஏ-வும் சைவர்களுக்குக் கிடைப்பது மிக கடினம் (அசைவ உணவுகளில் மட்டுமே அது உள்ளது). எனில் வெண்ணெய் எத்தனை ஆரோக்கியமான உணவு!

இதில் உள்ள பலன்களை அடுக்கலாம்.

உடல், கொலஸ்டிராலைக் கொண்டு மேற்கொள்ளும் பணிகளுக்குத் (ஹார்மோன்களைத் தயாரிப்பது, உடலில் செல்களைப் பாதுகாப்பது) தேவையான லெசிதின் எனும் மூலப்பொருள் வெண்ணெயில் உள்ளது. வெண்ணெயில் உள்ள ஆண்டிஆக்சிடண்டுகள் மாரடைப்பைத் தடுக்கும் சக்தி கொண்டவை. இதில் உள்ள உறைகொழுப்பானது புற்றுநோய்க்கு எதிராகப் போரிடும் தன்மை கொண்டது. மற்றும் வெண்ணெயில் உள்ள லினோலிக் அமிலம் (Linoleic acid) நம் நோய் எதிர்ப்பு சக்தியை வலுப்படுத்தும் ஆற்றல் கொண்டது.

கால்சியத்தை விடவும் கே2, வைட்டமின் டி, மக்னிசியம் எனும் மும்மூர்த்திகளும் பற்கள் மற்றும் எலும்புகளின் நலனுக்கு முக்கியம் என்பது தற்போது கண்டறியப்பட்டுள்ளது. முடக்குவாதம் போன்ற நோய்கள் வராமல் தடுக்கவும் கே 2, மக்னிசியம், வைட்டமின் டி ஆகியவை உதவும். ஆக, இத்தனை முக்கியமான கே2 வைட்டமின் சைவர்களுக்கு கிடைக்க பாலும், வெண்ணெயுமே உதவுகின்றன

ஆனால் வெண்ணெய் உடல்நலனுக்குக் கெடுதல் என விஞ்ஞானிகள் ஏன் கூறுகிறார்கள்?

வெண்ணெய் உண்பதால் உடலில் உள்ள எல்டிஎல் (LDL) எனும் கெட்ட கொலஸ்டிராலின் அளவுகள் அதிகரிக்கும். மொத்த கொலஸ்டிரால் (Total Cholesterol) அளவும் அதிகரிக்கும். எனவே வெண்ணெய், நெய் ஆகியவை உடலுக்கு ஆபத்தானது என விஞ்ஞானிகள் கருதினார்கள்.

ஆனால் வெண்ணெய், எல்டிஎல் கொலஸ்டிராலின் அளவை (LDL particle size) அதிகரிப்பதால்தான் எல்டிஎல் அதிகமாகிறது என்பதை விஞ்ஞானிகள் தற்போது கண்டுபிடித்துள்ளார்கள். எல்டிஎல்-லில் இருவகை உண்டு - Small particle LDL மற்றும் Large particle LDL. இதில் சிறியவகை எல்டிஎல் (Small particle LDL) தான் ஆபத்தானது. அதுதான் நம் இதயநாளங்களில் ஒட்டிக்கொண்டு மாரடைப்பை வரவழைக்கும் தன்மை கொண்டது. பெரியவகை எல்டிஎல் (Large particle LDL) நம் இதயநாளங்களில் ஒட்டுவதில்லை. இதனால் எல்டிஎல் அளவுகள் அதிகரித்தாலும் நமக்குக் கெடுதல் எதுவும் கிடையாது. வெண்ணெய், நெய் போன்றவை நம் சிறியவகை எல்டிஎல்லை பெரியவகை எல்டிஎல்லாக மாற்றுகிறது. இதனால் எல்டிஎல் அதிகரித்தாலும் அதனால் நமக்குப் பிரச்னைகள் ஏற்படாது. அதேசமயம் வெண்ணெய், நெய் போன்றவை நல்ல கொலஸ்டிராலான எச்டிஎல்-யும் சேர்த்தே அதிகரிக்கிறது. பிறகு என்ன?

●

பாதாமும் கொழுப்பு நிரம்பிய இன்னொரு உணவு. இதைக்கண்டு பலரும் பயப்படுவதைக் காணலாம். தினமும் ஏழு பாதாம் மட்டுமே சாப்பிடவேண்டும் என்று சொல்பவர்களும் உண்டு. ஆனால் உண்மை என்ன?

பாதாம் உடல்நலனுக்கு மிக உகந்த சைவ உணவு.

சைவ பேலியோவில் தினமும் 100 பாதாம்கள் உண்ண பரிந்துரைக்கப் படுகிறது. பாதாமில் உள்ள வைட்டமின் ஈ ஒரு ஆண்டிஆக்சிடண்டாகச் செயல்படும் தன்மை கொண்டது. தலைமயிர் உதிர்வதைத் தடுக்கும்

தன்மையும் கொண்டது. பாதாமில் ஏராளமான மக்னிசியம் காணபடுகிறது. இது நம் பற்கள், எலும்புகளின் நலனுக்கு உகந்தது.

பாதாம் பற்றி அறிவியல் ஆய்வுகள் என்ன கூறுகின்றன?

பிரிட்டிஷ் ஜர்னல் ஆஃப் நியுட்ரிஷனில் மருத்துவர் கெல்லி தலைமையில் நடந்த ஆய்வு ஒன்று 2006ம் ஆண்டு வெளியிடப்பட்டது. அதில், வாரம் நான்குமுறை பாதாம், வால்நட் போன்ற கொட்டைகளை உண்பவர்களுக்கு மாரடைப்பு வரும் அபாயம் 37% குறைவதாக அந்த ஆய்வு சொல்கிறது. (இணைப்பு: www.ncbi.nlm.nih.gov/pubmed/ 17125535)

பேலியோ டயட் என்பது உடல்நலனுக்கு உகந்த தேங்காய், வெண்ணெய், நெய், பாதாம், பனீர் போன்ற ஆரோக்கியமான உணவுகளின் அடிப்படையில் அமைந்தது. எனவே எவ்வித அச்சமும், தயக்கமும் இன்றி பேலியோ டயட்டைப் பின்பற்றலாம்.

10

எதைச் சாப்பிடலாம்?
எதைத் தவிர்க்கலாம்?

பேலியோ டயட் தொடர்புடைய வரலாறு மற்றும் அதன் அடிப்படை விவரங்களை இதுவரை பார்த்தோம். இப்போது பேலியோ உணவு முறையில் பின்பற்றவேண்டிய விதிமுறைகளைப் பார்த்துவிடலாம்.

பேலியோ டயட்டில் அசைவ பேலியோ, சைவ பேலியோ என இருவகை உண்டு. சைவ பேலியோ முறை, தமிழில் உள்ள 'ஆரோக்கியம் - நல்வாழ்வு' எனும் பேலியோ டயட் ஃபேஸ்புக் குழுமத்தால் பிரத்தியேகமாக உருவாக்கப்பட்டது

சரி, அசைவ பேலியோ டயட்டில் என்னென்ன சாப்பிடலாம்?

காலை உணவு: 100 பாதாம் கொட்டைகள். பாதாமை வாணலியில் வறுத்து அல்லது நீரில் 12 மணிநேரம் ஊறவிட்டு தோலுடன் உண்பது சிறந்தது. பாதாம் விலை அதிகம் எனக் கருதுபவர்கள் காலை உணவாக 'திபெத்திய பட்டர் டீ' உட்கொள்ளலாம். *(அதன் செய்முறை விளக்கம் கீழே கொடுக்கப்பட்டுள்ளது.)*

மதிய உணவு: 4 முட்டைகள். முட்டையை மஞ்சள் கருவுடன் உண்ணவேண்டும். ஆம்லெட், ஆஃப்பாயில் என எப்படி வேண்டுமானாலும் சமைத்து உண்ணலாம். முட்டையுடன் உப்பு, வெங்காயம், தக்காளி போன்றவற்றைச் சேர்க்கலாம்.

மாலைச் சிற்றுண்டி: 1 கோப்பை பால் அருந்த வேண்டும். உடன் கால் கிலோ அளவிலான பேலியோ காய்கறிகளைச் சேர்க்கவேண்டும். காய்கறிகளை சாலட் ஆகவும், வாணலியில் நெய் விட்டு வதக்கி எடுத்தும் உண்ணலாம்.

இரவு உணவு: இறைச்சி எடுத்துக் கொள்ளலாம். இறைச்சியில் ஆட்டுக்கறி, மாட்டுக்கறி, பன்றி இறைச்சி, மீன், தோலுடன் உள்ள கோழி, வாத்து போன்ற இறைச்சிகளைப் பசி அடங்கும்வரை கணக்கு பார்க்காமல் உண்ணலாம்.

தவிர்க்கவேண்டிய இறைச்சி வகைகள்:

கொழுப்பு அகற்றப்பட்ட இறைச்சி வகைகள் தவிர்க்கப்பட வேண்டியவை. (உதா: தோல் அகற்றப்பட்ட கோழி, மற்றும் தோல் அகற்றப்பட்ட மீன்). துரித உணவகங்களில் கிடைக்கும் எண்ணெயில் பொறிக்கப்பட்ட, ரசாயனங்கள் சேர்க்கப்பட்ட இறைச்சி உணவுகளைத் தவிர்க்கவேண்டும்.

கருவாடு (மிதமான அளவுகளில் உண்ணலாம். தினமும் வேண்டாம்).

முட்டையின் வெள்ளைக் கருவை மட்டும் உண்பது தவிர்க்கப்படவேண்டும். மஞ்சள் கருவுடன் சேர்த்த முழு முட்டையே உண்ணவேண்டும்.

எண்ணெயில் பொறிக்கப்பட்ட இறைச்சியைத் தவிர்க்கவேண்டும்.

சைவர்களுக்கான பேலியோ டயட்:

காலை - மதிய உணவுகளும், மாலைச் சிற்றுண்டியும் அசைவ டயட்டில் இருப்பதுபோல பாதாம், முட்டை போன்றவற்றை இதிலும் எடுத்துக்கொள்ளலாம். இரவு உணவாக இறைச்சிக்குப் பதிலாக பனீர் மஞ்சூரியன், பனீர் டிக்கா, பனீர் பட்டர் மசாலா போன்றவற்றைச் சேர்த்துக் கொள்ளலாம். இதையும் அளவு பாராது பசி அடங்கும் வரை உண்ணலாம்.

பேலியோவில் தவிர்க்கவேண்டியவை:

உருளைக்கிழங்கு, பீன்ஸ் (அனைத்து வகைகளும்), சுண்டல், பச்சைப் பட்டாணி - பருப்புவகைகள் அனைத்தும். பயறுவகைகள் அனைத்தும். நிலக்கடலை, சோயா, டோஃபு (சோயா பாலில் இருந்து தயாரிக்கப் படும் பால்கட்டி), மீல்மேக்கர், அவரைக்காய், மரவள்ளி, சர்க்கரை வள்ளி, பனங்கிழங்கு, பலாக்காய், வாழைக்காய், பழங்கள் அனைத்தும் (அவகாடோ எனப்படும் வெண்ணெய்ப்பழம் தவிர்த்து).

என்ன, இதெல்லாம் தினமும் அல்லது அடிக்கடி உண்ணும் உணவுகள், இதை எப்படித் தவிர்ப்பது என்று யோசிக்கிறீர்களா? உடல் நலனா அல்லது நம் விருப்பமா இரண்டில் எது முக்கியம் என முடிவெடுத்துக்கொள்ளுங்கள்.

பேலியோவில் உண்ணக் கூடியவை:

காலிஃபிளவர், பிராக்களி (Broccoli), முட்டைகோஸ், பாகற்காய், காரட், பீட்ரூட், தக்காளி, வெங்காயம், வெண்டைக்காய், கத்திரிக்காய், சுண்டைக்காய், வாழைத்தண்டு, அனைத்துவகைக் கீரைகள், முருங்கை, ஆஸ்பாரகஸ் (Asparagus, அமெரிக்கர்களுக்கு மிகவும் பிடித்த காய்கறி வகை. குச்சி போன்று இருக்கும்.), ருபார்ப் (Rhubarb, இளவேல் சீனி), ஆலிவ், செலரி (செலரிக்கீரை), வெள்ளரி, குடைமிளகாய், பச்சை, சிகப்பு மிளகாய், பூசணி, காளான், தேங்காய், எலுமிச்சை, பூண்டு, இஞ்சி, கொத்தமல்லி, மஞ்சள் கிழங்கு, அவகாடோ (Avocado), புடலங்காய். இந்த டயட்டில் அரிசி, பருப்பு, கோதுமை, சிறுதானியம் போன்ற அனைத்தும் தவிர்க்கப்பட வேண்டும். பேக்கரிகளில், உணவகங்களில் விற்கப்படும் உணவுகள், முறுக்கு, சீடை போன்ற பலகாரங்கள், இனிப்பு வகைகள் மற்றும் இதர குப்பை உணவுகள் என இவை அனைத்தையும் அறவே தவிர்க்கவேண்டும். மூன்று வேளையும் வீட்டில் சமைத்த உணவை உண்பதே நலம்.

சமையல் எண்ணெயாக நெய், வெண்ணெய், செக்கில் ஆட்டிய தேங்காய் எண்ணெய் ஆகியவற்றைப் பயன்படுத்தலாம். சாலடுக்கு ஆலிவ் ஆயில் பயன்படுத்தலாம்.

இதுதான் எடைக் குறைப்பு, உயர் ரத்த அழுத்தம், சர்க்கரை வியாதி ஆகியவற்றைக் குணப்படுத்தும் பொதுவான பேலியோ டயட். சைவர்கள், அசைவர்கள் என இருவரும் பின்பற்றலாம். வசதி உள்ளவர்கள் பாதாம் சேர்க்கலாம், முடியாதவர்கள் பட்டர் டீ உட்கொள்ளலாம். முட்டை கூட சேர்க்காத சைவர்களும் முட்டைக்குப் பதில் பேலியோ காய்கறிகளை உண்டு பயனடைந்து வருகிறார்கள்.

சரி, பட்டர் டீ செய்முறையை இப்போது பார்த்துவிடலாம்.

பட்டர் டீ செய்முறை:

திபெத், மலைகள் நிரம்பிய பகுதி. அங்கே யாக் எனப்படும் எருமை அதிக எண்ணிக்கையில் உள்ளது. யாக் எருமையின் பாலில் எடுக்கப்படும் வெண்ணெயை வைத்து திபெத்தியர்கள் பட்டர் டீ

தயாரிப்பார்கள். இதை காலை உணவாக அருந்தினால் நாலைந்து மணிநேரத்துக்குப் பசி எடுக்காது. யாக் எருமைக்கு நாம் எங்கே போவது என திகைக்கவேண்டாம். மாட்டுப்பால் வெண்ணெயிலேயே இதைத் தயாரிக்கலாம்.

தேவையான பொருள்கள்:

பால்: *125 மிலி*

நீர்: *125 மிலி*

வெண்ணெய்: *30 கிராம்*

சர்க்கரை: *1/2 தேக்கரண்டி அளவு*

டீ தூள்: *1.5 தேக்கரண்டி அளவு*

அனைத்துப் பொருள்களையும் ஒன்றாக பாத்திரத்தில் விட்டுக் கலக்கவும். பிறகு, கொதிக்க விட்டு வடிகட்டி இறக்கவும். எளிய சமையல் முறையில் மிகச் சுவையான பட்டர் டீ தயார்.

●

இந்த பேலியோ டயட்டில் எடைக் குறைப்பு, உயர் ரத்த அழுத்தம், சர்க்கரை வியாதி தவிர இதர உடல் பிரச்னைகள், வியாதிகளை (உதா: கிட்னி பிரச்னை) கணக்கில் கொள்ளவில்லை. எனவே அதுபோன்ற நோய் உள்ளவர்கள் மருத்துவ ஆலோசனைகள் இன்றி இந்த டயட்டைப் பின்பற்றவேண்டாம்.

மேலும், இது கொழுப்பின் அடிப்படையில் அமைந்த டயட் என்பதால் இந்த உணவுகளை உட்கொள்வதால் கொலஸ்டிரால் அளவுகள் கூடும் வாய்ப்பு உள்ளது. அதற்காக பயப்பட வேண்டிய அவசியம் இல்லை. கொலஸ்டிரால் உடலுக்கு மிக அத்தியாவசியமான ஒரு மூலப்பொருள். இதனால் உங்கள் இதயத்துக்கு எந்த ஆபத்தும் கிடையாது. அடுத்தடுத்த அத்தியாயங்களில் கொலஸ்டிரால் பற்றி இன்னும் விரிவாகப் பார்க்கலாம்.

11

ரத்த அழுத்த வியாதிக்கான தீர்வு

ரத்த அழுத்தம், சர்க்கரை வியாதி போன்றவற்றுக்கு உடல்பருமனே காரணம் என்று பலர் நம்புகிறார்கள். நிச்சயம் உடல் பருமன் இவற்றுக்குக் காரணம் அல்ல. ஒன்று தெரியுமா, ரத்த அழுத்தம் மற்றும் சர்க்கரை வியாதிகளுக்கான காரணம் எதுவோ அதுவே உடல் பருமனுக்கும் காரணமாக உள்ளது.

இந்த மூன்றுக்கும் காரணம் இன்சுலின் என்பதை முன்பே பார்த்தோம். பேலியோ டயட்டில் இன்சுலின் கட்டுப்பாட்டுக்குள் வைக்கப் படுவதால் இந்த மூன்றின் சிக்கல்களும் சரியாகி விடுகின்றன.

உங்களுக்குச் சர்க்கரை நோய் இருந்தால், இந்த டயட்டால் சர்க்கரை அளவுகள் (Blood Glucose level) இறங்கும். ஆனால், பேலியோ டயட்டைப் பின்பற்றும்போது முன்புபோலவே இன்சுலின் ஊசியை அதே அளவுகளில் தொடர்ந்து போட்டு வந்தாலோ, அல்லது சர்க்கரை வியாதிக்கான மெட்பார்மின் போன்ற மாத்திரைகளை அதே அளவுகளில் எடுத்து வந்தாலோ உங்களுக்கு ஹைப்போகிளைசெமியா (Low sugar) வரலாம். அதனால் இன்சுலின் ஊசி போடும் சர்க்கரை நோயாளிகள், தங்களுடைய ரத்த சர்க்கரை அளவை (Blood glucose levels) தொடர்ந்து கண்காணித்து, அதற்கு ஏற்ப மருத்துவரிடம் கலந்தாலோசித்து இன்சுலின் ஊசி அளவுகளைக் குறைத்துக்கொள்வது அவசியம்.

உதாரணமாக உங்களுக்கு ஃபாஸ்டிங் சர்க்கரை அளவு (Fasting Glucose levels) 140 மற்றும் வழக்கமான இட்லி, தோசை போன்ற தமிழ்நாட்டு

உணவுக்குப் பிந்தைய சர்க்கரை அளவு (Post prandial glucose levels) 200 உள்ளது என வைத்துக்கொள்வோம்.

நீங்கள் பேலியோ டயட்டைப் பின்பற்றினால் உணவுக்குப் பிந்தைய சர்க்கரை அளவு, ஃபாஸ்டிங் சர்க்கரை அளவான 140 என்கிற அளவிலேயே இருக்கும். அல்லது சிறிதளவு மட்டுமே அதிகரித்து 142, 145 என்ற அளவுகளில் மட்டுமே இருக்கும். இந்தச் சூழலில் பழையபடி இன்சுலின் ஊசி எடுத்தால், ஹைப்போகிளைசெமியா வருகிற வாய்ப்பு உண்டு. எனவே, பேலியோ உணவைப் பின்பற்றும் முதல் நாளில் இருந்தே இன்சுலின் ஊசி அளவுகளைக் குறைக்கவேண்டும்.

இதுவரை, உடல்பருமனுக்குக் காரணம் கலோரிச் சமன்பாட்டுக் கொள்கை அல்ல, இன்சுலினே என்று பார்த்தோம். இன்சுலின், உடல்பருமனுக்கு மட்டும் காரணம் அல்ல, உயர் ரத்த அழுத்தம் (Blood pressure), டைப் 2 சர்க்கரை வியாதி போன்றவற்றுக்கும் காரணம் ஆகிறது. ஆனால், உயர் ரத்த அழுத்த நோய் உள்ளவர்களிடம் சர்க்கரை, இன்சுலின் தொடர்பாக விளக்கம் அளிக்கப்படுவதில்லை. உணவியல் நிபுணர்களும் (dieticians) தவறான ஒரு காரணத்தை முன்வைக்கிறார்கள் - உப்பு! ஆனால், உப்புக்கும் உயர் ரத்த அழுத்தத்துக்கும் கொஞ்சமும் தொடர்பில்லை என்பதுதான் உண்மை.

உணவில் இருக்கும் உப்பு முழுவதையும் அகற்றினாலும் உங்களின் உயர் ரத்த அழுத்தம் குறையாது. வேண்டுமானால் 140/90 என இருக்கும் உயர் ரத்த அழுத்தத்தை 138/87 எனக் குறைக்கலாம். ஆனால், இது பெரிய மாற்றமில்லை. இதனால் நோயாளியின் உயர் ரத்த அழுத்தம் குணமடையாது.

உப்புக்கும், உயர் ரத்த அழுத்தத்துக்கும் தொடர்பில்லை என்றால் ஏன் உப்பின் மேல் குற்றம் சாட்டப்படுகிறது?

தவறான முறையில் புரிந்துகொள்ளப்பட்ட சில ஆய்வுகளே காரணம்.

உப்பால் ரத்த அழுத்தம் அதிகரிப்பது உண்மை. ஆனால், அதனால் சில புள்ளிகளே அதிகரிக்கும். உப்புள்ள உணவு ஜீரணமானவுடன் அடுத்தச் சில மணிநேரங்களில் ரத்த அழுத்தம் அதிகரித்து பிறகு சரியான அளவுக்கு வந்துவிடும். இப்படித் தற்காலிகமாக சில புள்ளிகள் ஏறுவதை வைத்து, ரத்த அழுத்தத்தை உப்பு அதிகரிப்பதால் அதைத் தவிர்க்கவேண்டும் என்று அறிவுறுத்தப்படுகிறது.

'உப்பில்லா பண்டம் குப்பையிலே' என்பது தமிழ் மூதுரை. உப்பில்லாமல் சில நாள்கள் சாப்பிட்டுப் பார்க்கும் உயர் ரத்த அழுத்த நோயாளிகள் பலரும் 'இது என்னால் முடியாது. நான் உப்பு போட்டே சாப்பிட்டுக்கொள்கிறேன். நீங்கள் என்னை மருந்தின் மூலம்

காப்பாற்றுங்கள்' என மருத்துவரிடம் சரணடைந்து விடுகிறார்கள். அதன்பின் ஆயுளுக்கும் மருந்து, மாத்திரைதான். மற்றபடி உப்பு நல்லது அல்ல; அதேசமயம் கெட்டதும் அல்ல. முக்கியமாக உயர் ரத்த அழுத்தத்துக்குக் காரணம் உப்பு அல்ல.

எனில், உயர் ரத்த அழுத்தம் ஏன் வருகிறது?

இன்சுலின்! காலை உணவாக இரண்டு துண்டு ரொட்டி, பழக்கூழ் (ஜாம்) மற்றும் ஒரு ஆரஞ்சு ஜூஸ் குடிக்கிறீர்கள் என வைத்துக்கொள்வோம். இதில் துளி உப்பு இல்லை. ஆனால், சர்க்கரை ஏராளமாக உள்ளது. இது உடலில் இன்சுலின் அளவை அதிகரிக்கும்.

இன்சுலின் ரத்த அழுத்தத்தை மூன்று விதங்களில் உருவாக்குகிறது. முதலாவதாக இன்சுலின் சிறுநீரகத்துக்கு அதிக அளவில் உப்பை (sodium) தேக்க உத்தரவிடுகிறது. இதனால் தேவையற்ற உப்பை நம் சிறுநீரகம் வெளியேற்ற நினைத்தாலும் அதனால் முடிவது இல்லை. சிறுநீரகத்தில் உப்பு தேங்கினால் அதற்கு ஏற்ப நீரும் தேங்கியே ஆகவேண்டும். ஆக, உடலில் உப்பும், நீரும் தேங்க நம் ரத்த அழுத்தம் வேகமாக அதிகரிக்கிறது.

இரண்டாவதாக இன்சுலின் நம் இதயக் குழாய்கள் விரிவதைத் தடுக்கிறது. காரணம் இன்சுலின் ஒரு வளர்ச்சியளிக்கும் ஹார்மோன் (Growth Hormone). இதயக் குழாய்கள் விரிவது நின்றால் இதயம் அதிக வேகத்துடன் ரத்தத்தை அடிக்க வேண்டும். ஆனால், இன்சுலினால் இதயக் குழாய்கள் விரிவது தடுக்கப்படுவதால் (Cardiac Contractility), இதுவும் உயர் ரத்த அழுத்தத்தை அதிகரிக்கிறது.

மூன்றாவதாக இன்சுலின், நரம்பு மண்டலத்தில் கிளர்ச்சியை ஏற்படுத்தி கார்ட்டிசோல் (cortisol) எனும் ரசாயனத்தைச் சுரக்க வைக்கிறது. இது அட்ரினலின் (adrenalin) போன்று மன அழுத்தத்தை அதிகரிக்கும் திரவம். நீங்கள் அதிகம் கோபப்பட்டால், ஆவேசப்பட்டால் அட்ரினலின் சுரக்கும். கோபப்பட்டால் இதயம் அதிக ரத்தத்தை ரத்தக்குழாய்களுக்கு அனுப்பத் தயார் ஆகும். இதுவும் உயர் ரத்த அழுத்தத்தை அதிகரிக்கும்.

ஆக, உயர் ரத்த அழுத்தத்தைக் குறைக்கவேண்டும் எனில் நாம் நிறுத்த வேண்டியது உப்பை அல்ல. சர்க்கரை மற்றும் தானியத்தை. சந்தேகம் இருந்தால் உணவில் கொழுப்பை அதிகரித்து தானியத்தையும், சர்க்கரையையும் குறைத்துப் பாருங்கள். உயர் ரத்த அழுத்தம் குறைய ஆரம்பிக்கும். ஒரு சில மாதங்களில் கட்டுக்குள் வந்து இயல்பாகி விடும். எனவே, பேலியோ உணவுமுறை மூலம் உயர் ரத்த அழுத்தத்தை இயல்பு நிலைக்குக் கொண்டுவர முடியும்.

12

சர்க்கரை வியாதிக்கு ஒரு தீர்வு!

சர்க்கரை வியாதி, ஆயுர்வேத நூல்களில் 'மதுமேகம்' என அழைக்கப்பட்டது. மது என்றால் தேன். தேனைப் போன்ற இனிப்புடன் சர்க்கரை நோயாளிகளின் சிறுநீர் இருந்ததால் இவ்வியாதிக்கு மதுமேகம் எனப் பெயர் வந்தது.

ஒருவருடைய சிறுநீரைக் குடித்து அது இனிப்பாக இருந்தால் சம்பந்தப்பட்ட நபருக்குச் சர்க்கரை நோய் உள்ளது என்று அந்தக் காலத்தில் ஒரு வழிமுறை பின்பற்றப்பட்டது. இதைத் தொடங்கி வைத்தவர்கள் இந்தியர்களே. 20-ம் நூற்றாண்டு தொடக்கம் வரை இதுவே சர்க்கரை நோயைக் கண்டறியும் வழிமுறையாக இருந்தது. இதனால் ஆங்கிலத்திலும் சர்க்கரை நோய்க்கு Diabetes mellitus என்ற 'தேனின் சுவையுள்ள டயபடிஸ்' எனும் பெயரே சூட்டப்பட்டது.

சர்க்கரை வியாதி உள்ளவர்களின் ரத்தத்தில் அதிக க்ளுகோஸ் கலந்துவிடுவதால் சிறுநீரகத்தால் அதிக அளவில் அந்த க்ளுகோஸை வெளியேற்ற முடிவதில்லை. அதனால் அது அவர்களின் சிறுநீரில் கலந்துவிடுகிறது. சர்க்கரை நோயின் ஒரு அறிகுறி, இடைவிடாத பசி.

சர்க்கரை நோய்க்குக் காரணம் மாவுச்சத்தும், சர்க்கரையும் என்பது இன்றைய சர்க்கரை நோயாளிகளுக்கும் இந்திய டயபடிஸ் அசோசியேஷன், அமெரிக்க டயபடிஸ் அசோசியேஷன் போன்ற அமைப்புகளுக்கும் தெரியாமல் இருக்கலாம். ஆனால் 1913-ல் பிரெட்ரிக் ஆலன் எனும் நீரிழிவு மருத்துவர் 'சர்க்கரை நோய்க்குக் காரணம்

மாவும், அரிசியும், சர்க்கரையும் என பண்டைய இந்திய மருத்துவர்கள் நம்பினார்கள். இதில் உண்மை உள்ளது' எனக் குறிப்பிடுகிறார்.

மேலும் குறிப்பிடும்போது, 'பண்டைய இந்திய மருத்துவர்கள் இவ்வாறு எழுதுகையில் அவர்களுக்கு மாவுச்சத்து என்ற ஒன்று இருப்பதோ அல்லது அரிசியில் பெரும்பான்மையாக இருப்பது மாவுச்சத்து என்பதோ கூடத் தெரியாது. ஆனால், அதைப் பற்றி எதுவும் தெரியாமலேயே இதைக் கண்டுபிடித்துள்ளார்கள். இதனால், சர்க்கரை நோயாளிகளின் உணவை அவர்கள் மிகத் தெளிவாக ஆராய்ந்திருப்பது தெரியவருகிறது' என்கிறார்.

20-ம் நூற்றாண்டுத் தொடக்கத்தில் அமெரிக்காவில் வெளியான சர்க்கரை நோயாளிகளுக்கான நூல்களில் தானியங்களையும், பருப்புக் களையும், இனிப்புக்களையும், மாவுப்பொருள்களையும், ரொட்டி, பன், பழங்கள் போன்றவற்றைத் தவிர்க்கும்படி எழுதப்பட்டிருந்தன. சர்க்கரை நோயாளிகளுக்கு இறைச்சி, முட்டை, காய்கறிகள் போன்றவையே அன்று பரிந்துரைக்கப்பட்டன. இன்று சொல்வது போல 'சர்க்கரை நோய் இருந்தால் சப்பாத்தி சாப்பிடு' என்கிற அறிவுரைகள் எல்லாம் அன்று கிடையாது. தானியங்களும், பழங்களும், மாவுச்சத்தும் சர்க்கரை நோயாளிகளின் எதிரிகளாக கருதப்பட்ட காலம் அது. (இணைப்பு: 1917-ல் எழுதப்பட்ட சர்க்கரை நோயாளிகளுக்கான உணவு நூல் https://archive.org/stream diabeticcookeryr00 oppeiala#page/n0/mode/2up.)

20-ம் நூற்றாண்டுத் தொடக்கத்தில் இன்சுலின் கண்டுபிடிக்கப்பட்டது. இன்சுலின்தான் ரத்தத்தில் உள்ள மாவுச்சத்தைக் கையாளும் ஹார்மோன் என்பதும் கண்டறியப்பட்டது. மாவுச்சத்துள்ள உணவுப் பொருள்களை உண்டால் ரத்தத்தில் சர்க்கரை அளவுகள் அதிகரிக்கும் என்பதும் 20-ம் நூற்றாண்டின் தொடக்கத்திலேயே கண்டறியப்பட்டு விட்டது.

அன்றைய மருத்துவர்கள் நோயாளிகளுக்கு இன்சுலின் கொடுப்பதும், மாவுச்சத்தை நிறுத்துவதும் இரண்டும் ஒன்றே என்பதை அறிந்திருந்தார்கள். சர்க்கரை நோயாளிகளுக்கு ஒன்று இன்சுலின் கொடுக்கவேண்டும், அல்லது உணவில் உள்ள மாவுச்சத்தை நிறுத்த வேண்டும் என்பதுதான் அவர்கள் கற்ற பாடம். இரண்டும் ஒரே மாதிரியான விளைவையே அளிக்கும் என்பதால் அதன் அடிப்படையில் தான் அவர்கள் மருத்துவம் பார்த்தார்கள். இப்படி அந்தக் கால மருத்துவர்களுக்குப் புரிந்த இந்த எளிய அறிவியல் இன்று மருத்துவம் பயில்பவர்களுக்கு ஏன் கற்றுக் கொடுக்கப்படு வதில்லை?

சர்க்கரை வியாதியைக் குணப்படுத்த முடியாத வியாதி என்று சொல்வதில் துளியும் உண்மை இல்லை. நம் மருத்துவ அமைப்புகள், இந்த விஷயத்தில் மக்களுக்குத் தவறான அறிவுரைகளைக் கூறி வருகின்றன.

ஒருவர் மருந்து கம்பனியை நடத்தி வருகிறார். அந்தத் தொழிலில் லாபம் வருவதை எப்படி உறுதி செய்வது? குறிப்பிட்ட நோயைக் குணப்படுத்தவே முடியாது என நோயாளிகளிடம் கூறவேண்டும். அதை மருந்தால் மட்டுமே கட்டுக்குள் வைக்கமுடியும் என்று சொல்லி நோயாளிகளை நம்பவைக்க வேண்டும். நோயாளி சாகவும் கூடாது, நோய் குணமாகவும் கூடாது. இப்படி ஆயுள் முழுக்க நோயுடனும், மருந்துடனும் வாழ்க்கையை நடத்தி வரும் நோயாளிகளால்தானே லாபம் கிடைக்கும்!

சர்க்கரை நோயாளிகள், ரத்த அழுத்த வியாதி உள்ளவர்கள் எல்லாருமே இப்படி மருந்து நிறுவனங்களுக்குப் பணம் காய்ச்சி மரமாக ஆண்டுக் கணக்கில் இருந்து வருகிறார்கள்.

சர்க்கரை வியாதியில் இரு வகைகள் உண்டு. ஒன்று, பிறப்பால் வரும் டைப் 1 சர்க்கரை வியாதி. இதை உணவால் குணப்படுத்த இயலாது.

ஆனால், பெரும்பாலானவர்களுக்கு வருவது டைப் 2 சர்க்கரை வியாதி. இது உணவால் வரும் சர்க்கரை வியாதி. இதைச் சரியான உணவுமுறை மூலம் சில மாதங்களில் குணப்படுத்த முடியும். சில மாதங்கள் எனக் கூறினாலும் பேலியோ டயட்டை வலியுறுத்தும் 'ஆரோக்கியம் - நல்வாழ்வு' என்கிற ஃபேஸ்புக் குழுமத்தில் உள்ள பலரும் ஒரு சில வாரங்களில் சர்க்கரை நோயைக் கட்டுக்குள் கொண்டுவந்திருக் கிறார்கள். ஆண்டுக்கணக்கில் உண்டுவந்த மருந்துகளை நிறுத்தி யுள்ளார்கள். ஒரு சில மாதங்களில் அவர்களுடைய சர்க்கரை அளவுகள் நார்மல் என்று சொல்லப்படும் இயல்பான அளவை எட்டியுள்ளன. காலை உணவுக்கு முந்தைய ஃபாஸ்டிங் சுகர் அளவுகள், உணவுக்குப் பிந்தைய சுகர் அளவுகள், ஏ1சி அளவுகள் என இந்த மூன்று அளவுகளும் ஒரு சில மாதங்களில் இயல்பு நிலைக்குத் திரும்பியுள்ளன.

சர்க்கரை நோயாளிகளுக்கு ஆரோக்கியம் - நல்வாழ்வுக் குழுவில் பரிந்துரைக்கப்படும் டயட்:

அசைவ டயட்

காலை உணவு: 4 முட்டைகள்.

மதிய உணவு: காலிஃப்ளவர் அரிசியுடன் 1/4 கிலோ பேலியோ காய்கறிகள்.

மாலை: *பேலியோ சாலட், 1 கப் முழுக் கொழுப்பு நிரம்பிய பால்.*

இரவு உணவு: *பசி அடங்கும் வரை ஏதாவதொரு இறைச்சி (மட்டன், சிக்கன், மீன்).*

முட்டை சேர்க்கும் சைவர்களுக்கான டயட்

காலை உணவு: *100 பாதாம் அல்லது பட்டர் டீ.*

மதிய உணவு: *காலிஃப்ளவர் அரிசியுடன் 1/4 கிலோ பேலியோ காய்கறிகள்.*

மாலை: *பேலியோ சாலட், 1 கப் முழுக் கொழுப்பு நிரம்பிய பால்.*

இரவு உணவு: *4 முட்டைகள்.*

முட்டை சேர்க்காத சைவர்களுக்கான டயட்

காலை உணவு: *100 பாதாம் அல்லது பட்டர் டீ.*

மதிய உணவு: *காலிஃப்ளவர் அரிசியுடன் 1/4 கிலோ பேலியோ காய்கறிகள்.*

மாலை: *பேலியோ சாலட், 1 கப் முழுக் கொழுப்பு நிரம்பிய பால்.*

இரவு உணவு: *முழுக் கொழுப்பு நிரம்பிய பாலில் இருந்து எடுத்த பனீரில் பனீர் மஞ்சூரியன், பாலக் பனீர் போன்றவற்றைத் தயாரித்து உண்ணலாம்.*

முக்கிய குறிப்பு: *இது தவிர சர்க்கரை வியாதியைக் குணப்படுத்த வைட்டமின் டி மிக அவசியம் என்பதால் சர்க்கரை நோயாளிகள் மதிய வேளையில், நேரடி வெயில் தோலில் படும்வண்ணம் 15 - 20 நிமிடம் வெயிலில் நிற்பது நன்று. மதியம் 11 மணி முதல் 1 மணி வரை உள்ள வெயில் இதற்கு உகந்தது. தலைக்கு வெயில் தாக்காமல் இருக்க தொப்பி அணியவும். வெயில் அதிக அளவில் நம் உடலில் படவேண்டும் என்பதால் கையில்லாத பனியன், அரைக்கால் டிரவுசர் போன்றவற்றை அணிந்து நிற்பது நன்று.*

காலிஃப்ளவர் அரிசியின் செய்முறை

சாதம் சாப்பிடுவதைத் தவிர்க்கச் சொல்வதால் அதற்கு மாற்றாக காலிஃப்ளவர் அரிசியைப் பயன்படுத்திக் கொள்ளலாம்.

காலிஃப்ளவர் ஒன்றை எடுத்துக் கொள்ளவும். சிறு, சிறு துண்டுகளாக நறுக்கவும். அதன்பின் ஒரு மிக்ஸி அல்லது ஃபுட் ப்ராசசரில் நாலைந்து

நொடிகள் ஓடவிட்டு, நிறுத்தி, மறுபடியும் நாலைந்து நொடிகளுக்கு ஓடவிட்டு அரைக்கவேண்டும் (தொடர்ந்து அரைத்தால் கூழாக மாறிவிடும் என்பதை நினைவில் கொள்ளவும்). அரிசி போல சின்னஞ்சிறிய துண்டுகளாக ஆனதும் அதைப் புட்டுச்சட்டியில் ஆவியில் வேகவைத்தால் காலிஃபிளவர் அரிசி தயார். இதில் காய்கறிக் குழம்பை ஊற்றிச் சாப்பிட்டால் சுவை அபாரமாக இருக்கும். இதில் உள்ள மாவுச் சத்தின் அளவும் மிகக் குறைவு என்பதால் ரத்தத்தில் சர்க்கரை அளவுகளும் அதிகரிக்காது.

•

முக்கியமான கேள்விக்கு வருவோம்: **பேலியோ டயட் சர்க்கரை வியாதியை எப்படிக் குணப்படுத்துகிறது?**

சர்க்கரை நோயை வரவழைப்பது மாவுச்சத்து நிரம்பிய அரிசி, கோதுமை, பருப்பு போன்ற தானிய உணவுகள். இந்நிலையில், அரிசி, கோதுமையைத் தொடர்ந்து உண்டுவந்தால் சர்க்கரை வியாதியைக் குணப்படுத்த முடியுமா?

நாம் சாப்பிடும் இட்லி, தோசை, சப்பாத்தி போன்றவற்றில் மாவுச்சத்து அதிகம். மாவுச்சத்து உள்ள உணவை உண்டால் நம் ரத்தத்தில் சர்க்கரை அளவுகள் அதிகரிக்கும்.

இதனால் ஃபாஸ்டிங் சுகர் அளவு 200 ஆக உள்ள ஒருவர் (இயல்பான அளவு: 100க்குக் கீழ்) காலையில் ஐந்து இட்லியைச் சாப்பிடுகிறார் என வைத்துக்கொண்டால் அதன்பின் அவரது உணவுக்குப் பிந்தைய சர்க்கரை அளவு 200-ல் இருந்து 280 ஆக அதிகரிக்கும்.

இந்த 280 எனும் அளவைக் குறைக்க அவர் இன்சுலின் ஊசி போட்டுக்கொள்ளவேண்டும். அதன்பின்பு, சர்க்கரை அளவு 280-ல் இருந்து 230, 220 எனக் குறையும். அடுத்தவேளை உணவாக சாதமும், பருப்பும் சாப்பிட்டால் மீண்டும் உணவுக்குப் பிந்தைய சர்க்கரை அளவுகள் 280, 300 என எகிறிவிடும். மறுபடியும் இன்சுலின் ஊசி போட்டுக்கொண்டால்தான் அதைக் கட்டுக்குள் கொண்டுவரமுடியும்.

இந்தச் சர்க்கரை நோயாளி பேலியோவுக்கு மாறுகிறார் என வைத்துக் கொள்வோம். என்ன ஆகும்?

ஃபாஸ்டிங் சுகர் அளவு 200 ஆக இருக்கிறது. காலை உணவாக நெய்யில் வறுத்த 4 ஆம்லெட்களைச் சாப்பிடுகிறார். பசி முழுமையாக அடங்கி விடுகிறது. முட்டையிலும், இறைச்சியிலும் துளியும் மாவுச்சத்து இல்லை என்பதால் ரத்தத்தில் சர்க்கரை அளவுகள் ஏறாது. அவரது உடலைப் பொறுத்தவரை அவர் இன்னமும் உண்ணாநிலையில்தான்

இருக்கிறார். எனவே இரண்டு, மூன்று மணிநேரம் கழித்து அவரது சர்க்கரை அளவு 200-ல் இருந்து 180, 170 ஆக குறையும்.

மதிய உணவு - காலிஃபிளவர் அரிசி அல்லது 100 பாதாம். இதிலும் மிகக் குறைந்த அளவே மாவுச்சத்து உள்ளது. இரவிலும் பேலியோ டயட்டைப் பின்பற்றுகிறார் என்று வைத்துக்கொள்வோம்.

பேலியோ உணவால் சர்க்கரை அளவுகள் அதிகரிக்காமல் தொடர்ந்து குறைந்துகொண்டே வரும். ஒரு சில நாள்களில் இன்சுலின் ஊசி அளவுகள், சர்க்கரை வியாதி மாத்திரை அளவுகளைக் குறைக்க அல்லது முழுவதும் நிறுத்தவேண்டிய நிலைமை உருவாகும். ஒரு சில மாதங்களில் உடலில் சர்க்கரை அளவுகள் இயல்பானதாக மாறிவிடும்.

சர்க்கரை நோய்க்கு பேலியோ டயட்டைப் பயன்படுத்தமுடியும் என்பதைப் பல மருத்துவ ஆய்வு வெளியீடுகள் (Medical journals) ஒப்புக்கொள்கின்றன.

மருத்துவ ஆய்வு வெளியீடுகளில், மருத்துவர்கள், மருத்துவ கல்லூரிப் பேராசிரியர்கள் மற்றும் மருத்துவ ஆய்வாளர்களின் ஆய்வறிக்கைகள் இடம்பெற்றிருக்கும். மருத்துவத்துறையின் புதிய கண்டுபிடிப்புகள் அனைத்தும் மருத்துவ நிபுணர்களால் பரிசோதிக்கப்படும். இதன் சோதனை முடிவுகளே மருத்துவ ஜர்னல்களில் வெளியிடப்படும். இவை மருத்துவத்துறைசார் கருத்தரங்குகள் மற்றும் பல்கலைக் கழகங்களில் விவாதிக்கப்படும். பிறகு, முக்கியமான கண்டுபிடிப்புகள் மருத்துவப் பாடபுத்தகங்களில் இடம்பெறும். இதன் தொடர்ச்சியாக சிகிச்சைகளிலும் அந்த ஆய்வுகள் பின்பற்றப்படும்.

எனவே மருத்துவ ஜர்னல்கள் என்பவை அறிவியல் ரீதியாக நிரூபணமான ஆய்வுக்கட்டுரைகள் என்பதை மனத்தில் கொள்வோம்.

Diabetes Metabolism Research and Reviews எனும் அறிவியல் ஜர்னலில் 2011-ம் ஆண்டு ஆய்வுக்கட்டுரை எழுதிய மருத்துவப் பேராசிரியர் புசாட்டோ (Busetto) 'சர்க்கரை வியாதி உள்ளவர்களுக்குக் குறைவான கொழுப்பு உள்ள டயட் அதிகாரபூர்வமாகப் பரிந்துரைக்கப்பட்டு வந்தாலும், உயர் புரதமும், குறைந்த அளவு மாவுச்சத்தும் நிரம்பிய பேலியோ டயட், சர்க்கரை நோயாளிகளின் உடல் எடையைக் குறைத்து, ரத்தத்தில் இருக்கும் சர்க்கரை அளவுகளை குறைத்து, இதய நலனையும் மேம்படுத்துகிறது' என்று கூறுகிறார். (இணைப்பு: www.ncbi.nlm.nih.gov/pubmed/21309052)

2008-ல், Nutritional Metabolism என்கிற லண்டன் மருத்துவ ஜர்னலில், பேராசிரியர் எரிக் வெஸ்ட்மெனின் (Eric Westman) ஆய்வுக்கட்டுரை வெளியிடப்பட்டது. அதில் குறைந்த அளவிலான மாவுச்சத்து உள்ள

பேலியோ டயட்டும், சற்று அதிக அளவு மாவுச்சத்து உள்ள லோ-கிளைசெமிக் டயட்டும் (Low Glycemic diet) ஒப்பிட்டுப் பார்க்கப்பட்டன.

இந்த ஆய்வில் 49 பேர் பங்கேற்றார்கள். இந்த 49 பேரும் அதிக உடல் எடை கொண்ட சர்க்கரை நோயாளிகள். அதில் பாதி பேருக்கு பேலியோ டயட் பரிந்துரைக்கப்பட்டது. மற்றவர்களுக்கு லோ-கிளைசெமிக் டயட்.

ஆறுமாத ஆய்வுக்குப் பிறகு கிடைத்த முடிவுகள்: பேலியோ டயட்டைப் பின்பற்றிய நோயாளிகளுக்கு எச்பிஏ1சி (HBA1C) அளவுகள் சராசரியாக 1.5 புள்ளிகள் குறைந்திருந்தன. உடல் எடை சராசரியாக 11 கிலோ குறைந்திருந்தது. இதயத்தின் நலனை வெளிப்படுத்தும் நல்ல கொலஸ்டிராலான எச்டிஎல் கொலஸ்டிராலின் அளவுகள் 5.6 புள்ளிகள் அதிகமாகியிருந்தன. இதனால் சர்க்கரை நோய்க்கு பேலியோ டயட்டே உகந்தது என இந்த ஆய்வு முடிவு கூறியது. (இணைப்பு: www.ncbi.nlm.nih.gov/pmc/articles/PMC2633336/)

Journal of American College Nutrition எனும் மற்றொரு மருத்துவ ஜர்னலில் ஓர் அறிக்கை வெளியிடப்பட்டது.

அதிக எடை உள்ள 14 டைப் 2 சர்க்கரை நோயாளிகளுக்கு பேலியோ டயட்டால் ஏற்படும் விளைவுகள் குறித்து ஓர் ஆய்வு நடத்தப்பட்டது. அவர்களின் உடலின் இன்சுலினைக் கையாளும் திறன், பிளட் சுகர் அளவைக் கையாளும் திறன் மற்றும் மாரடைப்பு அபாயம்/இதய நலன் போன்றவை ஆய்வுக்கு எடுத்துக்கொள்ளப்பட்டன. மருத்துவ ஆய்வாளர் கிரெப்ஸ் (Krebs) தலைமையில் 2013-ம் ஆண்டு இந்த ஆய்வு நிகழ்த்தப்பட்டது. 14 டைப் 2 சர்க்கரை நோயாளிகளும் ஆறு மாத காலத்துக்கு பேலியோ டயட்டைப் பின்பற்றினார்கள்.

முடிவில் அனைவருக்கும் சராசரியாக பத்து கிலோ எடை இறங்கியிருந்தது. உடலின் பிளட் சுகர் அளவைக் கையாளும் திறன் (HBA1C) சராசரியாக 1.1 புள்ளிகள் குறைந்திருந்தது. ஃபாஸ்டிங் சுகர் அளவுகள் கணிசமாக குறைந்து காணப்பட்டன. ரத்த அழுத்தம் பத்துப் புள்ளிகள் வரை குறைந்திருந்தது. நல்ல கொலஸ்டிராலான எச்டிஎல் கொலஸ்டிராலின் அளவுகள் 10 புள்ளிகள் வரை அதிகரித்திருந்தன. மொத்த கொலஸ்டிரால் அளவும், எல்டிஎல் கொலஸ்டிரால் அளவும் அதிகரித்திருந்தாலும், எச்டிஎல் கொலஸ்டிரால்/ டிரைகிளிசரைட்ஸ் விகிதம் கணிசமாகக் குறைந்து அவர்களின் இதயநலன் மேம்பட்டிருப் பதை வெளிப்படுத்தியது. (இணைப்பு: www.ncbi.nlm.nih.gov/pubmed/24015695)

•

பேலியோ டயட்டால் சர்க்கரை நோயாளிகளின் சர்க்கரை அளவுகள் கட்டுக்குள் வருவதையும், இதயநலன் மேம்படுவதையும், உடல்நலன் சார்ந்த இதர அளவுகள் முன்னேற்றம் காண்பதையும் ஆய்வுகளின் முடிவுகள் வெளிப்படுத்துகின்றன. மருத்துவ ஜர்னல்களில் பேலியோ டயட்டின் பலன்கள் குறித்து தொடர்ந்து எழுதப்பட்டும், விவாதிக்கப் பட்டும் வருகின்றன. மருத்துவத்துறை சார் கருத்தரங்கு களில் இவை விவாதிக்கப்படுகின்றன. ஆனால் பேலியோ டயட் தொடர்புடைய ஆய்வுகள் மருத்துவக் கல்லூரி நூல்களிலும், பாடத் திட்டங்களிலும் இடம்பெறுவதில் காலதாமதம் ஏற்படுகிறது. இதற்கான காரணமாக நான் கருதுபவை - பேலியோ டயட்தான் சர்க்கரை நோய்க்கு உகந்த டயட் எனத் தீர்மானம் ஆகி பாடநூல்களில் இடம்பெற்றுவிட்டால், இத்தனை நாள் சொல்லி வந்த 'குறைந்த கொழுப்பு டயட்டே சிறந்தது' என்கிற அறிவுரைகளுக்கு எதிரானதாக ஆகிவிடும். பல டயபடிஸ் அசோசியேஷன் கள் மீது வழக்குகள் தொடரப்படலாம். தவிரவும் குறைந்த கொழுப்பு உணவு மாடலை அடிப்படை யாகக் கொண்டு பல உணவு நிறுவனங்கள் சீரியல், ஓட்ஸ் போன்ற காலை உணவுகளையும், தானிய அடிப்படையிலான நொறுக்குத் தீனிகளையும் தயாரித்து, விற்பனை செய்து வருகின்றன. பேலியோ டயட் ஏற்கப்பட்டுவிட்டால் அது அவர்களுக்கு மிகப்பெரிய அடியாக இருக்கும். அதனால் அவை அமெரிக்க அரசு மற்றும் அமெரிக்க அரசியல்வாதிகள் மூலமாகவும், தம் நிறுவனங்களில் பணியாற்றும் மருத்துவர்கள் மற்றும் தான் நடத்தி வரும் அறிவியல் ஆய்வுக்கழகங்கள் மூலமாகவும் பேலியோ டயட்டுக்கு எதிரான தடுப்பணைகளைக் கட்டியுள்ளன. இதனால்தான் மருத்துவ நூல்களில் பேலியோ டயட் குறித்து எதுவும் இடம் பெறுவதில்லை; ஊடகங்களிலும் இதற்கு ஆதரவான கட்டுரைகள் எழுதப்படுவதில்லை.

இத்தடைகளை எல்லாம் தாண்டி பேலியோ இயக்கம், மேற்கத்திய நாடுகளில் நூல்கள் மற்றும் சமூக வலைத்தளங்கள் மூலமாக பெரும் மாற்றங்களை உண்டாக்கி வருகிறது. இதுபோன்ற ஒரு மாற்றம் இந்தியாவிலும் ஏற்படவேண்டும். பேலியோ டயட்டைப் பின்பற்றும் ஒவ்வொருவரும் அவரவருக்குரிய பங்களிப்பை அளிக்கவேண்டும். (உதாரணமாக, ஃபேஸ்புக், ட்விட்டர் வழியாக பேலியோ டயட் குறித்த தகவல்களை அளிப்பது.)

டைப் 2 சர்க்கரை நோய் குணப்படுத்த முடியாதது என்கிற பிரமை உடைக்கப்படவேண்டும். ஆண்டுக்கணக்கில் சர்க்கரை வியாதியால் தவிக்கும் மக்களை, அந்தக் கொடுமையிலிருந்து விடுவிக்கும் பணியில் நாம் தொடர்ந்து ஈடுபடவேண்டும்.

13

சர்க்கரை நோயும் சிறுநீரகப் பாதிப்பும்!

சர்க்கரை நோய் (டைப் 2), குணப்படுத்தக்கூடிய வியாதியே, பேலியோ டயட் மூலம் இதுசாத்திய மாகும் எனக் கடந்த அத்தியாயத்தில் பார்த்தோம் அல்லவா? ஆனால், டைப் 2 சர்க்கரை நோயால் அவதிப்படும் பல கோடி இந்தியர்களுக்கு பேலியோ என்கிற ஒரு வார்த்தை இருப்பதே தெரியாது. டைப் 2 சர்க்கரை நோய்க்கும், அதற்குப் பரிந்துரைக்கப்படும் தானிய அடிப்படையிலான உணவுமுறைக்கும் உள்ள தொடர்பின்மையை அவர்கள் இதுவரை அறிந்திருக்கவில்லை. டைப் 2 சர்க்கரை நோய் வரக் காரணம் 'உடல் பயிற்சி செய்யாதது, அதிகமாகச் சாப்பிடுவது, பரம்பரை வியாதி' என அவர்களுக்குத் தவறான பாடம் கற்பிக்கப்படுகிறது. டைப் 2 சர்க்கரை நோய் குணப்படுத்த முடியாத ஒன்று, அதை மருந்தால் மட்டுமே கட்டுக்குள் வைக்க முடியும் என நோயாளிகள் நம்பவைக்கப்படுகிறார்கள். இதன் பின்னே இருப்பது மிகத் தவறான அறிவியலும், அரசியலும், பன்னாட்டு வணிக நிறுவனங்கள் மற்றும் மருந்து கம்பனிகளின் பேராசையுமே.

டைப் 2 சர்க்கரை நோய்க்கான வைத்தியமாக உடற்பயிற்சியும், டயட்டாக சப்பாத்தியும் பரிந்துரைக்கப் படுகின்றன. மக்கள் ஆண்டுக்கணக்கில் நடைப்பயிற்சி செய்கிறார்கள். தொடர்ந்து சப்பாத்தி சாப்பிடு கிறார்கள். கைக்குத்தல் அரிசி, கம்பு, ராகி போன்ற சிறுதானியங்களையும் உணவில் சேர்த்துக் கொள்கிறார்கள். கடைசியில் எந்த நிவாரணமும் கிடைக்காமல் 'இது பரம்பரை வியாதி,

40 வயதைத் தாண்டினால் எல்லாருக்கும் சர்க்கரை நோய் வரும்' என்பது போன்ற சமாதானங்களைச் சொல்லி ஆறுதல் அடைகிறார்கள்.

டைப் 2 சர்க்கரை நோய் ஒரு பரம்பரை வியாதி என்பதற்கு எந்த ஆதாரமும் கிடையாது. உணவுப் பழக்கம் தான் பிரச்னையே ஒழிய, நம் முன்னோர் யார் என்பது டைப் 2 சர்க்கரை நோய்க்கான காரணம் அல்ல. நம் பெற்றோர் இட்லி, தோசை, சப்பாத்தி சாப்பிட்டதால் நாமும் அதைச் சாப்பிடுகிறோம். பதிலாக பீட்சா, பர்கர் சாப்பிட்டிருந்தால் அதையே தானே பின்பற்றியிருப்போம்! அதனால் அவர்களுக்கு வரும் சர்க்கரை நோய், ரத்த அழுத்தம் போன்றவை நமக்கும் வருகின்றன. தலைமுறை தலைமுறையாகத் தொடரும் ஒரே உணவுப் பழக்கத்தால் சர்க்கரை நோய் ஒரு பரம்பரை வியாதி என தவறாகக் கணிக்கப்படுகிறது. பரம்பரை வியாதி என்கிற காரணத்தை விடவும் உணவுப்பழக்கம் தான் உங்கள் சர்க்கரை நோயைத் தீர்மானிக்கிறது.

நம் உடலில் நல்லது, கெட்டது என அனைத்து வகை மரபணுக்களும் உள்ளன. அதில் உள்ள தீங்கு விளைவிக்கும் மரபணுக்கள் தவறான உணவாலும் நன்மை விளைவிக்கும் மரபணுக்கள் சரியான உணவாலும் தூண்டப்படுகின்றன. ஆக, மரபணுக்கள் மேல் பழியைச் சுமத்துவதை விட நம் தொல்மரபுசார்ந்த உணவுகளை உட்கொண்டு வியாதிகளில் இருந்து நம்மை விடுவித்துக்கொள்வதே சிறப்பானது.

டைப் 2 சர்க்கரை நோய்க்கு மட்டுமல்ல, டைப் 2 சர்க்கரை நோயால் ஏற்படும் பல்வேறு வகையான ஆபத்தான வியாதிகளுக்கும் பேலியோ டயட் நிவாரணம் அளிக்கிறது. உதாரணமாக டைப் 2 சர்க்கரை நோய், ஒரு கட்டத்தில் சிறுநீரகத்தைக் கடுமையாகப் பாதிக்கும். அத்தகைய சிறுநீரக வியாதியை டயபடிக் நெப்ரோபதி (Diabetic nephropathy) என அழைப்பார்கள்.

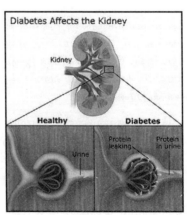

சர்க்கரை நோயாளிகள் ரத்தத்தில் சர்க்கரை அளவைக் கட்டுக்குள் வைத்திருக்கவில்லை என்றால் அது நரம்புமண்டலம், ரத்தக் குழாய், சிறுநீரகம், இதயம் என உடலில் உள்ள ஒவ்வொரு உறுப்பையும் பாதிக்கும். ரத்தத்தில் சர்க்கரை அளவு அதிகமாக இருந்தால், அது சிறுநீரகத்தைப் பாதித்து, ஒரு குறிப்பிட்ட காலத்துக்குப் பிறகு சிறுநீரக செயலிழப்பு ஏற்பட வழிவகுக்கும். சர்க்கரை அளவு அதிகரிப்பால் சிறுநீரகம் பாதிக்கப்படுவதுதான் டயாபடீக் நெப்ரோபதி. (நரம்பு மண்டலம் பாதிக்கப்படும்போது அதன் பெயர், டயாபடீக் நியூரோபதி; கண்கள் பாதிக்கப்படும்போது - டயாபடீக் ரெட்டினோபதி.)

மருத்துவப் பேராசிரியர் ஜோர்கன் நெல்சன் (Jorgen Nielsen) தலைமையில் நிகழ்ந்த ஒரு மருத்துவ ஆய்வில் பேலியோ டயட்டுக்கும், டயபடிக் நெப்ரோபதிக்கும் இடையே உள்ள உறவு ஆராயப்பட்டது. இதன் ஆய்வறிக்கை நியூட்ரிஷனல் மெடபாலிசம் (Nutritional metabolism) எனும் மருத்துவ ஜர்னலில் 2006-ம் ஆண்டு வெளியானது.

இந்த ஆய்வின் முடிவில் நெல்சன் கூறுவதாவது:

'ஹெச்பிஏ1சி (HbA1c) அளவுகளுக்கும் நெப்ரோபதிக்கும் இடையே உள்ள தொடர்புகள் அறிவியல் ரீதியாக நிரூபிக்கப்பட்டு வருகின்றன. ஆனால், துரதிர்ஷ்டவசமாக சர்க்கரை நோய் முற்றிய நோயாளிகளுக்குக் கூட மாவுச்சத்து உள்ள உணவுகளே தொடர்ந்து பரிந்துரைக்கப்படுவதால் அவர்களுக்கு இதனால் ஹைபர்கிளைசீமியா (Hyperglycemia, ரத்தத்தில் சர்க்கரை அளவுகள் அதிகரித்தல்) ஏற்பட்டு, அதீத அளவில் இன்சுலின் சுரந்து, உடல் பருமன் அதிகரிக்கின்றன. இப்படி அதிகரிக்கும் உடல் பருமனால் சிறுநீரகத்தின் செயல்திறன் கெடுகிறது.

இந்த ஆய்வில் ஆறுவருடமாக டைப் 2 சர்க்கரை நோயால் சிறுநீரகம் பாதிக்கப்பட்டிருந்த ஒருவருக்கு பேலியோ டயட் மூலமாக நெப்ரோபதி வியாதியைக் குணப்படுத்தினோம். அந்த நோயாளியின் வயது 60. 1989-ம் ஆண்டு அவர் டைப் 2 சர்க்கரை நோயால் பாதிக்கப்பட்டார். அவருடைய குடும்ப உறுப்பினர்களில் பலரும் உடல் பருமனாலும், சர்க்கரை நோயாலும் பாதிக்கப்பட்டிருந்தார்கள். 90-களின் மத்தியில் அவர் சிறுநீரக வியாதியான நெப்ரோபதியால் பாதிக்கப்பட்டார். அனைத்து வகை நவீன மருந்துகளை அவருக்குக் கொடுத்து, லேசர் சிகிச்சை அளித்தும் சிறுநீரகப் பாதிப்பு சரியாகவில்லை.

இந்தக் காலகட்டத்தில் நோயாளியின் எடை 85 முதல் 89 கிலோ வரை இருந்தது. அவருக்கு வழக்கமான மாவுச்சத்துள்ள தானிய உணவே அக்காலகட்டத்தில் பரிந்துரைக்கப்பட்டு வந்தது. குறைந்த கலோரிகளைக் கொண்ட உணவை எடுத்துக்கொள்ளும்போது

அவருடைய எடை இறங்கும், அதன்பின் மறுபடியும் ஏறும். இப்படியே எடை ஏறுவதும், இறங்குவதுமாக இருந்தது.

அப்போது அவரது சிறுநீரில் அல்புமின் எனும் புரதத்தின் அளவுகள் அதிகரித்தன. இது சிறுநீரகம் கெடத் தொடங்குவதற்கான அறிகுறி என்பதால் மருத்துவர்கள் எச்சரிக்கை ஆனார்கள். அவருக்கு இன்சுலின் மருந்தை ஊசி மூலம் செலுத்தத் தொடங்கினார்கள். இன்சுலின் ஊசி செலுத்தத் தொடங்கியதும் ஹெச்பிஏ1சி அளவுகள் தற்காலிகமாகக் குறைந்தன. ஆனால், உடல் எடை அதிகரிக்கத் தொடங்கியது. 90 கிலோ எனும் அளவை எட்டியது. 125/90 என்ற அளவில் இருந்த ரத்த அழுத்தம் 145/90 என அதிகரித்தது. 116 எனும் அளவில் இருந்த அல்புமின் புரத அளவுகள் 2000 எனும் அளவை எட்டின (இயல்பான அளவு 55). இதன்பின் ரத்த அழுத்தம் 160/90 ஆக உயர்ந்தது.

இதன்பின் 2004-ம் ஆண்டில் அவரது உணவில் இருந்த மாவுச்சத்தின் அளவுகள், தினமும் 90 கிராம் எனக் குறைக்கப்பட்டன. அவருக்குக் காய்கறிகளும், புரதமும் கொழுப்பும் நிரம்பிய உணவுகளும் வழங்கப்பட்டன. அவரது உணவில் 20% மாவுச்சத்து, 50% கொழுப்பு, 30% புரதம் இருந்தன.

அதன்பின் பிரமிக்கத்தக்க மாற்றங்கள் நிகழ்ந்தன. இரு வாரங்களில் அவருக்கு ஊசி மூலம் இன்சுலின் செலுத்துவது நின்றது. பேலியோ உணவால் 19 கிலோ எடை குறைந்து ஹெச்பிஏ1சி அளவுகள் 8.5 எனும் அளவில் இருந்து 6.5 எனும் அளவுக்கு இறங்கியது. இதன் பின்னரே அவரது சிறுநீரகத்தின் செயல்திறன் அதிகரித்தது. இரண்டரை ஆண்டுகள் கழித்து அவரது சிறுநீரகப் பாதிப்பு விலகியது. அவர் இப்போது நல்ல நிலையில் இருக்கிறார்.

எனவே பேலியோ டயட் - டயபடிக் நெப்ரோபதி, ரத்தச் சர்க்கரைக் கட்டுப்பாடு, உடல் எடைக் குறைப்பு போன்றவற்றுக்கு சிறப்பான தீர்வாக அமையும்...' என்கிறார் ஜோர்கன் நெல்சன். (இணைப்பு: <www.ncbi.nlm.nih.gov/pmc/articles/PMC1523335/)

(ஹெச்பிஏ1சி (HbA1c) பரிசோதனை பற்றித் தெரிந்துகொள்வோம். நாம் சாப்பிடும் உணவு, க்ளுகோஸாக (சர்க்கரை) மாற்றப்பட்டு ரத்தத்தில் கலக்கிறது. மேலும், நம் கல்லீரலும் க்ளுகோஸை உற்பத்தி செய்கிறது. இந்த க்ளுகோஸ், உடலில் உள்ள திசுக்களுக்கு ஆற்றல் அளிப்பதற்காக ரத்தத்தில் கலக்கிறது. நம்முடைய ரத்தத்தில் ரத்தச் சிவப்பு அணுக்கள் உள்ளன. க்ளுகோஸானது இந்தச் சிவப்பு அணுவில் சுலபமாக ஒட்டிக்கொள்ளும். இந்த ரத்தச் சிவப்பு அணுக்கள் 8 முதல் 12 வாரங்கள் வரை இருக்கும். அதன் பிறகே அவை அழிக்கப்படும். எனவே, ரத்தச் சிவப்பு அணுவைப் பரிசோதனை செய்வதன் மூலம், 8

முதல் 12 வாரங்களில் ஒருவருடைய ரத்தத்தில் சர்க்கரை அளவு எவ்வளவு இருக்கிறது என்பதைக் கண்டறிய முடியும்.)

ஆனல்ஸ் ஆஃப் மெடிசின் (Annals of Medicine) எனும் புகழ் பெற்ற மருத்துவ ஜர்னலில் 2014-ம் ஆண்டு மருத்துவப் பேராசிரியர் லீனா ஜொனாசன் (Lena Jonasson) தலைமையில் நடந்த ஆய்வு ஒன்றில் பேலியோ டயட்டும், மாவுச்சத்து அதிகமுள்ள குறைந்த கொழுப்பு டயட்டும் ஒப்பிட்டுப் பார்க்கப்பட்டன. சர்க்கரை நோய் உள்ள நோயாளிகள் இன்ஃப்ளமேஷன் எனும் உள்காயத்தால் பாதிப்புக் குள்ளாவது வழக்கம். இந்த உள்காயமே மாரடைப்பு, அல்சர், முடக்கு வாதம் போன்ற பலவகை வியாதிகளுக்குக் காரணம் என்பதை கடந்த அத்தியாயங்களில் கண்டோம்.

பேராசிரியர் லீனா ஜொனாசன் தலைமையில் நடந்த இந்த ஆய்வில் சர்க்கரை நோயாளிகளுக்குக் குறைந்த கொழுப்பு உள்ள சாதாரண டயட்டால் உடல் எடை குறைகிறதே ஒழிய அவர்கள் உள்காயம், சர்க்கரை அளவுகள் போன்றவற்றில் மாறுதல் ஏற்படுவதில்லை எனக் கண்டறியப்பட்டது அதேசமயம் உணவில் உள்ள மாவுச்சத்தை குறைக்கும் பேலியோ டயட்டைப் பின்பற்றிய சர்க்கரை நோயாளி களுக்கு உடல் பருமன் குறைந்தது. ரத்தத்தில் சர்க்கரை அளவுகளும் குறைந்தன. இன்ஃப்ளமேஷன் எனப்படும் உள்காயமும் பெருமளவில் குறைந்ததை இந்த ஆய்வு உறுதிப்படுத்தியது. (இணைப்பு: www.ncbi.nlm.nih.gov/pmc/articles/PMC4025600/)

ஆக, பேலியோ டயட், சர்க்கரை நோய்க்குச் சிறந்த மருந்து என்பதையும் தாண்டி சர்க்கரை நோயால் விளையும் சிறுநீரக நோய்களில் இருந்தும் நோயாளிகளைப் பாதுகாக்கிறது என்பதை அறிய முடிகிறது. சர்க்கரை நோயைக் குணப்படுத்துகிறது. எடையைக் குறைத்து, ரத்த அழுத்தத்தைச் சீராக்கி, ஹெச்பிஏ1சி அளவுகளைக் குறைக்கிறது. ஆபத்தான வியாதிகளை வரவழைக்கும் உள்காயத்தைக் குணப்படுத்தி, சிறுநீரகத்தின் செயல்திறனையும் அதிகரித்து, கெட்டுப்போகும் நிலையில் இருந்த சிறுநீரகத்தை இயல்பு நிலைக்கும் கொண்டுவருகிறது. இத்தனை முன்னேற்றங்கள் பேலியோ டயட்டால் உண்டாகின்றன.

இந்நிலையில் பேலியோ டயட் இதயத்துக்குக் கெடுதலானது, மாரடைப்பை வரவழைக்கக்கூடியது என அஞ்சுவதில் ஏதேனும் பொருள் உண்டா? ஆண்டுக்கணக்கில் மருந்து, மாத்திரை உட்கொண்டு, லேசர் சிகிச்சையால் குணமாகாத வியாதிகள் எல்லாம் பேலியோ டயட்டால் குணமானதாக மருத்துவ ஜர்னல்களில் வெளியான ஆய்வுகள் கூறுகின்றன. இதை விடவும் வலுவான ஆதாரம் வேற என்ன

வேண்டும்? இதற்குப் பிறகும் சர்க்கரை நோயாளிகள், சிறுநீரகப் பாதிப்புக்கு ஆளானவர்களுக்குத் தானிய உணவுகளையும், மாவுச்சத்து உள்ள பிஸ்கட், சப்பாத்தி போன்றவற்றையும் கொடுப்பதில் ஏதேனும் அர்த்தமுண்டா?

சரி, டைப் 1 டயபடிஸ் எனப்படும் பிறப்பில் வரும் சர்க்கரை நோய்க்கு இதனால் பலன் உண்டா?

டைப் 1 சர்க்கரை நோய் ஏன் வருகிறது?

இதற்கான காரணங்கள் மருத்துவ உலகால் சரிவர விளக்கப்பட வில்லை. ஆனால் இவ்வியாதி உள்ளவர்களுக்கு சிறுவயதிலேயே பாதிப்புகள் ஏற்படும். சிறுவயதிலேயே உடலின் இன்சுலின் உற்பத்தித் திறன் பாதிக்கப்பட்டுவிடும். இதனால் உணவில் உள்ள மாவுச்சத்தை சரிவரக் கையாளும் திறனை உடல் இழந்துவிடும். விளைவு - சிறுவயதிலேயே இன்சுலின் ஊசி எடுக்கும் நிலைக்கு இவர்கள் ஆளாவார்கள்.

பேலியோ டயட், டைப் 1 சர்க்கரை நோயைப் பெருமளவு கட்டுப்படுத்துகிறது. பிறப்பால் வருவது என்பதால் இதை முழுவதும் உணவால் குணப்படுத்துதல் சாத்தியமில்லை. ஆனால், பேலியோ உணவால் ரத்தத்தில் இருக்கும் சர்க்கரை அளவுகள் கட்டுப்படுத்தப் படுகின்றன. டைப் 1 சர்க்கரை நோயாளிகள் எடுக்கும் இன்சுலின் ஊசி அளவையும் இது குறைக்கிறது. மேலும் அவர்களுக்கு ஏற்படும் உள்காயம், சிறுநீரகப் பிரச்னைகள் போன்ற பலவகை வியாதிகளையும் கட்டுக்குள் வைக்க பேலியோ டயட் உதவுகிறது.

ஆரோக்கியம் - நல்வாழ்வு ஃபேஸ்புக் குழுவில் உள்ள அதன் மூத்த உறுப்பினர் சிவராம் ஜெகதீசன் டைப் 1 சர்க்கரை நோயை பேலியோ உணவுமுறை மூலம் வெற்றிகரமாக எதிர்கொண்டு வருபவர். அவர் தன் அனுபவங்களை நம்மிடையே பகிர்ந்துகொள்கிறார்:

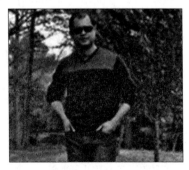

சிவராம் ஜெகதீசன்

‘கடந்த 29 வருடங்களாக டைப் 1 சர்க்கரை நோயுடன் இன்சுலின் ஊசி எடுத்துக்கொண்டு வாழ்ந்து வருபவன். 1986-ல், +2 மாணவனாக இருந்தபோது எனக்குச் சர்க்கரை நோய் இருப்பது தெரியவந்தது. உடற்சோர்வுடன் நடப்பதே சிரமமாக இருந்த காலகட்டம். தொடர்ச்சியான எடை இழப்புக்குப் பிறகு நான் மருத்துவமனையில் அனுமதிக்கப்பட்டபோது என் எடை 37 கிலோ! மருத்துவமனையில் இருந்த இரண்டு மாதத்தில் தினமும் ஐந்து ஊசிகள்! ஆனால் ஒன்றும் பயனில்லை. எடை கொஞ்சம் ஏறி 39 கிலோவாக ஆனது!

அதன்பின் என் தந்தையின் நண்பர் ஒருவரின் அறிவுரையின் பேரில் கோவை ராம் நகரில் உள்ள டயபடிஸ் ரிசர்ச் சென்டருக்குச் சென்றோம். அதை நடத்திக் கொண்டிருந்த டாக்டர் முனிரத்னம் செட்டி என்ற சேவை மனப்பான்மையுள்ள மாமனிதர்தான் இன்று நான் உயிருடன் இருக்கக் காரணம். அவருடைய ஆய்வகத்தில் நாம் உண்ணும் இட்லி முதல் அனைத்து உணவுகளுக்குமான மருத்துவக் குறிப்பும் அதன் கலோரி அளவுகளும் விளக்கப்பட்டிருந்தன. அவர் நீரிழிவுக்கு மருத்துவம் பார்த்தார் என்பதை விடவும் நோயாளிகளுக்கு நீரிழிவைப் பற்றிய விழிப்புணர்வை ஊட்டினார் என்றே சொல்ல வேண்டும். அங்குதான் இனி வாழ்க்கை முழுதும் ஊசி போட வேண்டும் என்பதைச் சொல்லி எப்படித் தொடையிலும் வயிற்றுப் பகுதிகளிலும் தானே இன்சுலின் ஊசி போட்டுக் கொள்வது என்பது குறித்தும் கற்றுக் கொடுத்தார்கள். இரண்டு வகையான மருந்தைக் கலந்து தொடையில் ஊசி போட வேண்டும். இப்போது இருப்பதைப் போல டிஸ்போசபிள் ஊசிகள் அப்போது கிடையாது. காலையில் 70 யூனிட் மாலையில் 60 யூனிட். அப்போது இனிப்பு மட்டும் சாப்பிடாமல் மற்ற அனைத்தையும் சாப்பிட்டு இன்சுலினும் போட்டுக் கொள்வேன். முனிரத்னம் செட்டியிடம் மருத்துவம் பார்த்த பிறகு ஒரு மாதத்தில் என் எடை 55 கிலோவாக ஆனது.

அந்த மருத்துவ மையத்தின் மூலமாகத்தான் எந்த உணவை உண்டாலும் சர்க்கரை அளவுகள் அதிகமாகும் என்பதையும் இன்சுலின் போடுவதால் எப்படி ரத்தச் சர்க்கரை அளவு குறையும் என்பதையும் கற்றுக் கொண்டேன். சர்க்கரை அளவு குறைவதை உடனடியாக சரி செய்ய எப்போதும் 50 கிராம் சர்க்கரையைப் சட்டைப் பாக்கெட்டிலேயே வைத்துக் கொண்டிருப்பேன்.

இதனிடையே படிப்பும் தொடர்ந்து கொண்டிருந்தது. திருமணம் ஆகி, குழந்தைகளும் பிறந்தார்கள்.

அப்போது மாட்டின் கணையத்தில் (pancreas) *இருந்து எடுக்கப்பட்ட இன்சுலின் உபயோகத்தில் இருந்தது. 1998-ம் ஆண்டு அமெரிக்கா வந்த*

பிறகு ஹியூமன் இன்சுலின் (Human insulin) அறிமுகமானது. செயற்கையான முறையில் பரிசோதனைக்கூடத்தில் உருவாக்கப்படும் இன்சுலின் அது. 2000-ம் வருடத்திலிருந்து மூன்று மாதங்களுக்கு ஒருமுறை முழு ரத்தப் பரிசோதனை எடுத்துக் கொண்டும், உடற்பயிற்சி, இன்சுலின் உதவியுடன் காலம் ஓடிக்கொண்டிருந்தது. பிறகு 2006-ல் இன்சுலின் பேனா (Insulin pen) அறிமுகம் ஆனது. (இன்சுலின் பேனா என்பது டிஸ்போசபிள் ஊசி. சாதா ஊசியில் மருந்தைத் தனியாக எடுத்து அளந்து ஊசி போட வேண்டும். இதில் ஏற்கனவே ஊசியில் இன்சுலினை ஏற்றி வைத்திருப்பார்கள். நாம் ஊசி போட்டுக்கொண்டு பிறகு மூடிவைத்துவிடலாம். நாலைந்து தடவை பயன்படுத்தலாம். மருந்து தீர்ந்தபின் வீசிவிடலாம்.)

அப்போதிருந்து பேலியோ உணவுமுறைக்கு மாறும்வரை எனது இன்சுலின் அளவுகளில் மாற்றம் நிகழவில்லை. எடையும் கிட்டத்தட்ட 70 கிலோ என்கிற அளவிலேயே இருந்து கொண்டிருந்தது. வழக்கமான உணவுடன் ஹெச்பிஏ1சி-யையும் ரத்தச் சர்க்கரையையும் கட்டுக்குள் வைத்திருந்தேன்.

2014-ம் ஆண்டு பிற்பகுதியில்தான் ஆரோக்கியம் - நல்வாழ்வு ஃபேஸ்புக் குழுமம் அறிமுகமானது. முதலில் பார்த்தபோது ஒன்றும் புரியவில்லை. முழுக்க முழுக்க தவறான உணவுமுறையாகப் பட்டது. இருந்தாலும் தொடர்ந்து அதைப் பற்றி படித்ததால், பேலியோ டயட் பற்றிய புரிதல் உண்டானது. குறைந்த அளவிலான மாவுச்சத்து, அதிகக் கொழுப்பு - பேலியோ டயட்டின் இந்த அறிவியலைப் புரிந்துகொண்டேன்.

ஒரு ஞாயிற்றுக் கிழமை, நானும் பேலியோ டயட்டைப் பின்பற்ற ஆரம்பித்தேன். காலையில் வழக்கம்போல 70 யூனிட் இன்சுலின் மருந்தை ஊசி மூலம் போட்டுக்கொண்டு பிறகு 100 பாதாம் சாப்பிட்டேன். சாப்பிடும் முன்பு சர்க்கரை அளவு 145. என் கணக்குப்படி 100 பாதாம் 700 கலோரிகள். அதாவது 5 இட்லி, சாம்பார் - சட்னியுடன் சாப்பிடும் அளவு. இது சாதாரணமாக 4 மணி நேரத்துக்குத் தாங்க வேண்டும் (அடுத்தவேளை வரை). ஆனால் நடந்தது வேறு. 30 நிமிடத்திலேயே லோ சுகருக்கான அறிகுறிகள் தென்பட்டன. ஒன்றும் புரியாமல் சர்க்கரைப் பரிசோதனை செய்தபோது அது 64 எனக் காட்டியது. உடனடியாக ஐஸ்கிரீம், சாக்லேட் எனச் சாப்பிட்டு அதை அதிகரித்தேன். பேலியோ டயட்டைப் பின்பற்ற ஆரம்பித்தபோது இன்சுலின் அளவைக் குறைக்காதது என் தவறு. மிகவும் பதற்றமாகி நியாண்டர் செல்வனிடம் ஆலோசனை கேட்டேன். பிறகுதான் நான் செய்த தவறு புரிந்தது.

அதன்பிறகு, பேலியோ உணவுமுறையால் இன்சுலின் அளவைப் பாதியாகக் குறைத்தேன். சில வாரங்களில் மூன்றில் ஒரு பங்காகக் குறைத்த பிறகுதான் ஓரளவு லோ சுகர் கட்டுக்குள் வந்தது. மூன்று மாதம் கழித்து எடுத்த ரத்தப் பரிசோதனையில் பயப்படும்படி எந்த மாற்றமும் ஏற்படவில்லை. கொலஸ்டிரால் சிறிது அதிகமாகியிருந்தது. அடுத்த இரு பரிசோதனைகளில் கொலஸ்டிராலும் சர்க்கரை அளவும் கட்டுக்குள் வந்தன.

காலையில் பாதாம், மதியம் முட்டை, இரவு இறைச்சி. பால், காய்கறிகளையும் சேர்த்துக்கொள்கிறேன். இதுதான் என் பேலியோ டயட் (தற்போது வாரம் ஓரிரு வேளைகள் மட்டும் தென்னிந்திய உணவுகள்.) டைப் 1 சர்க்கரை நோயைக் குணப்படுத்த முடியாது. ஆனால், மூன்றில் ஒரு பங்காக இன்சுலின் அளவுகளைக் குறைத்துக்கொண்டது பெரிய விஷயம். மேலும் எடை அதிகமாகும் என்கிற பயமும் இப்போது இல்லை. என் அனுபவம், வாசிப்பு இவற்றை அடிப்படையாகக் கொண்டு ஆரோக்கியம் - நல்வாழ்வு ஃபேஸ்புக் குழுமத்தில் 'உன்னை வெல்வேன் நீரிழிவே' என்ற தொடரை எழுதி வருகிறேன். பேலியோ டயட்டின் ஆதரவில் என் பயணம் தொடர்கிறது.

14

சைவ பேலியோ

உலகில் சைவ உணவு நெறிக்கொள்கையை முதலில் அறிமுகப்படுத்திய நாடு, இந்தியா. உலக வரலாற்றில் பதிவான முதல் சைவ உணவு நெறியாளர் என ஜைன தீர்த்தங்கரர் பார்சுவநாதரைக் குறிப்பிடலாம். அவர் 23-ம் ஜைன தீர்த்தங்கரர். வேத காலத்துக்கும் முந்தைய கிமு 9-ம் நூற்றாண்டில் பிறந்தவர்.

பார்சுவநாதர் காலத்துக்கு முன்பும் சைவ உணவு நெறியாளர்கள் இருந்திருக்கலாம். ஆனால் அவர்கள் வரலாற்றில் பதிவாகவில்லை. ஆக 23-ம் ஜைன தீர்த்தங்கரரான பார்சுவநாதர் மற்றும் 24-ம் தீர்த்தங்கரரான மகாவீரர் ஆகிய இருவருமே இந்தியாவில் சைவ உணவு நெறி பரவியதற்கு முழுக் காரணம் என்று கூறலாம். கொல்லாமை, அகிம்சை, உயிர்களிடத்தில் கருணை போன்றவற்றை வாழ்க்கை நெறியாக மாற்றி, உலகமெங்கும் பரப்பிய மதம் என்று சமண மதத்தைக் குறிப்பிடமுடியும்.

சமணம் மௌரிய மன்னர்களின் அரசவம்ச மதமாகி, சைவ நெறி நாடெங்கும் பரவியது. புத்தரும் உயிர்ப்பலியைக் கண்டித்தார். இந்தியாவில் முதல்முதலாகப் பசுவதை தடைச் சட்டத்தைப் பிறப்பித்த மன்னர், அசோகர். இன்று உலகெங்கும் நனிசைவ இயக்கங்கள் பெருகி வருகிறது. அதற்கான வித்து, இந்தியாவில் பல்லாயிரம் ஆண்டுகளுக்கு முன்பு பார்சுவநாதராலும், மகாவீரராலும் இடப்பட்டது.

(வீகன் என்று அழைக்கப்படும் நனி சைவத்தின் (சுத்த சைவம்) உணவு முறையில் பால் பொருள்களை அறவே தவிர்க்கப்படவேண்டும். விலங்கினங்களில் இருந்து பெறப்படும், தயிர், மோர், நெய், வெண்ணெய், பாலாடைக் கட்டி மற்றும் தேன் என எந்த உணவுக்கும் இதில் இடமில்லை. காய்கறிகள், பழங்கள், கீரைகள், முழு தானியங்கள் போன்றவற்றை உண்ணவேண்டும்.)

அதேசமயம் சமணம், பௌத்தம் ஆகியவை மன்னர்களின் மதமாக இருந்த சமயம், எளிய மக்களின் மதமாக அன்று இருந்த சிறுதெய்வ வழிபாட்டு முறைகள் காலப்போக்கில் ஒருங்கிணைந்து இந்து சமயமாக உருவெடுத்தன. இந்து, பௌத்தம், சமணம் ஆகிய மதங்கள் ஒன்றாக வளரும்போது ஒன்றின் கொள்கையை இன்னொன்று உள்வாங்கியே வளர்ந்தன. சமணத்திலும் ராமாயணம் உண்டு, இந்து சமயத்தில் புத்தர் ஒரு அவதாரமாகக் கருதப்படுகிறார். இன்றிருப்பது போல சைவம், அசைவம் என இறுகிய போட்டி மனப்பான்மை அன்றைய சைவர்கள், அசைவர்களிடையே இருக்கவில்லை.

பேலியோலிதிக் காலம் (கற்காலம்) என்பது 26 லட்சம் ஆண்டுகள் பழமையானது. நாகரிகங்கள், தெய்வங்கள், பண்பாடுகள், நகர்ப்புறக் குடியிருப்புகள் ஆகியவை கடந்த பத்தாயிரம் ஆண்டுகளில் உருவானவையே. புலால் உணவின் வரலாற்றுத் தொன்மையை ஆராய்ந்தால் அது வரலாற்றுக் காலத்தையும் தாண்டிச் செல்லும். சமீபத்திய சில ஆய்வுகளின்படி, இந்தியரில் 31% பேரே சைவ உணவு நெறியாளர்கள் என்றும் 69% இந்தியர்கள் புலால் உண்பவர்களே என்றும் கூறப்படுகிறது. இதைப் பண்டைய காலகட்டத்துடன் ஒப்பிட்டால், சிறிது வித்தியாசப்படலாம். மற்றபடி இந்தியாவில் மக்கள் சைவ உணவுநெறியைப் பெருமளவில் பின்பற்றிய காலகட்டம் என எதுவுமிருப்பதாகத் தெரியவில்லை.

பேலியோ டயட் என்பதே கற்கால மனிதனின் புலால் உணவு வழிமுறைதான் என்றாலும், நம் பண்பாட்டின் அடிப்படையில் சைவ பேலியோ டயட் என்பதை முதல்முறையாக அறிமுகப்படுத்தியது, ஆரோக்கியம் - நல்வாழ்வு ஃபேஸ்புக் குழுதான். மக்கள் தொகையில் மூன்றில் ஒரு பங்கினரின் நம்பிக்கையை மதிக்க வேண்டியது நம் கடமை அல்லவா! வியப்பளிக்கும் வகையில் முட்டை கூட சேர்க்காத சைவ பேலியோ உணவுமுறையால், மருந்துகளால் குணமாகாத ரத்த அழுத்தம் போன்ற வியாதிகளை ஆரோக்கியம் - நல்வாழ்வு குழுவில் உள்ள சிலர் வெற்றி கண்டார்கள்.

அவர்களின் அனுபவங்களை முதலில் பார்த்துவிடலாம்.

பொன். கிருஷ்ணசாமியின் சைவ பேலியோ அனுபவங்கள்:

‘பேலியோ டயட்டை 2014 நவம்பர் முதல் கடைப்பிடிக்க ஆரம்பித்தேன். நான் முட்டை கூட உண்ணாத சைவ உணவுப் பழக்கம் உள்ளவன். எனவே அதே உணவுமுறையில்தான் என் பேலியோ டயட்டும் இருந்தது. அப்போது என் எடை 97 கிலோ (உயரம் 173 செ.மீ). கூடுதல் எடையோடு ரத்த அழுத்தமும் 10 வருடங்களாக பிரச்னை கொடுத்து வந்தது. காலையில் 5 மி.கி., இரவில் 2.5 மி.கி. என இந்தப் பத்து வருடங்களும் மாத்திரைகளை எடுத்துக்கொண்டிருந்தேன். நண்பர் கோகுல் ஜி-யின் பரிந்துரையின் பேரில் பேலியோ டயட்டைப் பின்பற்ற ஆரம்பித்தேன்.

முதல் மாதத்தில் கிட்டத்தட்ட 10 கிலோவைக் (87.8) குறைத்தேன். அதுவும் முதல் 5 நாள்களில் 4 கிலோ வரை குறைந்தது. 15 நாள்களில் ரத்த அழுத்தத்துக்காக எடுத்துவந்த மாத்திரைகளை அடியோடு நிறுத்தினேன். இன்றுவரை அதே நிலைமைதான். சைவ பேலியோ டயட்டால் இந்தளவு பலன் இருக்குமா என்று பலருக்கும் ஆச்சர்யம்’.

என்னுடைய டயட் இதுதான்:

காலையில் 5.30 மணிக்கு ஒரு டம்ளர் பால்.

7.30 மணிக்கு 100 எண்ணிக்கைகள் கொண்ட பாதாம். தானியம் சாப்பிடக்கூடாது என்பதால் காலையில் தோசை, இட்லியைத் தவிர்த்து நட்ஸ் சாப்பிட்டேன்.

மதியம் - கீரைப்பொரியல் அல்லது வெஜிடபிள் சாலட். கூடுதலாக ஒரு கப் தயிர்.

மாலை வேளையில் சில சமயங்களில் மட்டும் சர்க்கரை இல்லாத காபி.

இரவில் வெஜிடபிள் சூப் கட்டாயம் உண்டு. கூடவே பனீர் மஞ்சூரியன். காலிஃபிளவர் மஞ்சூரியன் அல்லது காய்கறி பொரியலையும் (கேரட், வெண்டைக்காய், புடலை) அவ்வப்போது சேர்த்துக்கொள்வேன். இரவு வேளையில் பனீரைத் தினமும் எடுத்துக்கொண்டேன். சமையலுக்கு நல்லெண்ணெய் மற்றும் நெய் பயன்படுத்தினோம்.

6 நாள்கள் தீவிரமாக பேலியோ டயட்டைக் கடைப்பிடிப்பேன். ஞாயிற்றுக்கிழமை மட்டும் ஒரு கப் சாதம் சாப்பிடுவேன். அமாவாசை, கிருத்திகை தினத்தன்றும் அதேபோல ஒரு கப் சாதம். இந்த உணவுமுறையால் தூக்கம் வருமா என்று சந்தேகம் இருந்தது. ஆனால் டயட்டின் முதல் வெற்றியே நல்ல தூக்கம்தான்.

பேலியோ டயட் என்றால் இவ்வளவுதானே, நான் பார்த்துக் கொள்கிறேன் என்று ஆரம்பித்தால் சரியாக வராது. ஆரம்பத்தில் நிறைய கேள்விகள், சந்தேகங்கள் எழும். எனவே பேலியோ டயட் ஃபேஸ்புக் குழுமத்திடம் ஆலோசனைகள் பெற்று டயட்டைப் பின்தொடர்வது நல்லது. குழுவைச் சேர்ந்த நண்பர் சிவராம் ஜெகதீசன் சொன்ன அறிவுரையின் பேரில் இப்போது உடற்பயிற்சிகள் செய்ய ஆரம்பித்துள்ளேன். எனக்கே நம்பமுடியவில்லை. எடைக்குறைப்பு, உடற்பயிற்சி எல்லாம் சேர்த்து 10 வயது குறைந்ததுபோல தோற்றம் அடைந்துள்ளேன். முதலில் என்னால் வாக்கிங் போகவே முடியாது. பிறகு ஒரு கிலோ மீட்டர் தூரத்தை 14.2 நிமிடங்களில் கடந்தேன். இப்போது 9.5 நிமிடங்களில் ஒரு கிலோ மீட்டரைக் கடக்கமுடியும்.

பேலியோ டயட்டால் வாழ்க்கை குதூகலமாக உள்ளது. சரியான மனநிலையுடனும் சுறுசுறுப்பாகவும் உள்ளேன். தற்போது ஒத்த கருத்துடைய பேலியோ நண்பர்கள் வாட்ஸாப் குழு ஒன்றைத் தொடங்கி டயட் தகவல்களைப் பரிமாறிக் கொள்கிறோம்.

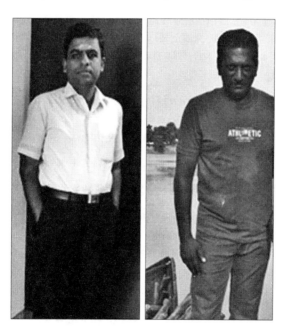

என்.சொக்கன் - பொன்.கிருஷ்ணசாமி

எழுத்தாளர் என். சொக்கனும் சைவ பேலியோ டயட்டைப் பின்பற்றுபவர். அவரிடம் ஒரு மினி பேட்டி:

பேலியோ டயட்டுக்கு எப்படி வந்தீர்கள்?

வெண்பா எழுதிவந்தேன் வேடிக்கை அல்ல, நிஜமாகத்தான். க்ரீன் டீயைப் பாராட்டி நான் ஒரு வெண்பா எழுத, அதைப் படித்த நண்பர் ஒருவர் என்னை உடல்நலத்தில் அக்கறையுள்ளவன் என்று நினைத்து பேலியோ குழுமத்துக்கு அழைத்துவந்தார். கொஞ்சம் சந்தேகத்துடன் உள்ளே நுழைந்து அங்குள்ள விவரங்களை வாசிக்கத் தொடங்கினேன். ஒவ்வொன்றாக முயன்று பார்த்து எனக்குப் பிடித்தவற்றை, இயன்றவற்றைப் பின்பற்றத் தொடங்கினேன்.

பேலியோ டயட்டில் என்ன சாப்பிட்டீர்கள்?

பேலியோ பெரும்பாலும் மாமிச டயட்டாகவே அறியப்பட்டிருந் தாலும், முட்டை, மாமிசம் சாப்பிடாத நானும் அதனை ஓரளவு மாற்றிப் பயன்படுத்திக்கொள்ள இயன்றது. புரதக்குறைபாட்டைமட்டும் சரி செய்ய இயலவில்லை.

எடைக்குறைப்புக்காக நான் தொடர்ந்து சாப்பிட்டவை: புல்லட் ப்ரூஃப் காஃபி, ஊறவைத்த பாதாம், காய்கறிக் கூட்டு/ பொரியல்/ கீரை, பனீர், சீஸ், வால்நட், முந்திரி, தயிர், நெய், கொய்யாக்காய், ஃப்ளாக்ஸ் சீட் தூள், நீர்த்த காய்கறி சூப், தேங்காய் அதிகமுள்ள முற்றிய இளநீர், எப்போதாவது க்ரீன் டீ.

பேலியோவில் எடைக்குறைப்பு நேரத்தில் அனுமதிக்கப்பட்டுள்ள ஒரே பழமான அவகோடா எனக்கு அவ்வளவாகப் பிடிக்கவில்லை. வேர்க் கடலை பேலியோவில் இல்லை என்றாலும் விரும்பி எடுத்துக் கொண்டேன்.

எடைக் குறைப்பைத் தாண்டி வேறு நன்மைகள் ஏதாவது?

முக்கியமாகக் களைப்பு இல்லாமல் நாள்முழுக்கச் சுறுசுறுப்பாகப் பணியாற்ற இயன்றது, அடுத்து, இடுப்பளவு, எடை குறைந்தது. ஆனால் தொப்பை குறையவில்லை, அதற்கான உடற்பயிற்சிகளைக் கண்டறியவேண்டும்.

சுற்றுப்பயணம் செய்யும்போதும் உறவினர் வீடுகளுக்குச் செல்லும்போதும் ஏற்படும் சிரமங்களை எப்படிச் சமாளிக்கிறீர்கள்?

ஊர் சுற்றும்போது முந்திரி அல்லது பாதாம் வறுத்து எடுத்துச் சென்றுவிடுவேன், அப்புறம் இருக்கவே இருக்கின்றன தயிர் பாக்கெட், சர்க்கரை போடாத காபி, இளநீர் போன்றவை. உறவினர்களிடமும் இதையே சொல்லிவிடுகிறேன், 'கொஞ்சம் பொரியல், கூட்டு

எக்ஸ்ட்ராவா கொடுங்க.' என்று முன்னாலேயே சொல்லிவிட்டால் மகிழ்ச்சியோடு செய்கிறார்கள்.

●

சைவ பேலியோ டயட்டில் என்ன சாப்பிடலாம்?

காலை உணவு: *100 பாதாம் பருப்புகள் (வறுத்தது அல்லது நீரில் 12 மணிநேரம் ஊற வைத்தது). பாதாம் விலை அதிகம் எனக் கருதுபவர்கள் பட்டர் டீ உட்கொள்ளலாம்.*

மதிய உணவு: *பேலியோ காய்கறிகளில் ஏதாவது ஒன்று, 1/2 கிலோ. நன்றாக நெய் விட்டு வதக்கலாம். தேங்காய் சேர்த்துக்கொள்ளலாம்.*

இரவு: *பனீர் மஞ்சூரியன், பனீர் டிக்கா.*

சைவ பேலியோ டயட்டால் நல்ல கொலஸ்டிரால் எனப்படும் எச்டிஎல் அதிகரிக்கும், உடல் எடை குறையும், ரத்த அழுத்தம் சீராகும், சர்க்கரை வியாதி கட்டுக்குள் வரும்.

சைவ பேலியோ டயட்டின் சவால்கள்

மனிதனின் ஆரோக்கியம், புலாலில் மட்டுமே கிடைக்கும் சிலவகை வைட்டமின்கள், மினரல்களை நம்பியுள்ளது. சைவ உணவுமுறை களைப் பின்பற்றுபவர்களுக்கு அசைவர்களுக்கு வராத சில சிக்கல்கள் ஏற்பட வாய்ப்புண்டு. அவற்றை எப்படிச் சமாளிப்பது? பார்க்கலாம்.

புரதம்

சைவர்களின் முதல் சவாலே புரதம்தான். இந்திய அரசு அளிக்கும் புள்ளிவிவரப்படி 30% இந்தியர்கள் புரதக் குறைபாட்டால் பாதிக்கப் பட்டுள்ளார்கள். அந்த முப்பது சதவிகிதத்தில் 46% பேர் பள்ளிக் குழந்தைகள். இவர்கள் எல்லாருமே சைவர்கள் எனச் சொல்ல முடியாது. இந்தியாவில், அசைவராலுமே முட்டை, இறைச்சி போன்ற புரதம் மிகுந்த உணவுகளை அன்றாடம் உண்ண முடியாது. எனவே புரதக் குறைபாடு இந்தியா முழுவதையும் பாதிக்கும் விஷயம் என்பதை மனத்தில் கொள்ளவேண்டும்.

மற்ற வைட்டமின்களைபோல புரதத்தை உடலால் தேக்கி வைக்க முடியாது. அன்றாடத் தேவைகளுக்கான புரதத்தை அன்றாட உணவின் மூலமே அடையவேண்டும். ஏதோ ஒருநாள் இரு மடங்கு புரதம் எடுத்துக்கொள்வதால் எந்தப் பயனும் இல்லை.

இந்திய அரசின் நெறிமுறைகளின்படி சராசரி ஆண் 60 கிராம் புரதம் எடுக்கவேண்டும். பெண்ணுக்கு 55 கிராம் புரதம் தேவை. கடும் உடற்பயிற்சி, மகப்பேறு, பாலூட்டுதல் போன்றவற்றால் புரதத் தேவைகள் இன்னமும் தேவைப்படும். இதிலும் தாவரப் புரதங்கள் முழுமையாக நம் உடலில் சேர்வது கிடையாது. மிருகப் புரதங்களே நம் உடலில் முழுமையாகச் சேர்கின்றன. உதாரணமாக முட்டையில் இருக்கும் புரதம் 100% அளவில் நம் உடலுக்குள் செல்கிறது. ஆனால், கோதுமையில் உள்ள புரதத்தில் 30% அளவே நம் உடலில் சேர்கிறது. பீன்ஸ், பருப்பு போன்ற சைவ உணவுகளில் புரதம் அதிகமாக உள்ளன. ஆனால், அவற்றில் உள்ள அமினோ அமிலங்கள் முழுமையாக இல்லாததால் பாதிக்கும் மேலான பீன்ஸின் புரதங்கள் நம் உடலில் சேராமல் கழிவாக சிறுநீரகத்தால் வெளியேற்றப்படுகின்றன. (அமினோ அமிலங்கள் உடலின் மிக முக்கியமான வகை அமிலங்கள். புரதங்களைக் கட்டமைக்கும் தன்மை கொண்டவை. மொத்தம் 20 அமினோ அமிலங்கள் உள்ளன. ஆனால் இவற்றில் சில வகை அமினோ அமிலங்கள் மட்டுமே பீன்ஸ், பருப்பில் உள்ளன.)

சைவர்கள் பேலியோ உணவில் தினமும் 100 கிராம் அளவுக்குப் பாதாம் எடுத்தால் 23 கிராம் புரதம் கிடைக்கும். 500 கிராம் பனீரில் 20 கிராம் புரதம் உள்ளது. இந்த இரண்டையும் சாப்பிட்டால் மொத்தம் 43 கிராம் அளவே புரதம் உடலைச் சேரும். தேங்காய், காய்கறிகளில் உள்ள புரதத்தை குத்துமதிப்பாக ஒரு ஏழெட்டு கிராம் என்று வைத்துக் கொண்டாலும் சைவ பேலியோவால் மொத்தம் 50 - 55 கிராம் அளவே புரதம் கிடைக்கிறது. இது அரசு பரிந்துரைக்கும் அளவை விடவும் குறைவு. எனினும் உடல்நலனைப் பாதிக்கும் அளவு பிரச்னைகளை உண்டுபண்ணாது. பேலியோ அல்லாத சைவ உணவில் பலரும் இதை விட குறைந்த அளவு புரதத்தையே அடைகிறார்கள். அப்படிப் பார்க்கும்போது சைவ பேலியோ உணவுமுறை மேலானது.

வைட்டமின் ஏ

தாவர உணவு எதிலும் வைட்டமின் ஏ கிடையாது. இது பலருக்கும் அதிர்ச்சியாக இருக்கலாம். வைட்டமின் ஏ ஏராளமாக இருப்பதாகப் பலராலும் நம்பப்படும் கேரட், கீரை போன்றவற்றில் துளி கூட வைட்டமின் ஏ கிடையாது என்பதே உண்மை.

வைட்டமின் ஏ-வில் இருவகை உண்டு. ரெடினால் (Retinol) மற்றும் பீடா காரடின் (Beta carotene). இரண்டில் ரெடினாலே உடலில் சேரும் தன்மை கொண்ட வைட்டமின். இதுவே கண்பார்வைக்கும், நோய் எதிர்ப்பு சக்திக்கும் பலன் அளிக்கும் தன்மை கொண்ட வைட்டமின் ஏ ஆகும்.

ஆட்டு ஈரல், மீன் தலை, முட்டையின் மஞ்சள் கரு ஆகியவற்றை உண்ணும்போது அதில் உள்ள ரெடினால் எளிதில் நம் உடலில் சேர்ந்து விடுகிறது. பதிலாக கேரட், கீரையைச் சாப்பிட்டால் அதில் உள்ள பீடா காரடினை ரெடினால் ஆக மாற்றியபிறகே நம் ஈரலால் அதை வைட்டமின் ஏ-வாகப் பயன்படுத்தி உடலுக்கு நன்மையளிக்க முடியும். ஆனால் துரதிர்ஷ்டவசமாக சர்க்கரை வியாதி உள்ளவர்கள், குழந்தைகள், வயதானவர்கள், தைராய்டு சுரப்பியில் பிரச்னை உள்ளவர்கள் போன்றோருக்கு பீடா காரடினை ரெடினாலாக மாற்றுவதில் சிக்கல்கள் ஏற்படுகின்றன. அதனால் அவர்கள் கிலோ கணக்கில் கேரட்டைச் சாப்பிட்டாலும் அவர்களது ஈரலால் அதை ரெடினால் ஆக மாற்ற முடியாது. இதனால் மாலைக்கண் வியாதி, கண்பார்வை குறைபாடுகள் போன்றவை ஏற்படும் வாய்ப்புகள் அதிகமாகின்றன.

ரெடினால் உள்ள உணவுகளான நெய், பால், சீஸ், பனீர் போன்றவை சைவர்களுக்கு உதவும். ஆனால் பாலில் உள்ள கொழுப்பில் மட்டுமே ரெடினால் இருக்கிறது என்பதை நினைவில் கொள்ளவேண்டும். ஆனால் நம் மக்கள் கொழுப்பு இல்லாத பாலை வாங்குவதில்தான் ஆர்வம் செலுத்துகிறார்கள். பாலில் உள்ள கொழுப்பை அகற்றினால் அதில் உள்ள ரெடினாலையும் நாம் சேர்த்தே அகற்றிவிடுகிறோம். பிறகு பாலில் என்ன சத்து இருக்கும்?

நெய், வெண்ணெய் போன்ற பேலியோ உணவுகளை அதிகம் உண்ணுவதால் அதில் உள்ள ரெடினாலின் பயனை சைவர்கள் அடைகிறார்கள். அவர்களின் வைட்டமின் ஏ அளவுகள் அதிகரிக் கின்றன. எனவே சைவ பேலியோவைப் பின்பற்ற எண்ணுபவர்கள் தினமும் அரை லிட்டர் பால் அல்லது பனீரை தவறாமல் எடுத்துக் கொள்வதுடன் தினமும் அதிக அளவிலான நெய், வெண்ணெய் போன்றவற்றையும் சமையலில் பயன்படுத்தவேண்டும்.

பி12 வைட்டமின்

பி12 என்பது முக்கியமான பி வைட்டமின்களில் ஒன்றாகும். பி12 வைட்டமின் குறைபாட்டால் நமக்கு மாரடைப்பு, ஆஸ்துமா, மலட்டுத்தன்மை, மன அழுத்தம் போன்ற பலவகை வியாதிகள் ஏற்படுகின்றன.

துரதிர்ஷ்டவசமாக பி12 வைட்டமின் எந்தத் தாவர உணவிலும் இல்லை. பி12 - புலால், மீன், முட்டை, பால் போன்ற மிருகங்களிட மிருந்து கிடைக்கும் உணவுகளிலேயே காணப்படுகிறது. சைவர்கள் பால், பனீர் போன்றவற்றை உண்பதன் மூலம் பி12 தட்டுப்பாடு

ஏற்படாமல் காத்துக்கொள்ளமுடியும். அதே சமயம் ஒரு நாளுக்கு தேவையான பி12-ஐ அடையவேண்டும் என்றால் தினமும் ஒன்றே கால் லிட்டர் பாலை அருந்தவேண்டும். இது நம்மால் முடியாது அல்லவா! இதன்படி, பால் மட்டுமே உண்ணும் சைவர்களுக்கு பி12 தட்டுப்பாடு உண்டாகும் வாய்ப்பு மிக அதிகம்.

முட்டை சாப்பிடும் சைவர்களால் இதைச் சமாளிக்க இயலும். அவர்களின் புரதத் தேவையும் முட்டை உண்பதால் பூர்த்தி அடையும். ஆனால் பெரும்பாலான சைவர்கள் முட்டையை உணவில் சேர்த்துக் கொள்வதில்லை. அவர்கள் பி12 அளவுகளை மருத்துவப் பரிசோதனை மூலம் அறிந்துகொள்ள வேண்டும். பி12 அளவுகள் உடலில் குறைவாக இருந்தால் ஒவ்வொரு மாதமும் பி12 ஊசி போட்டுக்கொள்ள வேண்டும்.

பதிலாக பி12 அளவை அதிகரிக்க பி காம்ப்ளக்ஸ் மாத்திரைகளையோ, வைட்டமின் மாத்திரைக ளையோ உண்பதால் எந்தப் பலனும் இல்லை. ஏனெனில் மாத்திரைகளில் உள்ள வைட்டமின்கள் செயற்கையாக தொழிற்சாலைகளில் தயாராகுபவை. முட்டை, பாலில் உள்ளதுபோல தரமாகவும், எளிதில் ஜீரணிக்கப்படும் வைட்டமின்களாகவும் அவை இருப்பதில்லை. ஊசி வடிவில் பி12 எடுத்துக்கொண்டால் ஓரளவு அந்த வைட்டமின் உடலில் சேரும் வாய்ப்பு உள்ளது. அது நேரடியாக ரத்தத்தில் கலக்கும் என்பதால்.

15

சூரியனுக்கு ஜே!

மனித உடலுக்குத் தேவையான மூலப்பொருள், வைட்டமின் டி. வைட்டமின் டி மட்டும் ஒரு மருந்தாக இருந்திருந்தால் அதைக் கண்டு பிடித்தவருக்கு நோபல் பரிசு கிடைத்திருக்கும் என விஞ்ஞானிகள் கூறுவதுண்டு. ஆனால் தற்போது வைட்டமின் டி என்பதை வைட்டமின் என்ற நிலையையும் தாண்டி அது உடல்நலனுக்கு இன்றியமையாத ஒரு ஹார்மோன் என விஞ்ஞானிகள் கூறுகிறார்கள். அத்தகைய வைட்டமின் டி-யின் சிறப்பியல்புகளை இந்த அத்தியாயத்தில் பார்ப்போம்.

வைட்டமின் டி என பொதுவாகச் சொல்லப்பட்டாலும் அதில் இரு வகைகள் உண்டு. ஒன்று தாவரங்களில் இருந்து கிடைக்கும் வைட்டமின் டி2. இன்னொன்று சூரியன் மூலம் நமக்கு கிடைக்கும் வைட்டமின் டி3. காளான் போன்ற சில வகைச் செடிகளில் பாசி படிவதால் டி2 வைட்டமின் உண்டாகிறது. டி2 வைட்டமினால் நமக்கு பெரிதாகப் பலன் கிடையாது. ஆனால் டி3 என்பது நமக்கு மிக முக்கியமான மூலப்பொருளாகும். (இக்கட்டுரையில் இனிமேல் வைட்டமின் டி என வருகிற இடங்களில், அது வைட்டமின் டி3-யையே குறிக்கும்.)

சர்க்கரை வியாதி, வைட்டமின் டி குறைபாட்டால் வருவது என இப்போது கண்டறிந்துள்ளார்கள். வைட்டமின் டி நம் உடலில் சர்க்கரையைக் கட்டுப்படுத்துவதில் முக்கிய பங்காற்றுவது குறித்து ஆராய்ந்த விஞ்ஞானிகள் 'சர்க்கரை வியாதி என்பது வைட்டமின் டி

குறைபாடே என்று சொல்கிற அளவுக்கு சர்க்கரை மேலாண்மைக்கு (Glucose regulation. அதாவது ரத்தத்தில் சர்க்கரை அளவுகள் குறையாமலும், அதிகரிக்காமலும் ஒரே அளவில் இருக்கும்படி ரத்தச் சர்க்கரை அளவுகளைப் பராமரிப்பது) வைட்டமின் டி முக்கியமானது' என்கிறார்கள். ரத்தத்தில் உள்ள சர்க்கரை அளவை மேலாண்மை செய்ய இன்சுலின் அவசியம். அந்த இன்சுலின் நம் கணையத்தில் உற்பத்தி ஆகிறது. கணையத்தில் உள்ள பீட்டா செல்களே இன்சுலினை உற்பத்தி செய்கின்றன. ஆனால் அந்த பீட்டா செல்களை இயக்கும் சக்தி வைட்டமின் டி-யிடம் உள்ளது. வைட்டமின் டி தட்டுப்பாடு ஏற்படும் போது கணையத்தில் இன்சுலின் குறைவாக சுரக்கிறது. இதனால் சர்க்கரை வியாதி வருகிறது.

டைப் 1 சர்க்கரை வியாதி ஏன் வருகிறது, எதற்கு வருகிறது என புரியாமல் விஞ்ஞானிகள் திகைக்கிறார்கள். ஆனால் குழந்தை பிறந்தவுடன் அதை மதியம் வெயிலில் காண்பித்தால் அக்குழந்தைக்கு டைப் 1 சர்க்கரை வியாதி வரும் வாய்ப்புகள் பெருமளவு குறைவதாக ஆய்வுகள் கூறுகின்றன. அதேபோல பிள்ளையின் தாய்க்கு வைட்டமின் டி பற்றாக்குறை இருந்தால் பிறக்கும் குழந்தைக்கு டைப் 1 சர்க்கரை வியாதி ஏற்படும் வாய்ப்புகளும் அதிகம் என்று சொல்லப்படுகிறது.

இது குறித்து ஃபின்லாந்தில் ஒரு ஆய்வு நடத்தப்பட்டது. ஃபின்லாந்து மிகவும் குளிரான நாடு. சூரியன் அடிக்கடி எட்டிப்பார்க்காத தேசம். அங்கேதான் உலகிலேயே அதிக அளவிலான டைப் 1 சர்க்கரை வியாதி நோயாளிகள் உள்ளார்கள். 1960-ல் ஃபின்லாந்து குழந்தைகளுக்குத் தினம் 2000 யூனிட் அளவு வைட்டமின் டி கொடுக்கப் பரிந்துரை செய்யப்பட்டது. 30 வருடங்கள் கழித்து இது மறுஆய்வு செய்யப் பட்டது. டைப் 1 சர்க்கரை வியாதி வந்த குழந்தைகளின் தாய்மார்கள் பலரும் அரசின் பரிந்துரைப்படி தம் குழந்தைகளுக்கு வைட்டமின் டி கொடுத்திருக்கவில்லை என்பது தெரியவந்தது. வைட்டமின் டி கொடுக்கப்பட்ட குழந்தைகளிடையே டைப் 1 சர்க்கரை வியாதியின் விகிதம் மிகக் குறைவாகவே இருந்தது. அதனால் இப்போது சர்க்கரை வியாதி, உணவால் வரும் வியாதி என்பதைத் தாண்டி ஊட்டச்சத்து குறைபாட்டால் வரும் வியாதி என்கிற நோக்கில் ஆய்வுகள் நடத்தப்படுகின்றன. நம் மக்களிடம் வைட்டமின் டி அளவுகள் போதுமான அளவு இருந்திருந்தால் சர்க்கரை வியாதி இந்த அளவுக்குப் பரவலாகி மக்களைப் பாதித்திருக்காது.

சரி, வைட்டமின் டி-யை எப்படி எடுத்துக்கொள்வது? ஒன்றும் செய்ய வேண்டாம். வீட்டை வெளியே வந்து சூரிய வெளிச்சம் படும்படி நின்றால் போதும்!

நம் தோல் சூரிய ஒளியைக் கொண்டு டி3 வைட்டமினைத் தயாரிக்கிறது. ஆனால் மருந்து, மாத்திரையில் கிடைக்கும் வைட்டமின் டி3-க்கும் நம் உடல் உற்பத்தி செய்யும் டி3-க்கும் இடையே வேறுபாடு உள்ளது. டி3 என்பது கொழுப்பில் கரையும் வைட்டமின். ஆக டி3 மாத்திரை எடுத்தால் அதனுடன் நிறைவுற்ற கொழுப்பும் சேர்த்து எடுத்தால்தான் அது உடலில் சேரும். ஆனால் சூரிய ஒளியால் கிடைக்கும் டி3-க்கு இந்தச் சிக்கல் எல்லாம் இல்லை. உடல் நேரடியாக அதை ஹார்மோனாகவே தயாரிக்கிறது. அதனால் மருத்துவர்கள் 'சூரிய ஒளி ஹார்மோன் (Sunlight harmone)' என அழைக்கிறார்கள். தைராய்டு ஹார்மோன், டெஸ்டெஸ்ட்ரோன் ஹார்மோன் போல டி3 ஹார்மோனும் உடலின் ஒவ்வொரு செல்லுக்கும் மிக அவசியமான ஒன்றாகும். சூரிய ஒளியால் கிடைக்கும் டி3 நம் உடலில் சேர நிறைவுற்ற கொழுப்பு எல்லாம் அவசியமில்லை.

இருவகை வைட்டமின்கள் உணவில் உண்டு. ஒன்று நீரில் கரையும் வைட்டமின்கள், இன்னொன்று கொழுப்பில் கரையும் வைட்டமின்கள். பி வைட்டமின்கள் பலவும் நீரில் கரைபவை என்பதால் அவை அளவு மீறினால் சிறுநீரில் வெளியே வந்துவிடும். ஆனால் கொழுப்பில் கரையும் வைட்டமின்களான வைட்டமின் ஏ, வைட்டமின் டி போன்றவை அளவு மீறினால் அவற்றை வெளி யேற்றும் சக்தி உடலுக்கு இல்லை. காரணம் அவை சிறுநீரில் வெளியேறாது. சூரிய ஒளியால் கிடைக்கும் டி3-யில் இந்தப் பிரச்சனை எதுவும் இல்லை. நம் உடலுக்குப் போதுமான அளவு டி3 கிடைத்தவுடன் உடல் தானாக டி3 உற்பத்தி செய்வதை நிறுத்திவிடும்.

வைட்டமின் டி3, சுண்ணாம்புச்சத்து (calcium) மேலாண்மை மற்றும் ரத்த சர்க்கரை மேலாண்மையில் பெரும்பங்கு வகிக்கிறது. சுண்ணாம்புச்சத்து இருந்தால் எலும்புகள் வலுப்பெறும் என முன்பு நம்பினார்கள். ஆனால் டி3 குறைபாடு இருந்தால் அதன்பின் நீங்கள் லிட்டர் லிட்டராக பால் குடித்தாலும் அதனால் பலன் கிடைக்காது. பாலில் உள்ள சுண்ணாம்புச்சத்து முழுக்க எலும்புகள், பற்களில் சென்று சேராமல் கிட்னி, இதயம் என படிந்துவிடுவதால் எலும்புகள் பலமிழந்து எலும்பு புரை (Osteoporosis), கிட்னி கற்கள் போன்ற சிக்கல்கள் ஏற்படும்.

ஒருவருக்கு மாரடைப்பு வரும் அபாயம் வருகிறதா என்பதை எப்படி அறிவது? சுண்ணாம்புச்சத்து ஸ்கேன் (Calcium scan) எடுத்தால் போதும். இதயநரம்பு சுவர்களில் சுண்ணாம்பு படிந்திருந்தால் மாரடைப்பு ஏற்படும் வாய்ப்புகள் அதிகம். இதனால் எலும்பு புரை அமைப்பு (Osteoporosis society), 'எலும்பு புரை வராமல் இருக்க பால் குடியுங்கள்' என்று இப்போது வலியுறுத்துவதில்லை. வைட்டமின்

டி-யின் அவசியத்தையே வலியுறுத்தி வருகிறது. வைட்டமின் டி இருந்தால் குறைந்த அளவு கால்ஷியம் எடுத்தாலும் நம் எலும்புகள் பலமாக இருக்கும் என்று அறிவுறுத்துகிறது.

ஆதிமனிதன் பாலை குடித்ததே கிடையாது. அவனுடைய எலும்புகள் எப்படி உறுதியாக இருந்தன? நமக்கு ஏன் இல்லை? அன்றாடம் வெயிலில் அலைந்து திரிந்து வேட்டையாடியதால் ஏராளமான அளவிலான வைட்டமின் டி-யை ஆதிமனிதன் பெற்றான். அதனாலேயே அவனுடைய எலும்புகள் உறுதியாக இருந்தன.

ஜெர்மனியில் நிகழ்ந்த ஆய்வு ஒன்றில் டி3 வைட்டமினால் எடை குறையுமா என பரிசோதித்தார்கள். ஆனால் எதிர்பாராவிதமாக டி3 வைட்டமின் எடுத்துக்கொண்ட ஆண்களுக்கு ஆண்மைத்தன்மையை அதிகரிக்கும் டெஸ்டெஸ்ட்ரோன் ஹார்மோனும் கணிசமாக அதிகரிப்பது தெரிய வந்தது. ஆக ஆண்மைக் குறைபாடு, டெஸ்டெஸ்ட்ரோன் ஹார்மோன் குறைவாக சுரப்பது போன்ற பாதிப்புகளைக் கொண்டவர்களும் வைட்டமின் டியை எடுக்க வேண்டும் என இப்போது பரிந்துரைக்கப்படுகிறது. வைட்டமின் டி அளவுகள் குறைவாக இருக்கும் பெண்களுக்குப் பெண்தன்மையை அளிக்கும் எஸ்ட்ரோஜன் ஹார்மோன் தட்டுப்பாடும் காணப்படுகிறது. இதனால் பிகாஸ் (Polycystic ovaries syndrome) போன்ற வியாதிகள் அவர்களுக்கு வருகின்றன என்பதும் கண்டறியப்பட்டுள்ளது.

மனிதன், அடிப்படையில் சூரியனை நம்பி வாழும் ஓர் உயிரினம். சூரிய கதிர்களில் புற ஊதா கதிர் ஏ (UV A), புற ஊதா கதிர் பி (UV B) என இருவகை புற ஊதா கதிர்கள் உண்டு. இதில் உச்சிவெயில் அடிக்கும் நேரத்தில் கிடைக்கும் புற ஊதா பி கதிரே நமக்கு டி3-யை அளிக்கும் சக்தி கொண்டது. பொதுவாக இந்தியாவில் காலை 10 முதல் மதியம் 3 வரை புற ஊதா கதிரின் பி வகை நமக்குக் கிடைக்கும். ஆக வைட்டமின் டி-யை வெயிலின் மூலம் பெற தோதான நேரம் காலை 10 முதல் 3 மணி வரை ஆகும். ஆனால் உச்சிவெயிலை நெருங்க, நெருங்க வைட்டமின் டி-யின் அளவும் அதிகமாகக் கிடைக்கும். எனவே காலை 11 முதல் மதியம் 1 மணிவரை உள்ள நேரமே வைட்டமின் டி பெற உகந்த நேரம்.

வைட்டமின் டி-யை வெயிலின் மூலம் பெற தோல் நேரடியாக சூரிய வெளிச்சத்தில் காண்பிக்கப்பட வேண்டும். முழு உடலையும் மறைக்கும்படி ஆடை அணிவது, ஜன்னல் கண்ணாடிக்குப் பின் அமர்ந்து கண்ணாடி மூலம் வரும் சூரிய ஒளியைப் பெறுவது போன்றவற்றால் நமக்கு வைட்டமின் டி கிடைக்காது. வெயில் நேரடியாக தோலின் மேல் படவேண்டும். பொதுவாக இந்தியாவில், ஆண்கள் பெர்முடா, தொப்பி அணிந்து சட்டையின்றி 20 முதல் 30

நிமிடங்கள் உச்சி வெயிலில் நின்றால் அவர்களுக்கு ஐந்தாயிரம் முதல் ஆறாயிரம் யூனிட் வரை வைட்டமின் டி கிடைக்கும். பெண்கள் அதிக அளவில் தோலை வெயிலில் காட்டுவது சாத்தியமில்லை என்பதாலும் முகம் கருத்துவிடும் என அஞ்சுவதாலும் அவர்கள் நிழலில் அமர்ந்து கொண்டு கை அல்லது காலை மட்டும் சூரிய ஒளியில் முடிந்த அளவு காண்பிக்கலாம். அன்றாடம் இப்படிச் செய்வதன் மூலம் குறைந்தபட்ச தேவையான (வைட்டமின் டி) 600 யூனிட்டைத் தாராளமாகப் பெறமுடியும்.

வைட்டமின் டி தட்டுப்பாடு வெயில் இல்லாத மேலைநாடுகளில்தான் இருக்கும் எனக் கருதவேண்டாம். வெயில் அதிகமாக இருக்கும் இந்தியாவில்தான் 80% மக்கள் வைட்டமின் டி தட்டுப்பாட்டால் அவதியுறுகிறார்கள்!

இந்தியாவில் வெயில் அதிகம் அடித்தால் மட்டும் போதுமா? உச்சி வெயில் அடிக்கும்போது அதைப் பெற மக்கள் முயற்சி எடுக்க வேண்டுமே! வெயிலை முழுவதுமாகத் தவிர்த்து வீடு, அலுவல கத்துக்குள்ளேயே இருந்தால் எப்படி வைட்டமின் டி கிடைக்கும்? மதிய வேளையில் வெளியே சென்றாலும் வெயில் மேலே படாமல் இருக்க குடை பிடிப்பது, நிழலில் நடப்பது என்றுதானே நம் மக்கள் செய்கிறார்கள்! இதனால் வெயில் நேரடியாக நம் உடலில் படும் வாய்ப்புகள் குறைகின்றன. வெயிலில் நின்று பணிபுரியும் தொழிலாளர்கள், வெயிலில் விளையாடும் குழந்தைகள் போன்றோருக்கு ஏராளமான வைட்டமின் டி கிடைக்கும். அதேசமயம் ஏ.சி. அலுவலகங்களில் பணிபுரிபவர்களுக்கு வைட்டமின் டி தட்டுப் பாடு ஏற்படும் வாய்ப்புகள் அதிகம்.

வைட்டமின் டி-யின் முக்கியத்துவம் ஆய்வின் மூலம் தெரியவந்ததும் மேலை நாடுகள் 'பாலில் வைட்டமின் டி சேர்க்கவேண்டும்.' என்று அறிவித்தன. பால் நிறுவனங்களும் 'வைட்டமின் டி தானே வேண்டும். இந்தா பிடி' என விலை குறைவான வைட்டமின் டி-யைப் பாலில் கலந்துவிட்டார்கள். அதாவது வைட்டமின் டி2! டி3-யில் கிடைக்கும் எந்த நன்மையும் டி2-வில் கிடையாது. கடைகளில் வைட்டமின் டி என்று விற்கப்படும் மாத்திரைகளில் பெரும்பங்கு வைட்டமின் டி2தான் இருக்கும். இது தெரியாமல் வைட்டமின் டி என்றெண்ணி, பணம் செலவழித்து ஏமாறுகிறார்கள். கடைகளில் வைட்டமின் டி மாத்திரை வாங்கினால் வைட்டமின் டி3 உள்ளதா என விசாரித்து வாங்குங்கள். ஆனால், மாத்திரை மூலமாக நீங்கள் வைட்டமின் டி-யை அடையத் தேவையேயில்லை. மாத்திரையினால் கிடைக்கும் வைட்டமின் டி-க்குப் பதிலாக சில நிமிடங்கள் உச்சி வெயிலில் நில்லுங்கள். அது போதும்.

சூரிய வெளிச்சம் தோலில் பட்டால் தோல் புற்றுநோய் வரும் என்றும் சிலர் அஞ்சுகிறார்கள். இதில் எந்தளவுக்கு உண்மை உள்ளது?

சொன்னால் வேடிக்கையாக இருக்கும். தோல் புற்றுநோய் வருவதற்குச் சூரியன் காரணமே அல்ல. 20-ம் நூற்றாண்டில் மக்களை சூரியனிடம் இருந்து காப்பாற்ற பல நிறுவனங்கள் தோன்றின. இவர்களின் சன்ஸ்க்ரீன் லோஷனைத் (Sunscreen lotion) தடவிக்கொண்டு வெயிலில் நடந்தால் தோல் புற்றுநோய் வராது எனவும் நேரடி வெயில் தோலில் பட்டால் தோல் புற்றுநோய் வரும் என்றும் விளம்பரம் செய்தார்கள். சுமார் 400 கோடி ஆண்டுகளாக உயிர்களை எல்லாம் தோற்றுவித்து, உணவளித்து, காத்துவரும் சூரியனைக் கண்டு மிரள்வது நியாயமா?

தோல் புற்றுநோய் தொடர்புடைய புள்ளிவிவரங்களைப் பார்த்தால் அவை எல்லாமே வேறு ஒரு கதை சொல்கின்றன. சூரியனுக்குப் பயந்து வெளியே தலைகாட்டாமல் இருப்பவர்களுக்குத்தான் தோல் புற்றுநோய் பாதிப்பு பெருமளவில் ஏற்படுகிறது. பலருக்கும் தோல் புற்றுநோய் ஏற்படும் பகுதிகள் எல்லாமே சூரிய வெளிச்சம் படாத பகுதிகளாகவே இருக்கும். உடலுக்கு க்ரீம்களைப் பயன்படுத்து பவர்கள், சூரிய வெளிச்சம் படாமல் இருப்பவர்கள் போன்றவர் களையே தோல் புற்றுநோய் அதிக அளவில் தாக்குகிறது. சூரியன் அதிக அளவில் எட்டிப்பார்க்காத பனிநாடுகளில்தான் தோல் புற்றுநோய் பாதிப்பு அதிகமாக உள்ளது. வருடம் முழுக்க வெயில் கிடைக்கும் நாடுகளில் தோல் புற்றுநோய் விகிதம் கிட்டத்தட்ட பூஜ்ஜியம் என்றே கூறமுடியும்.

நாள்முழுக்க சூரியவெளிச்சத்தில் உலவும் எந்த ஒரு மிருகத்துக்கும் தோல் புற்றுநோய் வருவதில்லை. வடதுருவம் முதல் தென் துருவம் வரை மனிதர்கள், விலங்குகள், பயிர்கள், மரங்கள் என அனைத்துக்கும் உயிர் அளித்து காக்கும் சக்தி, சூரியன். சூரிய வெளிச்சம் நமக்கு வைட்டமின் டி-யை மட்டும் அளிக்கவில்லை. வைரஸ் மற்றும் கிருமிகளை விரட்டி அடிக்கும் ஆற்றல் கொண்டது சூரியன். சூரிய வெளிச்சமே உடலில் சிர்கேடியன் கடிகாரத்தை (பகல், இரவு காலத்தை உணரும் சக்தியே சிர்கேடியன் கடிகாரம் எனப்படுகிறது. சிர்கேடியன் கடிகாரத்தினால்தான் நாம் வழக்கமான நேரத்தில் உணவு உண்பதும், நேரத்தில் தூங்கி விழிப்பதும் சாத்தியமாகிறது.) முறைப்படுத்தி பகல், இரவு, பசி, தூக்கம் முதலான உணர்வுகளை நம்மிடையே தூண்டுகிறது.

ஆனால், பலரும் சூரியனை நம்பாமல் பன்னாட்டு மருந்து நிறுவனங்களை நம்பி சன்ஸ்கிரீன் லோஷனை உடலில் பூசிக்கொள்வது அதிகரித்து வருகிறது. சூரியனால் நமக்கு எக்கெடுதலும் கிடையாது. அதே சமயம் அவசியமில்லாமல் மிக அதிக நேரமும் சூரிய

வெளிச்சத்தில் நின்று மயக்கத்தை வரவழைத்துக் கொள்ளக் கூடாது. வைட்டமின் டி-யைப் பெற தினமும் மதிய வேளையில் சூரிய ஒளி மேலே படும்படி நில்லுங்கள். மாலையில் வெயில் அடங்கியபிறகு இளவெயிலில் விளையாடுங்கள். காலைநேர இளவெயிலில் நடைப்பயிற்சி செய்யுங்கள். இதைச் செய்தாலே எந்தச் சிக்கலும் வராதே! சன்ஸ்கிரீன் லோஷனும் அவசியப்படாதே!

முழுமையான ரத்தப் பரிசோதனை செய்து வைட்டமின் டி-யின் அளவு பற்றி தெரிந்துகொள்ளுங்கள். வைட்டமின் டி-யில் தட்டுப்பாடு இருப்பது கண்டறியப்பட்டால் வெயிலில் நின்று வைட்டமின் டி-யை அடைய முயற்சி செய்வதே சிறப்பானது. வெயிலில் நிற்கமுடியாத சூழல் என்றால் மருத்துவரிடம் ஆலோசனை பெற்று வைட்டமின் டி3 ஊசிகளை எடுத்துக்கொள்ளவேண்டும். மாத்திரை வடிவில் எடுப்பதை விடவும் ஊசி வடிவில் வைட்டமின் டி3-யை எடுப்பதே சிறந்தது.

வைட்டமின் டி3-யை சூரிய ஒளியால் மட்டுமே பெறமுடியுமா?

சூரிய ஒளி தவிர்த்து சில மேலை நாடுகளில் பாலில் வைட்டமின் டி3 செயற்கையாக சேர்க்கப்படுகிறது. இது தவிர மத்தி மீன், நெத்திலி மீன் போன்றவற்றில் வைட்டமின் டி3 உண்டு. ஒரு முட்டையில் தலா 20 யூனிட் எனும் அளவு வைட்டமின் டி3 இருக்கும். இயற்கையாக புல் மேய்ந்து, சூரிய ஒளி உடலில் படும்வண்ணம் வெளியே வயல்களில் மேயும் பன்றியின் கொழுப்பில் ஏராளமான வைட்டமின் டி உண்டு. ஒரு ஸ்பூன் அளவு பன்றிக்கொழுப்பில் ஐநூறு யூனிட் அளவு வைட்டமின் டி3 கிடைக்கும். கடைகளில் விற்கும் மீன் எண்ணெயில் வைட்டமின் டி3 கிடைக்கும். ஒரு தேக்கரண்டி மீன் எண்ணெயில் 1400 யூனிட் அளவு வைட்டமின் டி3 உண்டு. ஆக தினமும் முட்டை, மத்தி மீன், நெத்திலி மீன் போன்றவற்றை உண்பதும் மீன் எண்ணெயை உட்கொள்வதும் ஓரளவு வைட்டமின் டி கிடைக்க உதவும்.

வைட்டமின் டி-யை உணவின் மூலம் பெற முயல்வது சிக்கலானது. முட்டையில் அதிக அளவு வைட்டமின் டி இல்லை. அதேபோல பலராலும் தினமும் மீனை உண்ண முடியாது அல்லவா! இயற்கை அளித்த கொடையான சூரியனை விட்டுவிட்டு நாம் ஏன் பணம் செலவு செய்து வைட்டமின் டி-யைப் பெறவேண்டும்?

16

விருந்தும் விரதமும்!

மானுட வரலாறு என்பது உணவால் நிர்ணயிக்கப்பட்ட ஒன்று. வேட்டை மிருகங்களைப் பின்தொடர்ந்தே ஆதிமனிதன் கண்டம் விட்டுக் கண்டம் தாண்டி உலகெங்கும் பல்கிப் பரவினான். விவசாயமும், தானியங்களும் இல்லாத சூழலில் வேட்டையால் கிடைக்கும் உணவே மனிதனின் பசியைப் போக்கியது.

புல் மேயும் ஆடு, மாடு போன்ற மிருகங்களைப் பொறுத்தவரை அவை உணவின்றி இருக்கும் சூழலே ஏற்படாது. மேய்ச்சல் முறையில் எங்கேயும் கிடைக்கும் புல், இலை, தழை போன்றவற்றை உண்டு பசியின்றி வாழ்ந்துவிடும். ஆனால் சிங்கம், புலி போன்ற புலால் உண்ணும் மிருகங்களுக்கு விரதம் - விருந்து என்கிற உணவுமுறையே உகந்ததாக இருக்கும். சிங்கம், புலி, ஓநாய் போன்றவை தகுந்த வேட்டை கிடைக்க நாள் கணக்கில் சாப்பிடாமல், பசியுடன் இருக்கும். திடீரென ஒரு நாளில் மான், எருமை போன்ற ஏதாவது மிருகங்களை வேட்டையாடி வயிறு நிரம்ப உண்ணும். அதன்பின் மீண்டும் நாள் கணக்கில் பட்டினி, மீண்டும் வேட்டை என்றே வாழும்.

மனிதன் பசிக்குப் பழகியவன். ஆனால், துரதிர்ஷ்டவசமாக இன்றைய நாகரிக மனிதர்கள் புல்-மேயும் மிருகங்களின் மேய்ச்சல் முறையில் உணவு உண்டு வருகிறார்கள். தினமும் மூன்று வேளை உணவு, நடுவே கணக்கு வழக்கில்லாத பஜ்ஜி, போண்டா, டீ, காபி, நொறுக்குத் தீனிகள்

என எப்போதும் மேய்ச்சல் பாணியில் உணவை உண்டே பலரும் உடல் கொழுக்கிறார்கள். அதிலும் டிவி பார்க்கும்போது நொறுக்குத் தீனி உண்ணும் பழக்கம் அதிகமாகவே உள்ளது. நம் இயல்புக்கு மாறான இந்த மேய்ச்சல் உணவுமுறையால் நாம் ஆடு, மாடுகளைப் போல கொழுத்ததே மிச்சம்.

எனவே, நம் இயல்புக்கு ஏற்ற உணவுமுறை என்பது மேய்ச்சல் முறை அல்ல. விருந்து - விரதம் வகையிலான உணவுமுறையே.

ஆதிமனிதன் வேட்டையைத் தேடி அலைந்தவன். அவனுக்குத் தினமும் மும்முறை உணவருந்தும் சொகுசான வாழ்க்கைமுறை அமைய வில்லை. பல நாள் பட்டினி கிடந்து ஒரு நாள் மிகப்பெரிய வேட்டையில் ஈடுபட்டு, அதன் பயனால் வயிறு நிரம்ப உண்பதே ஆதிமனிதனின் உணவுமுறையாகவும் வாழ்க்கைமுறையாகவும் இருந்தது.

ஆக மனித உடல் என்பது பல நாள் பட்டினியைத் தாங்கும் சக்தி கொண்டதே. உண்ணாமல் இருந்தாலும் பசியுடன் இருக்க வேண்டியதில்லை என்பது உண்ணாவிரதம் மேற்கொள்ளும் அனைவரும் அறிந்த விஷயம். ஆம், உண்ணாவிரதம் இருக்கும்போது நமக்குப் பசி எடுக்காது. அதே உண்ணாவிரதம் இருக்காமல் ஒரு வேளை உணவை உண்ணத் தவறினாலும் நமக்குப் பசி எடுத்து வயிற்றைக் கிள்ளும். களைத்துப்போய் வேலை செய்ய முடியாமல் சுருண்டுவிடுவோம். நாள் கணக்கில் உண்ணாவிரதம் இருப்பவர்கள் களைப்பின்றி உழைப்பதையும், காலை உணவை உண்டுவிட்டு மதிய உணவு கிடைக்காதவர், பசியால் துடிப்பதையும் நாம் காண முடியும். இவை இரண்டும் விருந்து - விரத உணவுமுறையின் விளைவுகளே.

அது எப்படிச் சாத்தியம் என்று ஆச்சர்யம் கொள்கிறீர்களா? விரிவாகப் பார்க்கலாம்.

ஒரு வேளை உணவை உண்டாலும், அதிலும் குறிப்பாக மாவுச்சத்து அதிகமுள்ள தானிய உணவுகளை உண்டால் (சப்பாத்தி, பரோட்டா) உடலின் இன்சுலின் சுரந்து நம் ரத்தச் சர்க்கரை அளவுகளைக் குறைத்து பசியைத் தூண்டிவிடும். அதனால்தான் சாப்பிட்ட ஓரிரு மணி நேரத்தில் மீண்டும் பசி எடுக்கிறது. எட்டு மணிக்கு காலை உணவை உண்ட பலரும் பத்து மணிக்கு அலுவலக கேண்டீனில் கிடைக்கும் டீ, பிஸ்கட் போன்றவற்றைச் சாப்பிடுவது இதனால்தான்.

அதே காலை உணவை உண்ணாமல் அலுவலகம் வருகிற ஒருவருடைய ரத்தச் சர்க்கரை அளவுகள் மிகவும் சீராக இருக்கும். அவருக்கு மதியம் 3 மணி வரை பசியே எடுக்காது. மதியம் 3 மணிக்கு

உண்டாகிற பசி, ஆறு மணியளவில் உச்சக்கட்டத்தை அடையும். அதையெல்லாம் பொறுத்துக்கொண்டு இரவு எட்டுமணி வரை எதுவுமே உண்ணாமல் இருந்தால் பசி தணிய ஆரம்பித்துவிடும். உறங்கும்போது பசி சுத்தமாக அடங்கிவிடும். இதனால் அடுத்த நாள் காலையில் மீண்டும் பசியின்றிச் சுறுசுறுப்பாக வேலை செய்ய முடியும்.

நம்பமுடியவில்லையா? மனித உடல் இப்படி எத்தனை நாள் பசியின்றி இருக்கும் தன்மை கொண்டது?

நாள் கணக்கில் யாரையும் உண்ணாவிரதம் இருக்க நான் கூறவில்லை என்பதை முதலில் இங்கே பதிவு செய்ய விரும்புகிறேன்.

பசியின்றி இருக்கும் தன்மை என்பது நம் உடலில் தேங்கி இருக்கும் கொழுப்பின் அளவைப் பொறுத்த விஷயம். இதனால் இரவு உணவையாவது ஒருவர் தினமும் கட்டாயம் சாப்பிட்டுத்தான் ஆகவேண்டும். நல்ல ஆரோக்கியமான உடல்நிலையில் இருக்கும் ஒருவரால் தினமும் ஒரு வேளை உணவை மட்டுமே உண்டு ஆண்டுக் கணக்கில் நல்ல ஆரோக்கியத்துடன் வாழ முடியும். தொடர்ந்து உணவு உண்ணாமல் இருப்பது என்பது தற்காலத்தில் யாருக்கும் பழக்கமல்லாத விஷயம். ஆனால் பஞ்சமும், உணவுத்தட்டுப்பாடும் நிலவிய சூழலின் போது நம் முன்னோர்கள் நாள் கணக்கில் பசியுடன் இருந்துள்ளார்கள். ஏகாதசி விரதம், சிவராத்திரி விரதம், ரம்ஜான் சமயத்தில் கடைப் பிடிக்கப்படும் 30 நாள் விரதம் என மதம் சார்ந்த உண்ணாவிரதங்கள் அனைத்தும் நம் ஆதிமனித உணவுமுறையின் எச்சங்களே ஆகும்.

இன்றைக்கும் உலக சமயங்கள் பலவற்றிலும் குறைவாக உண்பதே சிறப்பானதாகவும், விரதம் மற்றும் நீண்டநாள் பட்டினி இருப்பது போற்றத்தக்க விஷயமாகவும் கருதப்படுகிறது. புத்தர் போதி மரத்தடியில் உணவின்றி கடுந்தவம் செய்தே ஞானம் அடைந்தார் என பௌத்தம் கூறுகிறது. விசுவாமித்திரர் முதலான முனிவர்கள் ஆகாரமின்றி ஆண்டுக்கணக்கில் கடுந்தவம் புரிந்தே இறையருள் பெற்றதாகப் புராணங்கள் கூறுகின்றன. பைபிளில் இயேசு 40 நாள்கள் உணவின்றிப் பட்டினி இருந்ததாக பைபிள் கூறுகிறது.

என் ஆப்பிரிக்க நண்பருடன் பேசிக்கொண்டிருந்தபோது, எத்தியோப்பிய காப்டிக் கிறிஸ்தவ சமயத்தில் இருக்கும் (மிகத் தொன்மையான கிறிஸ்தவப் பிரிவுகளில் ஒன்று, காப்டிக் கிறிஸ்தவம்) கடும் விரத முறைகளைக் கூறினார். லெண்ட் எனப்படும் பண்டிகை காலகட்டத்தில் எத்தியோப்பிய கிறிஸ்தவர்கள் 40 நாள்களுக்குத் தினமும் ஒரு வேளை மட்டுமே சாப்பிடுவார்களாம். அதிலும் புதன், வெள்ளி போன்ற நாள்களில் இறைச்சி, கோழி போன்றவற்றை

எடுக்காமல் மீன், கொட்டைகள், டெஃப் எனப்படும் தானியத்தால் ஆன ரொட்டி போன்றவற்றை மாத்திரமே உட்கொள்வார்களாம். லெண்ட்டின் கடைசி ஒரு வாரம் முழுக்க பட்டினி இருப்பவர்களும் உண்டு. தீவிர கிறிஸ்தவர்கள் சிலர், 60 நாள்கள் ஒருவேளை மட்டுமே உண்ணும் மரபைக் கடைப்பிடிப்பார்கள் என்றும் சொன்னார்.

மகாத்மா காந்தியின் சுயசரிதையான சத்திய சோதனை நூலில் அவர் தன் தாய் கடைப்பிடித்த விரத முறையை கீழ்க்கண்டவாறு விவரிக்கிறார்.

'என் தாயாரைப் பற்றி நான் நினைக்கும்போது முக்கியமாக அவருடைய தவ ஒழுக்கமே என் நினைவுக்கு வருகிறது. அவர் மிகுந்த மதப்பற்று கொண்டவர். தாம் செய்ய வேண்டிய அன்றாட பூஜையை முடிக்காமல் அவர் சாப்பிட மாட்டார். அவருடைய நித்தியக் கடமைகளில் ஒன்று, விஷ்ணு கோயிலுக்குப் போய்த் தரிசித்துவிட்டு வருவது. ஒரு தடவையேனும் சதுர் மாச விரதத்தை அனுசரிக்க அவர் தவறியதாக எனக்கு ஞாபகம் இல்லை. அவர் கடுமையான விரதங்களையெல்லாம் மேற்கொள்வார். அவற்றை நிறைவேற்றியும் தீருவார். நோயுற்றாலும் விரதத்தை மாத்திரம் விட்டுவிடமாட்டார்.

தொடர்ந்து இரண்டு மூன்று உபவாச விரதங்கள் இருப்பதென்பதும் அவருக்குப் பிரமாதம் அல்ல. சதுர்மாச காலத்தில் ஒரு வேளை ஆகாரத்தோடு இருப்பது அவருக்குப் பழக்கம். அது போதாதென்று ஒரு சதுர்மாசத்தின்போது ஒரு நாள் விட்டு ஒருநாள் உபவாசம் இருந்து வந்தார். மற்றொரு சதுர்மாச விரதத்தின்போது சூரிய தரிசனம் செய்யாமல் சாப்பிடுவதில்லை என்று விரதம் கொண்டிருந்தார். அந்த நாள்களில் குழந்தைகளாகிய நாங்கள் வெளியில் போய் நின்று கொண்டு, சூரியன் தெரிந்ததும் தாயாரிடம் போய்ச் சொல்வதற்காக ஆகாயத்தைப் பார்த்தபடியே இருப்போம். கடுமையான மழைக் காலத்தில் அடிக்கடி சூரிய பகவான் தரிசனமளிக்கக் கருணை கொள்வதில்லை என்பது எல்லோருக்கும் தெரிந்ததே. சில நாள்களில் திடீரென்று சூரியன் தோன்றுவான்; தாயாருக்கு இதைத் தெரிவிப் பதற்காக ஓடுவோம். தாமே தரிசிப்பதற்காக அவர் வெளியே ஓடி வந்து பார்ப்பார். ஆனால் சூரியன் அதற்குள் மறைந்து, அன்று அவர் சாப்பிட முடியாதபடி செய்துவிடுவான். அதைப் பற்றிப் பரவாயில்லை என்று மகிழ்ச்சியோடுதான் தாயார் கூறுவார். நான் இன்று சாப்பிடுவதை பகவான் விரும்பவில்லை என்பார். பின்னர் வீட்டுக்குள் போய்த் தம் அலுவல்களைக் கவனித்துக் கொண்டிருப்பார்' என்கிறார் காந்தி.

இப்படிக் கடும் விரதம் இருந்து முடித்தபின் மிகப்பெரிய விருந்துடன் பட்சணங்கள், இனிப்புகளை எடுத்தபடி நண்பர்கள், உறவினர்கள், குடும்பத்துடன் குதூகலமாக கொண்டாடுவது பல மதங்களில்

வழக்கமாக உள்ளது. விரதம் முடிந்தபிறகு சீடை, முறுக்கு, பணியாரம், பொங்கல் என ஒவ்வொரு கடவுளுக்கும் ஒரு பட்சணம் உகந்தது எனச் சொல்லி அதை செய்து உண்பார்கள். ஆக, கடுமையான விரதமும், அதைத் தொடரும் விருந்தும் என விரதம் - விருந்து உணவுமுறை ஆதிமனித காலகட்டத்தின் எச்சங்களாக இன்றைய மதங்களிலும் தொடர்வதைக் காண்கிறோம்.

சரி, நீண்டநாள் உண்ணாவிரதம் நமக்குக் கெடுதல் விளைவிக்காது என்றால் சாகும் வரை உண்ணாவிரதம் இருக்கும் பலரும் ஏன் மரண மடைகிறார்கள்?

சாகும்வரை உண்ணாவிரதம் இருந்த சிலரை எடுத்துக்கொண்டால், ஈழத்தில் திலீபன் 12 நாள்களில் மரணம் அடைந்தார். 1950-களில் பொட்டி ஸ்ரீராமுலு, தனி ஆந்திர மாநிலம் பெறவேண்டி சாகும்வரை உண்ணாவிரதம் இருந்து 56-வது நாளில் உயிர் துறந்தார்.

தவிரவும் சல்லேகனம் எனும் வடக்கிருத்தல் முறையைப் பின்பற்றி பல ஜைனத் துறவிகள் 40 மற்றும் 60 நாள்கள் வரை உண்ணாநோன்பைக் கடைப்பிடித்து உயிர் துறக்கிறார்கள். (வடக்கிருத்தல் என்பது வடதிசையை நோக்கி அமர்ந்தபடி உண்ணாவிரதம் இருந்து உயிர்துறக்கும் முறையைக் குறிப்பதாகும்.)

இதில் திலீபன் தண்ணீர் கூட அருந்தாமல் உண்ணாவிரதம் இருந்ததால் தான் 12 நாள்களில் மரணம் அடைந்தார். தொடர்ச்சியாக உண்ணாமல் இருக்கும்போது தண்ணீர் பருகுவது உள்ளுறுப்புகளின் ஆரோக்கியத்தைக் கெடாமல் பாதுகாக்கும். தண்ணீர் அருந்துவதையும் நிறுத்தினால் சிறுநீரகத்தில் தேங்கும் கீடோன்களைச் சுத்திகரிக்க வழியில்லாமல் சிறுநீரகம் செயலிழந்துவிடும். சில நாள்களில் மரணம் நேரிட வாய்ப்புண்டு.

எனவே, நல்ல உடல்நிலையில் இருப்பவர்கள் தாராளமாக 20 நாள்கள் முதல் ஒரு மாதம் வரை உண்ணாமல் இருக்கலாம் என்பது இந்த உதாரணங்கள் மூலம் அறிந்துகொள்ளலாம். ஆனால் இத்தகைய உண்ணாவிரதம் என்பது ஒரு அதீத நிலையே. 21 நாள்கள் அல்லது ஒரு மாதம் வரை உயிர் போகாது என்பதாலேயே நாம் உண்ணாமல் இருக்கவேண்டிய அவசியம் இல்லை. ஆதிமனிதன் 30 நாள்கள் எல்லாம் உண்ணாமல் இருந்திருப்பானா? அதிகபட்சமாக சில நாள்கள் அல்லது சில வாரங்கள் மட்டுமே வேட்டை கிடைக்காமல் அவன் பட்டினி கிடந்திருக்கலாம். பசியுடன் இருக்கும் சமயம் அவன் மேலும் துடிப்புடன் செயல்பட்டிருப்பான்.

உண்ணாவிரதம் இருக்கும் சமயம் மனித மூளையின் ஆற்றல் பெருகுகிறது. பசி எடுத்த நிலையில் மூளை அடுத்தவேளை உணவைப் பெற என்ன செய்யவேண்டும் எனச் சிந்திக்கிறது. இதனால் மூளையின் சிந்தனைத்திறன் மேம்படுகிறது. உண்ணாவிரதம் இருந்த பலரின் மூளைகளை ஆராய்ந்ததில் அவற்றில் புதிதாக நியூரான்களும், செல்களும் வளர்ந்திருந்தது கண்டறியப்பட்டது.

அதேசமயம் நன்குச் சாப்பிட்டுவிட்டு, மூளைக்குப் போதுமான க்ளூகோஸ் கிடைத்த சூழலில் என்ன ஆகும்? மூளை ஓய்வெடுக்க அல்லது உறங்கவே விரும்பும். நன்றாக மதிய உணவை உண்ட பலரும் அடுத்து செய்ய விரும்புவது உறங்குவதையே!

மூளையின் செயல்திறனை வளர்க்கும், சிந்திக்கும் ஆற்றலை வளர்க்கும் தன்மை கொண்டது உண்ணாநோன்பு. மூளையை மந்தப் படுத்தும் சக்தி கொண்டது உணவு. ஒரு நாளின் பெரும்பாலான நேரங்களில் நாம் உண்ணாமல் இருப்பதே மூளையின் செயல்திறனை அதிகரிக்கும் நல்ல வழி.

உண்ணாநோன்பின் இன்னொரு பலன், அது நம் நோய் எதிர்ப்பு சக்தியை வலுப்படுத்துகிறது. இது குறித்து நிகழ்த்தப்பட்ட ஆய்வு ஒன்றில், மூன்று நாள்கள் தொடர்ந்து உண்ணாவிரதம் இருப்பது நம் நோய் எதிர்ப்பு சக்தி அமைப்பை முழுக்க மாற்றி அமைக்கும் எனக் கண்டறியப்பட்டுள்ளது. உண்ணாவிரதம் நம் ரத்தத்தில் உள்ள வெள்ளை அணுக்களின் எண்ணிக்கையைக் குறைக்கிறது. இதனால் நம் நோய் எதிர்ப்பு சக்தி புதிய வெள்ளை ரத்த அணுக்களை உற்பத்தி செய்ய நேர்கிறது. நோய் எதிர்ப்பு சக்தி பெருக முக்கியமானவை இந்த வெள்ளை அணுக்கள் என்பது குறிப்பிடத்தக்கது. (இணைப்பு:https://news.usc.edu/63669/fasting -triggers -stem -cell -regeneration -of -damaged -old -immune -system/) இந்த ஆய்வில் கூறப்படும் விஷயம் - உடலில் தேவையின்றித் தேங்கி நிற்கும் பழைய வெள்ளை ரத்த அணுக்களை உண்ணாவிரத முறை அகற்றிவிடுகிறது. பிறகு அது புதிய, துடிப்பு மிகுந்த வெள்ளை ரத்த அணுக்களை உற்பத்தி செய்து விடுகிறது.

ஆனால் இந்த நன்மைகள் கிடைக்க 2 அல்லது 3 நாள்களாவது உண்ணாவிரதம் இருக்கவேண்டியிருக்கும், என்னால் இதைப் பின்பற்ற முடியாதே என எண்ணவேண்டாம். உண்ணாவிரதத்தின் நன்மைகள் நமக்குக் கிடைக்க, 3 நாள்கள் கட்டாயம் உண்ணாவிரதம் இருக்க வேண்டும் என்பதல்ல. பதிலாக, உடலில் தேங்கியுள்ள கிளைகோஜென் (க்ளூகோஸ்) கரைந்து, மூளை கீடோனில் (கொழுப்பில்) செயல்பட ஆரம்பிப்பதே நம் தேவை என விஞ்ஞானிகள் இப்போது கூறுகிறார்கள்.

தினமும் 23 மணிநேரம் உண்ணாவிரதம் இருந்து ஒரு வேளை உயர்கொழுப்பு நிரம்பிய பேலியோ உணவுகளை எடுக்கும் ஒருவருக்கு 2, 3 நாள்கள் உண்ணாவிரதம் இருக்காமலேயே மேலே சொன்ன நன்மைகள் எல்லாம் கிடைக்கும்.

உண்ணாவிரதத்துடன் கலோரிக் கட்டுப்பாடும் இணையும்போது உண்ணாவிரதத்தின் வீரியம் மிகவும் அதிகரிக்கும். அதேசமயம் காலை முதல் உண்ணாமல் இருந்துவிட்டு இரவில் இஷ்டத்துக்குக் கிடைத்ததை எல்லாம் உண்பது மிகவும் தவறானது. மூன்று வேளையும் எவ்வளவு சாப்பிடுவோமோ அதைவிடவும் குறைந்த அளவு கலோரி களையே உண்ணாநோன்பிருக்கும் நாள்களில் ஒருவர் எடுத்துக்கொள்ள வேண்டும். குறிப்பாக 1800 கலோரிகளுக்குக் குறைவாக உண்ணும் போது உண்ணாநோன்பின் பலன்கள் அதிகரிப்பதாக ஆய்வுகள் கூறுகின்றன. அதைவிட அதிகமான கலோரிகளை எடுத்தால் காலை முதல் உண்ணாமல் இருந்ததன் பலன் கிடைக்காமல் போய்விடும் என்பதைக் கவனத்தில் கொள்ளவேண்டும்.

உண்ணாநோன்பு நம் உள்ளுறுப்புக்களைச் சுத்திகரிக்கிறது. தொடர்ந்து மூன்று வேளையும் உண்ணும் சராசரி மனிதனின் குடலில் அரை கிலோ முதல் 1 கிலோ வரை உணவு தேங்கியிருக்கும். இந்த உணவை முழுக்க ஜீரணம் செய்து முடிப்பதற்குள் மீண்டும் பெரும் தீனியை உள்ளே தள்ளுகிறோம். ஆனால் உண்ணாநோன்பு இந்த உணவை முழுக்க ஜீரணம் செய்யும் வாய்ப்பை பெருங்குடலுக்கு வழங்கி, அது ஓய்வெடுத்து தன்னைப் புதுப்பித்துக்கொள்ள அவகாசம் வழங்குகிறது.

இதேபோல உணவில் உள்ள நச்சுக்களை அகற்றும் பணியில் ஈடுபட்டிருக்கும் ஈரல், சிறுநீரகம் போன்ற உறுப்புக்களுக்கும் ஓய்வு கிடைக்கும். அவை உடலில் தேங்கியிருக்கும் நச்சுக்களை அகற்றி உடலைப் புதுப்பிக்கவும் ஓய்வெடுக்கவும், புதிய செல்களை உருவாக்கி தம் செயல்திறனை அதிகரிக்கவும் உண்ணாவிரதம் வாய்ப்பளிக்கிறது. இந்த வகையில் உண்ணாவிரதம் முழுமையாக நம் உடலை மாற்றியமைத்து, நம்மைப் புதிய மனிதனாக்குகிறது.

உண்ணாவிரதம் இருக்க நாம் பின்பற்றவேண்டிய வழிமுறைகள்:

குறைந்தது 16 மணி நேரமாவது தினமும் உண்ணாவிரதம் இருக்க வேண்டும். இந்த 16 மணி நேரமும் நீரைத் தவிர வேறு எந்தப் பானம், உணவையும் எடுத்துக்கொள்ளக் கூடாது. பழம் மட்டும் சாப்பிட்டு விரதம் இருப்பது, மோர் குடிப்பது போன்றவற்றால் பலனில்லை.

16 முதல் 20, 23 மணி நேரம் வரை உண்ணாவிரதம் இருக்கலாம். 23 மணி நேர விரதம் இருப்பவர்கள் இரவு உணவைத் தவிர்க்கக் கூடாது. இரவில்

பட்டினியுடன் உறங்கச் செல்லக் கூடாது. வாரம் 2, 3 நாள்களிலாவது உண்ணாவிரதம் இருக்கவேண்டும். உண்ணாவிரதம் முடிந்தபின்பு உண்ணும் கலோரிகளின் அளவு 1800 என்கிற அளவுக்குள் இருக்க வேண்டும்.

உண்ணாவிரதம் இருக்கும் நாள்களில் உண்ணும் உணவானது வைட்டமின்கள், மினரல்கள், புரதம், கொழுப்பு நிரம்பிய முட்டை, இறைச்சி, பால், பனீர், காய்கறிகள், கீரை போன்ற பேலியோ உணவுகளாக இருப்பது அவசியம்.

நல்ல உடல்நிலையில் இருப்பவர்களே உண்ணாவிரதம் இருக்க வேண்டும். மேய்ச்சல் முறையைத் தவிர்த்துவிட்டு, விருந்து - விரதம் என்கிற உணவுமுறைக்கு மாறுவதன் மூலம் சிறப்பான பயன்களை அடையலாம்.

17

வாரியர் டயட்!

நான் அறிந்தவரை கீழ்க்கண்ட உணவு சார்ந்த நம்பிக்கைகள் நம் மக்களிடம் காணப்படுகின்றன.

● காலை உணவைத் தவறவிடவே கூடாது.

● தினமும் மூன்று வேளை உண்ணாமல் இருந்தால் அல்லது சரியான நேரத்துக்குச் சாப்பிடவில்லை என்றால் கட்டாயம் அல்சர் வரும்.

● காலையில் அரசனைப் போல அதிகமாகவும் மதியம் இளவரசனைப் போல மிதமான அளவிலும் இரவில் பிச்சைகாரனைப் போல குறைவாகவும் உண்ணவேண்டும்! (இந்த 'ஆலோசனை' இன்றைக்கும் ஃபேஸ்புக்கில் வலம் வந்துகொண்டிருக்கிறது!)

இவை தவறான நம்பிக்கைகள். இதைப் பற்றி சற்று விரிவாகப் பார்க்கலாம்.

காலை உணவுதான் முக்கிய உணவு (Breakfast is the most important meal) என்கிற கட்டுகதையைக் கிளப்பிவிட்டதே உணவுப்பொருள் நிறுவனங்கள் தான். அமெரிக்க மக்கள் காலை உணவாக சீரியலை (cereal) மட்டுமே உண்டுவந்ததால் இதை வைத்து வலை பின்னப் பட்டது. காலை உணவை மட்டும் தவறவிடாதீர்கள் என்று அதற்குத் தோதான ஆய்வுகளை வெளியிட்டு, அதை ஊடகங்களிலும் வெளிவரச் செய்து மக்களை நம்பவைத்தார்கள்.

தினமும் மூன்று வேளை உண்பது என்பது உலகம் தோன்றிய நாள் முதல் இன்று வரை (தற்கால மனிதனைத் தவிர) வேறு எந்த உயிரினத்துக்கும் கிட்டாத ஒரு பாக்கியம். உலகில் பல நாடுகளில் மக்கள் உணவின்றி, பட்டினி கிடக்கிறார்கள். 20-ம் நூற்றாண்டின் பாதி வரை பசியும், பஞ்சமும் கோடிக்கணக்கான மக்களைக் கொன்றன. 19-ம் நூற்றாண்டின் இறுதியில் சென்னை ராஜதானியில் கொடிய பஞ்சம் ஏற்பட்டது. மூன்றில் ஒரு பங்கு மக்கள் மடிந்தார்கள். 1945-ல் வங்காளத்தில் தோன்றிய கொடிய பஞ்சத்தில் பலகோடி மக்கள் உயிரிழந்தார்கள்.

1960-களில் அரிசிப் பற்றாக்குறையால் அன்றைய பிரதமராக இருந்த லால்பகதூர் சாஸ்திரி, மக்கள் திங்கள் தோறும் உண்ணாவிரதம் இருக்கவேண்டும் எனக் கூறி சர்ச்சைக்கு ஆளானார். 1970-களில் குட்டைக் கோதுமை கண்டுபிடிக்கப்பட்டது. இதன் பின்னரே பசுமைப் புரட்சி, வெண்மைப் புரட்சி எல்லாம் நிகழ்ந்து இந்தியா உணவுத் தன்னிறைவு கொண்ட நாடாக மாறியது.

1970-க்குப் பிறகு பிறந்த தலைமுறைதான் பஞ்சம், பசி என்பதை அறியாத தலைமுறை. அதிலும் 1990-க்குப் பிறகு பிறந்தவர்கள் மெக்டொனால்ட்ஸ், கே.எஃப்.சி-யைப் பார்த்து வளரும் தலைமுறை. அதனால், காலை உணவுதான் இருப்பதிலேயே முக்கியமான உணவு என்று இன்றைய தலைமுறை நம்புவதில் வியப்பில்லை. ஆனால் அன்றாடம் கட்டாயக் காலை உணவு, தினமும் மூன்று வேளை சாப்பிடுதல் போன்ற வாழ்க்கை முறை எல்லாம் நம் தாத்தா, பாட்டி காலத்தில் நினைத்துக்கூடப் பார்க்க இயலாத ஆடம்பரம்.

நம் நாட்டில் மட்டுமல்ல, வரலாற்றில் காணப்படும் ஆதாரங்களும் இதையே நிரூபிக்கின்றன. இயேசு வாழ்ந்த காலகட்டத்தில் இருந்த காலை உணவின் பெயர் 'பேட் சாசாரியட்' (Pat schariat). அதாவது சிறு ரொட்டி. காலையில் ஒரு சின்ன ரொட்டித் துண்டை மட்டுமே சாப்பிடுவார்கள். அதன்பின் மாலையில் சூரியன் மறையும் முன்பு வீடு திரும்பி நன்கு சாப்பிட்டுவிட்டு சூரியன் மறைந்தவுடன் உறங்கி விடுவார்கள். மின்சாரம் இல்லாத காலகட்டத்தில் இரவில் வெகுநேரம் வரை விழித்திருக்கும் வழக்கம் கிடையாது. பல நாடுகளில் மாலை சூரியன் மறைந்தவுடன் மக்கள் உறங்கிவிடுவார்கள். அதிகாலையில் சூரியன் உதிக்கும்போது விழித்துக்கொள்வார்கள். மக்களின் கால கடிகாரம் சூரியனைச் சுற்றியே அமைக்கப்பட்டிருந்தது. அதனால் இரவு உணவு என்று குறிப்பிடும்போது மாலை 4 அல்லது 5 மணியளவில் சாப்பிட்டார்கள் எனப் புரிந்து கொள்ள வேண்டும்.

இயேசு காலகட்டத்துக்கு முற்பட்ட ரோமானியப் பேரரசில் தினமும் மூன்று வேளையும் உண்ணுகிற வழக்கம் இல்லை. கடுமையான உடல்

உழைப்பில் ஈடுபடுத்தப்பட்ட அடிமைகளுக்கும், விலங்குகளுக்கும் மட்டுமே மூன்று வேளை உணவு அளிக்கப்பட்டது. அதிலும் அடிமைப் போர் வீரர்களான கிளாடியேட்டர்களுக்கு உடல் நன்றாக கொழுக்க வேண்டும் என்பதால் மூன்று வேளையும் அதிலும் சைவ உணவே வழங்கப்பட்டது. மன்னர், படை வீரர்கள், பொதுமக்கள் போன்றோர் காலையில் சிறு ரொட்டியை உண்பார்கள். மதிய வேளையில் அதிகமாக உண்பார்கள். இறைச்சி, மது போன்றவை அந்த உணவில் இருக்கும். அதன்பின் மாலையில் சீக்கிரம் உறங்கிவிடுவார்கள். இதன்படி பார்த்தால், பண்டைய ரோமானியப் பேரரசில் ஒருவேளை உணவை மட்டுமே உண்டுவந்தார்கள் என அறியப்படுகிறது இல்லையா!

14-ம் நூற்றாண்டில் ஐரோப்பாவிலுள்ள உள்ள வீடுகளில் பன்றி, கோழிகளை வளர்ப்பார்கள். வீடுகள் சின்ன மரக் குடிசைகள்தான். இரவு வந்துவிட்டால் வீட்டுக்குள்தான் கோழிகள், பன்றிகள், மனிதர்கள் என எல்லோரும் தூங்கவேண்டும். அக்காலத்தில் இரண்டு அறைகள் கொண்ட வீடுகளே இருக்கும். குளிர்காலம் தொடங்கியவுடன் புல் கிடைக்காது என்பதால் பன்றிகள் கொல்லப்படும். உப்பிடப்பட்டு பதப்படுத்தப்படும்.

அன்று தேவாலயங்களின் கட்டளைப்படி திங்கள், புதன், வெள்ளி போன்ற தினங்களில் இறைச்சி உண்ணக்கூடாது. மீன் வேண்டுமானால் உண்ணலாம். ஐரோப்பாவில் காலை உணவு என்பது பெருந்தீனியின் அடையாளமாகக் கருதப்பட்டது. குழந்தைகள், முதியவர்கள், நோயாளிகள் போன்றவர்களுக்கு மட்டுமே காலை உணவு வழங்கப் பட்டது. மன்னர்கள் நெடுந்தொலைவு பயணம் செல்லும்போது மட்டுமே காலை உணவை உண்டார்கள். மக்கள், தேவாலயங்களில் மதியம் பிரார்த்தனை நடக்கும்வரை உண்ணமாட்டார்கள். அதனால் தான் பிரேக்ஃபாஸ்ட் (உண்ணாநோன்பை முறித்தல்) எனும் பெயரே உருவானது. ஆனால் இன்று பிரேக்ஃபாஸ்ட் என்பது காலை உணவைக் குறிக்கும் வார்த்தையாக மாறிவிட்டது.

அன்று மக்கள் மதிய வேளையில் உண்ணாநோன்பை முறித்தார்கள். மதிய உணவு மற்றும் இரவு உணவு என இரு வேளை உணவு என்பதே அன்றைய வழக்கம். மாலையில் பார்லியை நீரில் விட்டு கொதிக்க விடுவார்கள். அதனுடன் மாமிசம், காய்கறி அல்லது மீன் என எது கிடைக்கிறதோ அது சேர்க்கப்படும். இதன் பெயர் பாட்டேஜ் (pottage) எனப்படும் கஞ்சி. கோடையில் சில பழங்கள், கொட்டைகளை உண்பார்கள். ஆக, பண்டைய காலத்தில் ஒரு வேளை அல்லது இரு வேளை உண்ணும் வழக்கமே இருந்துள்ளது. மூன்று வேளையும் சாப்பிடுவது என்பதெல்லாம் வாய்ப்பேயில்லை!

தினமும் காலையில் சாப்பிடுகிறோம். அந்த உணவில் உள்ள மாவுச்சத்தை எரித்து முடிக்க உடலுக்கு ஆறு முதல் எட்டு மணி நேரம் பிடிக்கும். அதன்பின் நாம் எதையும் உண்ணவில்லை என்றால் உடலில் சர்க்கரை (க்ளூகோஸ்) அளவுகள் அதிகரிக்காது. இதனால் உடலில் இன்சுலின் சுரக்கும் அவசியமும் ஏற்படாது.

இன்சுலின் சுரப்பு நின்றவுடன் உடல், கொழுப்பை எரிக்கும் நிலைக்குச் செல்லும். இதற்குக் காரணம்? உடல் இயங்க கலோரிகள் தேவை. அந்த கலோரிகள் உணவின் மூலம் கிடைக்காமல் இருக்கும்போது உடல் ஏற்கெனவே சேமித்து வைத்துள்ள (அதாவது தொப்பையில் உள்ள) கொழுப்பை எரித்து க்ளூகோஸாக மாற்றி பயன்படுத்தும். (இதனால் தொப்பை முதலான இடங்களில் தேங்கியுள்ள ஊளைச்சதை குறைகிறது.) இதை க்ளூகோனொஜெனெசிஸ் (Gluconeogenesis) என அழைப்பார்கள். உணவு இல்லாவிட்டாலும் உடலுக்குத் தேவையான ஆற்றல் இப்படித்தான் கிடைக்கிறது.

ஆக, ஆறு அல்லது எட்டுமணி நேரத்துக்கு அதிகமாக நீங்கள் உண்ணா விரதம் இருக்கும் ஒவ்வொரு நிமிடமும் உடல் தொடர்ந்து கொழுப்பை எரித்துக்கொண்டே இருக்கிறது. ஆனால், நடுவில் உணவுப்பொருளை உள்ளே தள்ளினால் அந்த இயக்கம் நின்றுவிடுகிறது. ஆறு - எட்டு மணி நேரத்துக்குப் பிறகு மீண்டும் தொடர்கிறது.

நாள் முழுக்க இடைவிடாமல் தின்றுகொண்டே இருப்பது உங்களை எடையை இழக்கவிடாமல் தடுக்கிறது. அடிக்கடி சாப்பிட்டுக்கொண்டு இருந்தால் உடல் கொழுப்பை எரிக்கும் நிலைக்குச் செல்லாது. உண்ணா விரதம் நம் உடலின் இன்சுலின் உணர்திறனை (Insulin sensitivity) அதிகரிக்கிறது. அதாவது குறைவான இன்சுலினை சுரந்து அதிக அளவிலான க்ளூகோஸை எரிக்கும் சக்தி.

உண்ணாவிரதம் என்றால் நாள்கணக்கில் பட்டினி கிடப்பதல்ல. அது அவசியமும் அல்ல. காலை உணவைத் தவிர்த்து தினமும் இரு வேளை உண்டாலே தினமும் 16 மணி நேரம் உண்ணாவிரதம் இருந்ததற்குச் சமம். அதுவே நம் உடலுக்குப் போதுமான நன்மைகளை அளிக்கும். நோயாளிகள், சர்க்கரை வியாதி உள்ளவர்கள், வயதானவர்கள், ரத்த அழுத்தம் உள்ளவர்கள், குழந்தைகள் தவிர்த்து நல்ல உடல்நலனுடன் இருப்பவர்கள் தினமும் ஒன்று அல்லது இரு வேளை மட்டுமே உண்ணும் உண்ணாவிரதத்தை மேற்கொள்ளலாம். அந்த இரு வேளை நீங்கள் உண்ணும் உணவானது இயற்கையை ஒட்டிய நம் ஜீன்களுக்கு நெருக்கமான பேலியோ உணவாக இருக்கவேண்டும் என்பது முக்கியம். இந்த உணவுமுறையே நோய்கள், மருந்துகளில் இருந்து நம்மை விடுதலை செய்யும்.

பகல், இரவு காலத்தை உணரும் சக்தி, சிர்கேடியன் கடிகாரம் எனப்படுகிறது. சிர்கேடியன் கடிகாரத்தினால்தான் நாம் வழக்கமான நேரத்தில் உணவு உண்பதும், நேரத்தில் தூங்கி விழிப்பதும் சாத்தியமாகிறது. பகல், இரவு, பசி, தூக்கம் முதலான உணர்வுகளை நம்மிடையே தூண்டுகிறது. மனிதனின் சிர்கேடியன் கடிகாரம், மாலையில் பசியை அதிகரிக்கச் செய்கிறது என்கிறது இந்த ஆய்வு. (இணைப்பு: www.ncbi.nlm.nih.gov/pubmed/23456944)

இந்த ஆய்வின்படி, உறங்கி எழுந்தபிறகு உண்ணாமல் இருந்தால் காலையில் மட்டுமல்ல மதியமும் பசி எடுக்காது. ஆனால், மாலையில் பசி அதிகரிக்கும். இரவு எட்டு மணிக்கு பசி உச்சக்கட்டத்தை எட்டி, பிறகு மெதுவாக அடங்கிவிடும் என்கிறார்கள் ஆய்வாளர்கள். பரிணாம ரீதியாக மாலையில் பசி அதிகரிக்கும். இரவில் குறையும். பிறகு அந்த இரவுப் பசியும் அடங்கிவிடும்.

காரணம்?

மாலை உண்ணும் உணவில் உள்ள ஊட்டச்சத்துகளே இரவில் நம் உடலுக்குப் போதுமான ஹார்மோன்களை உற்பத்தி செய்ய உதவுகின்றன. பலரும் இரவில் இஷ்டத்துக்கு நொறுக்குத்தீனி உண்பதைக் காணமுடியும். காரணம் சிர்கேடியன் கடிகாரம்தான். இரவு உணவில் போதுமான ஊட்டச்சத்துக்கள் இல்லை என்றால் நொறுக்குத் தீனியை மனம் தேடும். அதே மாலை வேளையில் உண்ணாமல் போனால் இரவில் பசி குறையும். காரணம் கொலைப்பட்டினியில் உறக்கம் வராது என்பதால் சிர்கேடியன் கடிகாரம் இரவானதும் பசியை மட்டுப்படுத்திவிடும்.

வாரியர் டயட்

இடைவெளி விட்டு உண்ணாவிரதம் இருக்கும் முறையே வாரியர் டயட் (Intermittent fasting) எனப்படுகிறது. இதை எப்படிப் பின்பற்றுவது?

* நாள் முழுக்க உண்ணாமல் இருப்பது ஒரு வகை. 24 மணி நேரமல்ல, 36 மணி நேரம் பட்டினி இருக்கவேண்டும். உதாரணத்துக்கு, இன்று இரவு எட்டு மணிக்கு சாப்பிடுகிறீர்கள். நாளை எதுவும் சாப்பிடக் கூடாது. நாளை மறுநாள் காலையில் எட்டு மணிக்குத்தான் மீண்டும் உண்ண வேண்டும். இது மிகவும் சிரமமானது. காரணம், இரவு உணவைத் தவிர்த்தல் என்பது பரிணாமரீதியில் சரியானதல்ல.

* ஒரு நாளில் 20 மணி நேரம் உண்ணாவிரதம் இருக்கவேண்டும். என்னது, 20 மணி நேர உண்ணாவிரதமா என்று பயப்படவேண்டாம். இதைப் பின்பற்றுவது மிகவும் எளிதானது. இதுதான் நமக்கு ஏற்ற

வாரியர் விரதம். இதன்படி அடுத்த நாலு மணிநேரத்தில் இரு வேளை உணவு உண்ணவேண்டும். உதாரணமாக இன்று மாலை ஆறு மணிக்கு இரவு உணவு உண்கிறீர்கள் என வைத்துக் கொள்வோம். அதன்பின் நாளை மதியம் 2 மணிவரை உண்ணா விரதம் இருக்கவேண்டும். பிறகு, இரண்டு மணிக்கு முதலில் சாப்பிட்டுவிட்டு, அதன்பின் மாலை ஆறுமணிக்குள் இன்னொரு வேளை உணவை எடுத்துக்கொள்ளவேண்டும். பிறகு மீண்டும் 20 மணி நேர உண்ணாவிரதத்தைத் தொடங்கவேண்டும். (பணி நேரம், பயணம் போன்றவற்றை கணக்கில் கொண்டு இதில் சில மாற்றங்கள் செய்துகொள்ளலாம்.)

- அலுவலகம் செல்பவர்கள் 16 மணி நேர வாரியர் டயட்டைப் பின்பற்றலாம். காலையில் ஒரு ஃபிளாஸ்கில் பட்டர் டீ அல்லது காபியை எடுத்துக்கொண்டு அலுவலகம் செல்லவும். அங்கே காலை 10 மணியளவில் பட்டர் டீ/காபி பருகவும். மதியம் வரை பசியைத் தாங்க இதுவே போதுமானது. மதியம் 1 மணிக்கு சாப்பிட்டுக்கொள்ளவும். பிறகு இரவு 9 மணிக்கு வீடு திரும்பியவுடன் மீண்டும் சாப்பிடவும். இதைப் பின்பற்றினால் ஒரு நாளுக்கு 16 மணி நேரம் உண்ணாவிரதம் இருக்கமுடியும். ஒரு வேளை டீ/காபி, 2 வேளை உணவு, 16 மணி நேர உண்ணாவிரதம் என்கிற இந்த டயட்டைப் பின்பற்றிப் பாருங்கள்.

வாரியர் டயட் போன்ற விரத முறைகள் நம் மூளையைச் சுறுசுறுப் பாக்கும். மூளையில் புதிய செல்களை உருவாக்கும். பசி எடுத்தால்தான் வித்தியாசமாக எதையாவது செய்து அறிவை வளர்ப்போம். கடுமை யாக உழைப்போம். பசி தான் பலரை உயர்ந்த நிலைக்குக் கொண்டு சென்றுள்ளது. இந்த நல்ல ஆயுதத்தை மூன்று வேளை உணவால் வீணடித்துவிட்டோம். அதனை வாரியர் டயட் மூலம் மீட்டெடுப்போம்.

மூன்று வேளையும் மருந்துகளை எடுத்துக்கொள்ளும் நோயாளிகள், சர்க்கரை, ரத்த அழுத்தம் உள்ளவர்கள், கர்ப்பிணிகள், பாலூட்டும் தாய்மார்கள், வயதானவர்கள், அல்சர் நோயாளிகள், குழந்தைகள் என இவர்களைத் தவிர்த்து நல்ல உடல்நிலையில் உள்ளவர்கள் இந்த வாரியர் டயட்டைப் பின்பற்றலாம்.

18

மகளிர் மட்டும்!

இரும்புச்சத்து குறைபாட்டால் வரும் வியாதிகளில் முக்கியமானது, ரத்த சோகை (அனீமியா). நம்முடைய திசுக்களுக்கு, போதுமான அளவு ஆக்ஸிஜனைக் கொண்டுசெல்ல முடியாதபடி, நம் ரத்தத்தில் சிவப்பு அணுக்களின் எண்ணிக்கை குறைந்திருப்பதையே ரத்த சோகை என்கிறோம். ரத்தத்தில் உள்ள ஹீமோக்ளோபின் குறைவதால் ஏற்படும் நோய் இது.

நாம் சுவாசிக்கும் ஆக்ஸிஜனை நம் உடலின் அனைத்து பகுதிகளுக்கும் கொண்டு செல்வது, ஹீமோக்ளோபின். நம் சிவப்பு அணுக்களுக்குள் உள்ள ஹீமோக்ளோபின், இரும்பு மற்றும் புரதச் சத்தால் ஆனது. எனவே நம் உடலில் இரும்புச் சத்து போதுமான அளவு இல்லையென்றால், ஹீமோக்ளோபினின் அளவும் குறையும். இதனால் ரத்த சோகை உண்டாகும். (போதுமான ஆக்சிஜன் கிடைக்காமல் போவதால் நாம் விரைவில் களைப்படைந்து பலவீனமாகிவிடுவோம்.) பெரும்பாலும், பெண்களிடமே ரத்த சோகை அதிக அளவில் காணப்படுகிறது.

நம் உடல் மூன்றுவிதமான ரத்த செல்களை உற்பத்தி செய்கிறது. வெள்ளை ரத்த அணுக்கள், சிவப்பு ரத்த அணுக்கள், ரத்தத்தட்டுஅணுக்கள் (Platelets). ரத்த செல்கள் எல்லாமே நம் உடலின் எலும்புகளில் உள்ள எலும்பு மஜ்ஜையில் உற்பத்தி ஆகின்றன.

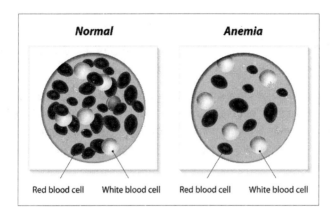

Normal
Anemia
Red blood cell
White blood cell
Red blood cell
White blood cell

வெள்ளை ரத்த அணுக்கள்: இவை நோய்தொற்றை எதிர்க்கும் தன்மை கொண்டவை.

சிவப்பு ரத்த அணுக்கள்: இவற்றில் ஹீமோக்ளோபின் எனப்படும் இரும்புச்சத்தை ஏராளமாகக் கொண்டுள்ள ஒருவகைப் புரதம் காணப்படுகிறது. ஹீமோக்ளோபின்தான் சிவப்பு ரத்த செல்களுக்கு நம் நுரையீரலிலிருந்து உடலின் பிற பகுதிகளுக்கு ஆக்ஸிஜனை கொண்டு செல்ல உதவுகிறது. அதே போல சிவப்பு அணுக்கள் கரியமல வாயுவையும் (கார்பன் டை ஆக்சைட்) உடலின் பிற பகுதிகளிலிருந்து நுரையீரலுக்குக் கொண்டு செல்லவும் ஹீமோக்ளோபின் உதவுகிறது.

ரத்தத்தட்டுஅணுக்கள்: ரத்தம் உறையாமல் காக்கும்.

ஹீமோக்ளோபினையும், சிவப்பு அணுக்களையும் உற்பத்தி செய்ய நம் உடலுக்கு ஏராளமான ஃபோலிக் அமிலம் (பி 9 வைட்டமின்), இரும்புச்சத்து மற்றும் பி12 ஆகிய வைட்டமின்கள் அவசியம்.

ரத்த சோகை உண்டாக பல காரணங்கள் உண்டு.

இரும்புச்சத்துக் குறைபாடு (Iron deficiency Anemia).

மாதவிலக்குச் சமயத்தில் பெருமளவு உதிரப்போக்கு, அல்சர், புற்றுநோய், சிலவகை மருந்துகளை உட்கொள்வது போன்ற காரணங்களால் இவ்வகை ரத்த சோகை ஏற்படலாம்.

வைட்டமின் குறைபாடு (Vitamin Deficiency Anemia)

வைட்டமின் குறைபாட்டால் ஏற்படும் ரத்த சோகை, பெர்னிசியஸ் அனிமியா (Pernicious Anemia) என்றும் அழைக்கப்படும். பி 12, ஃபோலிக் அமிலம் போன்ற ஊட்டச்சத்து குறைபாட்டால் ஏற்படும்.

வியாதிகளால் உண்டாகும் ரத்த சோகை (Anemia of Chronic Diseases)

புற்றுநோய், முடக்குவாதம் போன்ற சில வியாதிகள் சிவப்பு அணுக்கள் உருவாவதைத் தடுப்பதால் ரத்த சோகை ஏற்படலாம்.

இது தவிர மரபணுக் குறைபாடு, குடல்புழுக்கள் மூலம் வரும் ரத்த சோகை என இந்த வியாதி உண்டாக நிறைய காரணங்கள் இருந்தாலும் பெரும்பாலான பெண்களுக்கு இரும்புச்சத்துக் குறைபாட்டாலும், வைட்டமின் குறைபாட்டாலுமே ரத்த சோகை ஏற்படுவதாக ஆய்வுகள் கூறுகின்றன.

•

ரத்த சோகை, உலகெங்கும் பெண்களைத் துன்புறுத்தி வரும் ராட்சசன் என்று கூறினால் மிகையே அல்ல. உலகெங்கும் உள்ள பெண்களில் சுமார் 56% பெண்கள் இந்த வியாதியால் பாதிக்கப்பட்டுள்ளார்கள். அதிலும் குறிப்பாக தெற்காசியாவில், இந்தியாவில் இதன் தாக்கம் மிகவும் அதிகம். இந்திய அரசின் ஆய்வு ஒன்று, மூன்றில் ஒரு பங்கு இந்தியப் பெண்களின் எடை, இயல்பு அளவை விடவும் குறைவாக இருப்பதாகக் கூறுகிறது. குறைந்த எடை, ஊட்டச்சத்து குறைபாட்டின் ஓர் அறிகுறி.

இந்தியப் பெண்களில் சரிபாதி பேர் (52%) ரத்த சோகையால் அவதிப்படுகிறார்கள். இதற்கான காரணங்கள்:

1) இரும்புச்சத்து அதிகமாக உள்ள இறைச்சி, மீன் போன்ற உணவுகளை உண்ணாமல் தவிர்ப்பது மற்றும் குறைவாக உண்பது. நம் நாட்டில், வீட்டில் உள்ள எல்லோரும் சாப்பிட்டது போக மீதமிருக்கும் உணவையே பெண்கள் உண்கிறார்கள். இதனால் அவர்களுக்குப் போதுமான ஊட்டச்சத்து உள்ள உணவுகள் கிடைப்பதில்லை.

2) பைட்டிக் அமிலம் (Phytic acid) உள்ள உணவுகளை உண்பது. இது உணவிலுள்ள இரும்புச்சத்தை உடலில் சேராமல் தடுத்துவிடுகிறது.

பைட்டிக் அமிலம் என்பது பொதுவாக விதைகளில் காணப்படும் ஒருவகை அமிலம் ஆகும். அரிசி, கோதுமை, பருப்புகள், பீன்ஸ், சோயா, நிலக்கடலை, பாதாம் போன்றவற்றில் இது உள்ளது. பீன்ஸில் இரும்புச்சத்து இருந்தாலும் அதில் பைட்டிக் அமிலமும் இருப்பதால் பீன்ஸை உண்ணும்போது அதில் உள்ள பைட்டிக் அமிலம் பீன்ஸில் உள்ள இரும்புச்சத்தை நம் உடலில் சேரவிடாமல் தடுத்துவிடுகிறது. இரும்பு தவிர கால்ஷியம், மக்னீசியம் போன்ற சத்துக்களையும் உடலில் சேரவிடாமல் பைட்டிக் அமிலம் தடுத்துவிடுகிறது.

பயிறு, கடலை போன்ற உணவுகளை முளைகட்டி, வேகவைப்பதன் மூலமும், நீரில் 10 - 12 மணிநேரம் ஊறவைப்பதன் மூலமும், பாதாம், நிலக்கடலை போன்றவற்றை வறுப்பதன் மூலமும் பைட்டிக் அமிலத்தின் அளவுகளைக் குறைக்க முடியும். ஆனால், முற்றிலும் அகற்றமுடியாது. எனவே, பருப்பு, பீன்ஸ் ஆகியவற்றில் உள்ள இரும்புச்சத்து நம் உடலில் எத்தனை சதவிகிதம் சேரும் என்று உறுதியாகச் சொல்ல முடியாது.

தவிரவும் இரும்புச்சத்தில் இரு வகைகள் உண்டு. ஹீமே இரும்பு (Heme Iron), ஹீமே அல்லாத இரும்பு (non&heme iron). இதில் ஹீமே வகை இரும்பு மீன், சிக்கன், முட்டை போன்றவற்றில் மட்டுமே கிடைக்கிறது. உடலால் மிக எளிதில் கிரகிக்கப்பட்டு விடும். (ஓர் உணவு ஜீரணம் ஆனாலும் அதிலுள்ள சத்துக்களை உடல் கிரகிப்பது இல்லை. உதாரணமாக கீரை எளிதில் ஜீரணமானாலும் அதிலுள்ள இரும்புச்சத்து உடலால் கிரகிக்கப்படுவதில்லை.) தாவர உணவுகளில் ஹீமே அல்லாத வகை இரும்பு மாத்திரமே உள்ளது. இது உடலால் எளிதில் கிரகிக்கப்படுவதில்லை. அதனால் சைவர்களுக்குப் போதுமான இரும்புச்சத்து கிடைப்பதில் சிக்கல் ஏற்படுகிறது.

இதுபோக கடும் உடற்பயிற்சி செய்பவர்கள், அடிக்கடி ரத்ததானம் செய்பவர்கள் ஆகியோருக்கு ரத்த சோகை வரும் வாய்ப்பு உண்டு. இதனால் ரத்த தானம் தரவேண்டாம் என்று பொருள் இல்லை. ஆனால் அடிக்கடி கொடுப்பவர்கள் இரும்புச்சத்து உள்ள உணவுகளை எடுத்துக்கொள்ளவேண்டும்.

ஆண்கள் அன்றாடம் உண்ணும் உணவுகளில் 8 மி.கி. இரும்புச்சத்து இருக்கவேண்டும் என்று பரிந்துரைக்கப்பட்டுள்ளது. 19 - 50 வயதுள்ள பெண்களுக்கு இது இருமடங்கு தேவைப்படுகிறது. (இந்த வயதுப் பெண்களுக்கு அரசால் பரிந்துரைக்கப்படும் இரும்புச்சத்தின் அளவுகள் மிக அதிகம். 50 வயதுக்கு மேல் இதன் அளவு குறைந்து விடுகிறது.) அதாவது சுமார் 16 - 18 மி.கி. இரும்புச்சத்து. இது இயற்கை பெண்களுக்கு செய்துள்ள ஓரவஞ்சனை என்றுகூட கூறலாம்.

நீங்கள் சைவ உணவுப் பழக்கம் உள்ள பெண்ணாக இருந்தால் உங்களுக்கு ரத்த சோகை இருக்கும் வாய்ப்பு அதிகம்.

கீழ்க்கண்ட அறிகுறிகள் இருந்தால் ரத்த சோகை இருக்க வாய்ப்புண்டு.

● அடிக்கடி மூச்சு வாங்குதல், களைப்பு ஏற்படுதல். இரும்புச்சத்து ரத்தத்தில் உள்ள சிவப்பு அணுக்களை உற்பத்தி செய்ய பயன்படும். சிவப்பு அணுக்கள் உடலெங்கும் ஆக்சிஜனை எடுத்துச் செல்லும். இரும்புச்சத்து குறைபாட்டால் ஆக்சிஜன் பரவல் குறைந்து களைப்பு ஏற்பட்டுவிடும். சோர்ந்து உட்கார்ந்துவிடுவோம்.

- தலைச்சுற்றல், தலைவலி.
- உள்ளங்கை, பாதம் போன்றவை சூடாக இல்லாமல் குளிராக இருத்தல்.
- இதயம் பட பட என அடித்தல்.
- உணவல்லாதவற்றை உண்ணத் தோணுதல்! (உதா: செங்கல் பொடி, மண் போன்றவற்றை கர்ப்பிணிகளுக்கு உண்ணத் தோன்றும். காரணம் - இரும்புச்சத்து குறைபாடு.)

சைவ உணவுப் பழக்கம் உள்ள பெண்கள், மேலே உள்ள அறிகுறிகள் தங்களிடம் தென்பட்டால் மருத்துவப் பரிசோதனை செய்து இரும்புச் சத்து அளவை அறிந்துகொள்ள வேண்டும். ரத்த சோகை இருப்பது தெரிந்தால் மருத்துவர் மூலமாக இரும்புச்சத்து மாத்திரைகளை எடுத்துக்கொள்வது நலம்.

சைவர்கள் உணவின் மூலம் இரும்புச்சத்தை அடைய முயல்வது கடினம். காரணம், சைவ உணவுகள் அனைத்திலும் நான் ஹெமே (Non&heme) வகை இரும்புச்சத்துதான் உள்ளது. இவற்றை உடலால் கிரகிப்பது மிகக் கடினம். உதாரணம் கீரையில் இரும்புச்சத்து அதிகம். ஆனால் கீரையில் உள்ள ஆக்சலேட்டுகள் (Oxalates) இரும்புச்சத்தை உடல் கிரகிப்பதைத் தடுத்துவிடும். கீரையில் உள்ள இரும்புச்சத்து 2% அளவிலாவது உடலில் சேர்ந்தால் அதிசயம்.

உலர்திராட்சை, பேரீட்சை, கோதுமை போன்றவற்றுக்கும் இதே நிலைதான். பேரீட்சையில் இரும்புச்சத்து அதிகம் என கிட்டத்தட்ட அனைவருமே நம்புகிறார்கள். ஆனால் உண்மை என்ன? ஒரு பெண்ணுக்குப் போதுமான அளவு இரும்புச்சத்து கிடைக்க, அவர் நூறு பேரீட்சைகளை உண்ணவேண்டும். இது சாத்தியமா? அதிலும் நம் உடல் கிரகிக்கும் இரும்பின் சதவிகிதம் குறைவே.

அசைவர்களுக்குக் கிடைக்கும் நிறைய பலன்களில் இதுவும் ஒன்று. ஆட்டு ஈரல், ஆட்டு ரத்தம், சிக்கன், முட்டை போன்றவற்றில் போதுமான அளவு இரும்புச்சத்து கிடைக்கும். உதாரணம் 4 முட்டை சாப்பிட்டால் அதில் 2.4 கிராம் அளவுக்கு எளிதில் கிரகிக்கப்படும் இரும்புச்சத்து கிடைக்கும். நூறு கிராம் ஆட்டு ஈரலைச் சாப்பிடுங்கள். ஒருநாளைக்குத் தேவையான இரும்புச்சத்தை விடவும் (130%) அதிகமாகக் கிடைக்கும். அசைவ உணவுகளில் ஹீமோக்ளோபின் உள்ளதால் உடலில் அது எளிதில் கிரகித்துக்கொள்ளும்.

இரும்புச்சத்து உள்ள சைவ உணவுகள்

அதெல்லாம் கிடையாது. நான் சைவம்தான். முட்டையைக் கையால் கூட தொடமாட்டேன் என்கிற சைவர்கள் பின்வரும் வழிமுறைகளைக் கையாளலாம்.

கீரை, முந்திரி, பாதாம், ஃபிளாக்ஸ்சீட் பவுடர் (ஆளிவிதை, Flaxseed Powder), கொக்கோ பவுடர் போன்ற இரும்புச்சத்து உள்ள பேலியோ உணவுகளைச் சாப்பிடுங்கள். அதற்கு 2 மணிநேரம் முன்/பின் தேநீர், நட்ஸ், முழு தானியம் போன்றவற்றைத் தவிர்த்துவிடுங்கள். தேநீர், நட்ஸ், தானியத்தில் உள்ள பைட்டிக் அமிலம் இரும்புச்சத்து கிரகிப்பைக் குறைத்துவிடும்.

தினமும் 2 ஸ்பூன் ஃபிளாக்ஸ்சீட் பவுடர் சாப்பிட்டால் 1.2 மி.கி. இரும்புச்சத்து கிடைக்கும்.

தினமும் ஒரு தேங்காய் சாப்பிடவேண்டும். இதில் சுமார் 10 மி.கி. இரும்புச்சத்து கிடைக்கும். தேங்காயில் உள்ள இரும்புச்சத்து அதிக அளவில் உடலில் சேர்கிறது.

இந்துப்பு எனப்படும் இயற்கை உப்பில் இரும்புச்சத்து உண்டு. இயற்கை உணவு அங்காடிகளில் இது கிடைக்கும். சாதா உப்புக்குப் பதிலாகப் பயன்படுத்தலாம்.

பீன்ஸ், பருப்புகள், நெல்லிக்காய், கொய்யாப்பழம், எலுமிச்சை, பூசணிவிதையில் இரும்புச் சத்து உண்டு.

கிணற்று நீர், இயற்கையான சுனை நீர் ஆகியவற்றில் மண்ணின் தன்மையைப் பொறுத்து இரும்புச்சத்து கிடைக்கும்.

இரும்புச்சத்து உள்ள உணவுகளை உண்ணும்போது கூடவே கால்ஷியம் அதிகம் உள்ள உணவுகளை உண்பதைத் தவிர்க்கவேண்டும். உதா: பால், தயிர். கால்ஷியம் இரும்பின் அளவைக் குறைத்துவிடும்.

இரும்புச்சட்டியில் சமைத்தால் இரும்புச்சத்து அதிக அளவில் உடலில் சேரும். குறிப்பாக இரும்புத்துண்டு ஒன்றை எடுத்துக்கொள்ளுங்கள். அதை நன்றாகக் கழுவி சாம்பார், ரசம் சமைக்கும்போது கூடவே இரும்புத்துண்டை அதன் உள்ளே போட்டுவிடுங்கள். இது இரும்புச் சத்து உடலில் சேர்வதை அதிகரிக்கும் ஓர் உத்தி. வியட்நாம். கம்போடியா போன்ற சில நாடுகளில் இதைச் செய்துபார்த்தபோது, ரத்த சோகையின் விகிதம் கணிசமான அளவில் குறைந்தது தெரியவந்தது. (தொடர்புடைய இணைப்பு: http://www.bbc.com/news/health&32749629)

●

பி 12 வைட்டமின் குறைபாடும் ரத்த சோகை வர முக்கிய காரணம் என்று பார்த்தோம். பி 12 வைட்டமின் - ஆடு, மீன், கோழி, முட்டை போன்ற அசைவ உணவுகளிலும், பாலிலும் உள்ளது. ஆனால், எந்தவொரு தாவர உணவிலும் பி 12 கிடையாது.

அசைவர்கள் தினமும் 4 முட்டை, மீன், இறைச்சி என உண்ணுவதன் மூலம் போதுமான பி 12 வைட்டமினை அடைய முடியும். ஆனால் சைவர்களுக்கு ஒரு நாளுக்குத் தேவையான குறைந்தபட்ச அளவு பி 12 கிடைக்கவேண்டும் என்றால் அவர்கள் தினமும் ஒன்றே கால் லிட்டர் பால் பருகவேண்டும். இது சாத்தியமில்லை. எனவே, சைவர்களுக்கு பி 12 தட்டுப்பாடு ஏற்படும் வாய்ப்பு மிக அதிகம் என்றே கூறலாம்.

அதனால் ஒரு மருத்துவப் பரிசோதனை மூலம் பி12 வைட்டமின் அளவை அறிந்துகொள்ளுங்கள். பி 12 குறைவாக இருந்தால் என்ன செய்யலாம்? நீங்கள் அசைவராக இருந்தால் பிரச்னையில்லை என்று பார்த்தோம். அதேசமயம் நீங்கள் முட்டை கூட உண்ணாத சைவராக இருக்கும் பட்சத்தில் மருத்துவரிடம் கேட்டு ஊசி மூலம் பி12 வைட்டமினை எடுத்துக்கொள்ளுங்கள்.

மொத்தத்தில் சைவப் பெண்களுக்கு ரத்த சோகை அறிகுறிகள் இருந்தால் மருத்துவர் ஆலோசனையின் பேரில் இரும்புச்சத்து மாத்திரைகளை எடுத்துக்கொள்வது நல்லது. பொதுவாக, ஆண்களுக்கு ரத்த சோகை பிரச்னை ஏற்படுவதில்லை.

பி.சி.ஓ.எஸ்

அடுத்ததாக பெண்களைத் தாக்கும் பாலிசிஸ்டிக் ஓவரி சிண்ட்ரோம் (PCOS & Polycystic Ovary Syndrome) எனப்படும் முக்கிய வியாதியைப் பார்க்கலாம்.

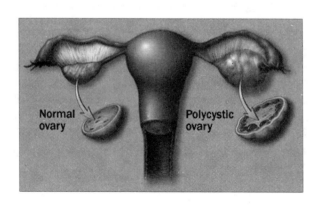

18 முதல் 21 வயது வரை உள்ள பெண்களைத் தாக்கக்கூடிய நோய்களில் இதுவும் ஒன்று. இந்த நோய் பாதிப்பில், இந்தியாவிலேயே தமிழகத்துக்குத்தான் முதலிடம் என்பதையும் கவனிக்கவேண்டும்.

பெண்கள் சிலருக்குப் போதுமான அளவில் கருமுட்டைகள் உற்பத்தி ஆகவில்லை என்றால் அது பி.சி.ஓ.எஸ் என்று அழைக்கப்படும்.

ஹார்மோன் சமநிலை தவறுவதால் பி.சி.ஓ.எஸ் பாதிப்பு இருக்கும் பெண்களின் உடல், ஆண்களின் ஹார்மோனான டெஸ்டோஸ்டிரானை (Testosterone) அதிக அளவில் உற்பத்தி செய்யும். இதனால் பி.சி.ஓ.எஸ் உள்ள பெண்களுக்கு மீசை முளைப்பது, தாடி முளைப்பது போன்ற பாதிப்புகள் ஏற்படும். காரணம், அவர்கள் உடலில் இன்சுலின் சுரந்து ஹார்மோன்கள் பாதிப்படைந்து ஆண் ஹார்மோனான டெஸ்டோஸ்டிரான் உடலில் அதிக அளவில் சுரந்து விடும். ஆண்களுக்கு இம்மாதிரி நிகழ்கையில் அவர்களுக்கு ஆண் மார்பகங்கள் முளைக்கின்றன. வெளியே சொல்ல வெட்கப்பட்டுக்கொண்டு பல ஆண்கள் கடும் மன உளைச்சலுக்கு ஆளாகிறார்கள். இத்தகைய ஆண்/ பெண்களுக்கு விந்தணுக் குறைபாடு, கருமுட்டைக் குறைபாடு போன்ற சிக்கல்களும் நேரும்.

இந்த நோய் ஏன் வருகிறது எனப் பல காரணங்கள் சொல்லப்பட்டு வந்தாலும் தற்போது அதற்குக் காரணம் இன்சுலின்தான் எனக் கண்டறியபட்டுள்ளது.

தானியம் மற்றும் மாவுச்சத்து உள்ள உணவுகளால் உடலில் இன்சுலின் சுரப்பு அதிகரித்து ஹார்மோன்களின் சமநிலை பாதிக்கப்பட்டு கருமுட்டைகளும், கருப்பையும் பாதிப்படையும் நிலை உருவாகிறது. இதனால் பி.சி.ஓ.எஸ் வியாதி ஏற்படுகிறது. அதனால் மருத்துவர்கள் இன்சுலினின் ஆட்டத்தைக் குறைப்பதற்காக சர்க்கரை மருந்தான மெட்பார்மினைக்கூட இதற்குப் பரிந்துரைக்கிறார்கள். சர்க்கரை இல்லாமல் மெட்பார்மினை உண்ண வேண்டியதில்லை. ஆனால், நம் மக்களுக்கு வழக்கமான தானிய டயட்டை விட முடியாது. இதனால் இன்சுலின் கட்டுப்பாடும் சாத்தியமாவதில்லை. எனவே மருத்துவர்களுக்கும் வேறு வழி இருப்பதில்லை!

ஹார்மோன் சமநிலை தவறுவதற்கு முக்கிய காரணம் - உணவில் போதுமான அளவு கொலஸ்டிராலும் ஊட்டச்சத்தும் இல்லாததே. இன்னொரு முக்கிய காரணம் - வைட்டமின் டி3 பற்றாக்குறை. கொலஸ்டிரால்தான் ஹார்மோன்கள் அனைத்துக்கும் அரசன். அதை மூலப்பொருளாகக் கொண்டுதான் உடல் போதுமான ஹார்மோன் களைத் தயாரிக்கிறது.

இத்தகைய குறைபாடு உள்ள பலரும் பேலியோ உணவு மூலம் தங்கள் குறைகளைப் போக்கியுள்ளனர். குழந்தைபேறும் அடைந்து மகிழ்ச்சியாக வாழ்கிறார்கள். அதனால் இதுபோன்ற சிக்கல்கள் உள்ளவர்கள் தானிய உணவைத் தவிர்த்து, இன்சுலின் சுரப்பைக் குறையவைக்கும் பேலியோ உணவுகளை உண்ணுவதன் நிவாரணம் பெறலாம்.

பி.சி.ஓ.எஸ் இருக்கும் சைவப் பெண்கள் குறைந்தபட்சம் முட்டை எடுத்துக்கொள்வது நல்லது. ஏனெனில், ஹார்மோன்கள் அனைத்தையும் உற்பத்தி செய்ய தேவையான மூலப்பொருள், முட்டையில் உள்ள கொலஸ்டிரால் என்பதால் முட்டை உண்பது நிறைய பலன்களை அளிக்கும்.

இதற்குப் பரிந்துரைக்கப்படும் (முட்டையுடன் கூடிய) சைவ பேலியோ டயட்:

தினமும் 100 கிராம் பாதாம்.

கீரை, காய்கறி அடங்கிய குழம்பு. காலிஃபிளவர் அரிசியுடன்.

சீஸ் 50 கிராம் அல்லது 2 கோப்பை முழுக்கொழுப்பு உள்ள பால்.

3 அல்லது 4 ஆர்கானிக்/நாட்டுக்கோழி முட்டை.

பசுமஞ்சள் பச்சையாக தினமும் அரை டீஸ்பூன் மற்றும் பச்சைப் பூண்டு.

பனீர் டிக்கா, காய்கறி சூப்.

அரிசி, கோதுமை, தானியம் போன்றவற்றை அறவே தவிர்க்க வேண்டும். ஹார்மோன்களைச் சீர்குலைய வைக்கும் சோயாபீன்ஸ் கட்டாயம் தவிர்க்கப்படவேண்டும்.

மதிய வேளையில், நேரடி வெயில் தோலில் படும்வண்ணம் 15 - 20 நிமிடம் வெயிலில் நிற்பது நன்று. மதியம் 11 மணி முதல் 1 மணி வரை உள்ள வெயில் இதற்கு உகந்தது. தலைக்கு வெயில் தாக்காமல் இருக்க தொப்பி அணியவும். வெயில் அதிக அளவில் நம் உடலில் படவேண்டும் என்பதால் அதற்கேற்ற உடை அணியவும்.

தானிய உணவு, மாவுச்சத்து உள்ள உணவுகளைத் தவிர்த்து பேலியோ டயட்டைப் பின்பற்றுவதன் மூலம் ரத்த சோகை, பி.சி.ஓ.எஸ் போன்றவற்றிலிருந்து நிவாரணம் பெறலாம்.

19

பேறுகாலம்!

பேறுகாலச் சமயத்தில் பேலியோ டயட்டைப் பின்பற்றலாமா என்று பலருக்கும் குழப்பங்கள் உண்டாகும். பேறுகாலத்தில் பேலியோ டயட்டைப் பின்பற்றுவதால் ஏற்படும் நன்மைகள் பற்றி பக்கம் பக்கமாக எழுதலாம். முடிந்தவரை இந்த ஒரு அத்தியாயத்தில் அனைத்தையும் விளக்குகிறேன்.

பேறுகால பேலியோ உணவுகள்

காலை உணவு: 100 பாதாம் அல்லது 4 முட்டை, நிறைய காய்கறிகள், 1 கோப்பை முழுக் கொழுப்பு பால்.

என்னது காலையிலேயே முட்டையா என்று வியக்கவேண்டாம். இந்த காலை உணவால் நமக்கு நிறைய புரதமும், வைட்டமின் ஏ-வும் கிடைக்கின்றன.

பேறுகாலத்தில் வரும் ரத்தசோகையைத் தவிர்க்க உதவும் இரும்புச் சத்தும், பி 12 வைட்டமினும் முட்டையில் உள்ளது. இதில் உள்ள துத்தநாகம் பிரசவத்தின்போது குழந்தை குறை எடையுடன் பிறப்பதையும், குறைப்பிரசவத்தில் பிறப்பதையும் தடுக்கும் ஆற்றல் கொண்டது. மேலும், முட்டையில் உள்ள வைட்டமின் ஏ குழந்தைக்கு கண்பார்வை நன்றாக அமைய உதவுகிறது.

காலை உணவாக முழுக் கொழுப்பு பால் எடுப்பதால் அதில் உள்ள கால்சியம் சிசுவின் எலும்பு, பற்கள் வளர்ச்சிக்கு உதவுகிறது.

மதிய உணவு: காய்கறிகள், கீரைகளை ஏராளமாகச் சேர்த்த குழம்பு, பொரியலுடன் சிறிதளவு சாதம். பொதுவாக பேலியோவில் அரிசி இல்லை என்றாலும் பேறுகாலத்தில் எடையை அதிகரிக்கும் நோக்கில் அரிசியைச் சேர்ப்பதில் தவறு இல்லை. உருளைக்கிழங்கு, சர்க்கரை வள்ளிக் கிழங்கு போன்றவற்றையும் உணவில் சேர்ப்பதால் அவற்றில் உள்ள பொட்டாசியம் சத்து பேறுகால ரத்த அழுத்தத்தைக் கட்டுப் படுத்த உதவும்.

மாலை: *1* கோப்பை பால் அருந்திவிட்டு, சிறிது பழங்கள் எடுத்துக் கொள்ளலாம். அல்லது *100* பாதாம். பாதாமில் உள்ள வைட்டமின் ஈ குழந்தையின் உடல் செல்கள் வளர உறுதுணையாக இருக்கும்.

இரவு உணவு: விரும்பும் அளவு மட்டன், சிக்கன் அல்லது மீன் இவற்றில் ஏதாவது ஒன்று. இவற்றில் ஏராளமான இரும்புச்சத்தும், புரதமும் இருப்பதால் இவை பேறுகால ரத்த அழுத்த வியாதியைக் கட்டுப்படுத்தும் தன்மை உடையவை. குறிப்பாக மீனில் உள்ள ஒமேகா *3* அமிலம், சிசுவின் மூளை திசுக்களின் வளர்ச்சிக்கு மிக முக்கியமான ஒன்றாகும்.

பேறுகாலத்தில் சிறுதீனியாக ஆப்பிள், ஆரஞ்சு, கொய்யா, தர்பூசணி போன்ற பழங்களை உட்கொள்ளலாம். இவற்றில் உள்ள நார்ச்சத்து பேறுகாலத்தில் வரும் மூலவியாதியைத் தடுக்கும் தன்மை கொண்டது. கொய்யா, ஆரஞ்சுப் பழங்களில் உள்ள வைட்டமின் சி சிசுவின் தோல், எலும்புகள், பற்களை உற்பத்தி செய்யும் பணிக்கு அவசியமாக தேவைப்படும் மூலப்பொருளாகும்.

சைவர்கள் பேறுகாலத்தில் முட்டை எடுக்கப் பரிந்துரைக்கப்படுகிறது. இரவு உணவாக இறைச்சிக்குப் பதில் உருளைக்கிழங்கு, பனீர், சர்க்கரைவள்ளிக் கிழங்கு, தேங்காய் போன்றவற்றை உண்ணலாம்.

பேலியோ டயட்டில் தவிர்க்கவேண்டிய உணவுகள் என்றொரு பட்டியல் எப்போதும் இருக்கும். இல்லாவிட்டால் பேலியோ டயட்டைப் பின்பற்றுவதே வீணாகிவிடும்.

பேறுகாலத்தில் தவிர்க்கவேண்டிய உணவுகள்

மாவுச்சத்து உள்ள கோதுமை, பருப்பு, பீன்ஸ் போன்றவற்றைத் தவிர்க்கவேண்டும். இவை வாயுத்தொல்லையை உண்டாக்கும். எடை அதிகமாகவில்லை என்றால் அரிசியை மட்டும் போதுமான அளவு எடுத்துக் கொள்ளலாம். ஐஸ்க்ரீம், சோயா, துரித உணவுகள், காபி, டீ, மதுபானம், இனிப்புகள், காரம் போன்றவற்றை அறவே தவிர்க்க வேண்டும். கர்ப்பிணிகள் பலருக்கும் பேறுகாலத்தில் இனிப்புகளைச்

சாப்பிட ஆசை தோன்றும். அப்போது இனிப்புச் சுவையுள்ள பழங்களைச் சாப்பிடவும்.

●

பேறுகாலத்தை 3 பிரிவுகளாகப் பிரிப்பார்கள். முதலாம் மும்மாதம் (FIRST TRIMESTER) என்பது முதல் 12 வாரங்கள். இரண்டாம் மும்மாதம் - 12 முதல் 28 வாரங்கள் வரை. மூன்றாம் மும்மாதம் - 28வது வாரம் முதல் குழந்தை பிறக்கும்வரை.

பேறுகாலத்தில் வரும் பெரும்பாலான சிக்கல்களுக்கு காரணம் உடலில் நிகழும் ஹார்மோன் மாற்றங்களும் ஊட்டச்சத்து குறைபாடு களுமே. பேறுகாலத்தில் பெண்களுக்கு ஏற்படும் சிலவகை சிக்கல் களைக் காண்போம்.

பேறுகால ரத்த சோகை (Gestational Anemia)

பேறுகாலத்தில் பெண்களின் உடலில் ஓடும் ரத்தத்தின் அளவு 40% வரை அதிகரிக்கும். இதற்குக் காரணம் அவர்கள் ரத்தத்தில் இருக்கும் பிளாஸ்மா செல்களின் எண்ணிக்கை அதிகரிப்பதே. உடலின் உள்ளுறுப்புகளுக்கு ஏராளமான ரத்த ஓட்டம் பேறுகாலத்தில் தேவைப் படுவதால் பிளாஸ்மா செல்களின் எண்ணிக்கை அதிகரிக்கிறது. ஆனால் ரத்தத்தில் உள்ள ஹீமோக்ளோபின் புரதத்தின் எண்ணிக்கை பிளாஸ்மா செல்கள் அதிகரிக்கும் அதே விகிதத்தில் அதிகரிப்பது கிடையாது. இதனால் பேறுகாலத்தில் பெண்களுக்கு ரத்த சோகை உண்டாகும்.

இது பெரும்பாலும் இரண்டாம் மும்மாதத்தில் உண்டாகும். இக்கால கட்டத்தில் ரத்த சோகை வியாதி உள்ளதற்கான அறிகுறிகள்:

அடிக்கடி களைப்படைதல், இதயம் பட, படவென அடித்தல், தோல் நிறம் வெளுத்தல், உணவல்லாதவற்றை உண்ணத் தோணுதல்! (உதா: செங்கல் பொடி, மண் போன்றவற்றை கர்ப்பிணிகளுக்கு உண்ணத் தோன்றும். காரணம் - இரும்புச்சத்து குறைபாடு.)

இதில் கவனிக்கவேண்டிய முக்கிய விஷயம், தாய்க்கு ஏற்படும் இரும்புச்சத்து குறைபாடு சிசுவைப் பாதிப்பதில்லை. உடல், குழந்தைக்குத் தேவையான இரும்புச்சத்தை முதலில் அனுப்பிவிடும். ரத்த சோகையால் தாய்க்கு மட்டுமே பாதிப்பு உண்டாகும்.

தீர்வுகள்: பி12 வைட்டமின் நிரம்பிய முட்டை போன்ற உணவுகளை உட்கொள்ளவேண்டும். தினமும் குறைந்தது நாலு முட்டை உண்ண வேண்டும். (ஆட்டு ஈரலும் தேவைதான். ஆனால், பேறுகாலத்தில் எடுத்துக்கொள்ளும் வைட்டமின் மாத்திரைகளில் நிறைய வைட்டமின்

ஏ இருக்கும். இதோடு ஆட்டு ஈரலில் இருக்கும் வைட்டமின் ஏ-வும் சேர்ந்தால் ஓவர்டோஸ் ஆகிவிடும். எனவே பிரசவ சமயத்தில் ஈரல் போன்ற வைட்டமின் ஏ நிரம்பிய உணவுகளைத் தவிர்க்கவும்.)

சைவர்களின் நிலை மிகவும் சிரமம்தான். ஏனெனில் பால் தவிர்த்த சைவ உணவுகளில் பி12 இல்லை என்பதைக் கண்டோம். எனவே மருத்துவரிடம் கேட்டு ஊசி மூலம் பி 12 வைட்டமினை எடுத்துக் கொள்ளுங்கள்.

ஃபோலிக் அமிலம் நிரம்பிய கீரை, பிராக்களி, முட்டை, மஞ்சள் முலாம் பழம் போன்றவற்றை நிறைய உண்ணவேண்டும்.

இரும்புச்சத்து நிரம்பிய இறைச்சி, மீன் போன்றவற்றை அதிக அளவில் எடுத்துக்கொள்வது முக்கியம். முழு சைவர்களுக்கு இரும்புச்சத்து மாத்திரைகளை மருத்துவர்கள் பரிந்துரைப்பார்கள்.

பேறுகால சர்க்கரை நோய் (Gestational Diabetes)

பேறுகாலத்தில் பல பெண்களைப் பாதிக்கும் வியாதி, பேறுகால சர்க்கரை நோய் ஆகும். பேறுகாலத்தில் பெண்களின் உடலில் ஹார்மோன் மாற்றங்கள் ஏற்படுவதால், அவர்கள் உடலில் இன்சுலின் சரிவர செயல்பட இயலாமல் போகிறது. இதனால் பேறுகாலத்தில் அவர்கள் ரத்தத்தில் சர்க்கரை அளவுகள் அதிகரித்து சர்க்கரை வியாதி ஏற்படுகிறது. இது குழந்தையின் சர்க்கரை அளவை மிகவும் குறைத்து விடும். சிலசமயம் இதனால் குழந்தைகளின் எடை அதிகரித்து பிரசவ சமயத்தில் சிக்கல்கள் ஏற்படுவதும் உண்டு. இதனால் கருத்தரித்த 20-வது வாரத்தில் சர்க்கரை அளவை பரிசோதனை செய்யவேண்டும்.

சிறுநீர் கழித்தல், தாகம் எடுத்தல், களைப்படைதல் போன்றவை சர்க்கரை நோயின் அறிகுறிகளாகும்.

மைதா, கோதுமை போன்றவற்றை எடுப்பதைத் தவிர்க்கவும். இறைச்சி, முட்டை, காய்களை அதிகமாகவும் அரிசி, பழங்கள், கிழங்குகள் போன்றவற்றைச் சற்று குறைத்தும் உண்ணவும்.

பேறுகாலத்தில் பெண்களின் கலோரி தேவைகள் அதிகமாக இருக்கும். அதிகரிக்கும் கலோரிகளை இறைச்சி, முட்டை மூலம் மட்டுமே பெறுவது சாத்தியமில்லை. காரணம் நம் பெண்கள் பலரும் அதிக அளவுகளில் இறைச்சி உண்ணமாட்டார்கள். அதனால் கலோரி தேவைகளுக்கு இறைச்சி, முட்டை, காய்கறிகள், பாதாம் சாப்பிட்டது போக, பசி எடுக்கும் நேரத்தில் பழங்கள், கிழங்குகள், சிறிதளவு அரிசி ஆகியவற்றை எடுத்துக்கொள்ளலாம். சைவர்கள் தவறாமல்

வைட்டமின், இரும்புச்சத்து மாத்திரைகளை மருத்துவரின் ஆலோசனையின் பேரில் எடுத்துக் கொள்ளவும்.

பேறுகால கைகால் வீக்கம் (Edema)

பேறுகாலத்தில் ஹார்மோன் மாற்றங்களால் உடலில் எஸ்ட்ரோஜன் அளவுகள் அதிகரிக்கும். இதனால் கை, கால், பாதங்களில் நீர் தேங்கி வலி எடுக்கலாம். இது வழக்கமான ஒன்றே என்பதால் பயப்படத் தேவையில்லை. ஆனால் சில சமயம் இது பேறுகால ரத்த அழுத்த வியாதிக்கும் (Preeclampsia) காரணமாகிவிடும் என்பதால் இதை மிகுந்த கவனத்துடன் கண்காணித்து வரவேண்டும். ரத்த அழுத்த அளவுகளை தொடர்ந்து கண்காணித்து, அவை அதிகரிக்கும்போது உங்கள் மருத்துவரை உடனடியாக தொடர்பு கொள்ளவும்.

கர்ப்பம் என அறிந்தவுடன் கை - காலில் உள்ள மோதிரம், மெட்டி போன்றவற்றைக் கழற்றிவிடவும். இல்லையென்றால் கை, கால் விரல்களில் வீக்கம் உண்டாக வாய்ப்புண்டு. இந்த வீக்கம் மிக அதிகமாக இருந்தால் மருத்துவரைத் தொடர்பு கொள்ளவும். அது பேறுகால ரத்த அழுத்தத்தின் அறிகுறியாகவும் இருக்கலாம். தினமும் சிறிது தூரம் நடக்கவும். இது ரத்த ஓட்டத்தை அதிகரித்து கை, கால் வீக்கத்துக்கும் பலனளிக்கும்.

புரதம் அதிகமுள்ள பால், பனீர், முட்டை, மாமிசம் போன்றவற்றை அதிகம் உண்ணவேண்டும். மாவுச்சத்துள்ள கோதுமை, இனிப்புகள், பலகாரங்கள் போன்றவற்றைக் குறைத்துக்கொள்ளவேண்டும்.

பேறுகால வாயுத் தொல்லை (Gas)

பேறுகாலத்தில் பல பெண்களுக்கு வாயுத்தொல்லையும் உண்டாகும். பேலியோ உணவான இறைச்சி, முட்டை போன்றவற்றை எடுப்பதால் வாயுத்தொல்லையின் சிக்கலில் இருந்து பெருமளவு விடுபட முடியும். மாவுச்சத்து உள்ள உணவுகளை முடிந்தவரை தவிர்ப்பதும் பிரச்னையி லிருந்து விடுபட உதவும்.

காய்கறிகளை அதிகநேரம் வேகவிடாமல் வாணலியில் வதக்கி உண்ணவும். தினமும் அதிக அளவில் நீர் பருகவேண்டும். தினமும் நடைப்பயிற்சி மேற்கொள்ளவேண்டும். வாயுத்தொலைக்கு காரணமான பீன்ஸ், நிலக்கடலை, பருப்பு போன்றவற்றைத் தவிர்த்துவிடவும்.

பேறுகால மூலநோய் (Hemorrhoids)

மூலநோய் மனிதனுக்கு மட்டுமே வரும் நோயாகும். வேறு எவ்வகை மிருகத்துக்கும் இவ்வியாதி இருப்பதாகத் தெரியவில்லை.

பேறுகாலத்தில் பெண்களுக்கு மலச்சிக்கல் ஏற்படுவதாலும், சிசுவின் உடல் எடை அதிகரித்து கருப்பையின் அழுத்தம் அதிகரிப்பதாலும் பேறுகாலத்தில் நடக்காமல் ஒரே இடத்தில் படுத்திருப்பது அல்லது அமர்ந்திருப்பது, நீர் அதிகம் பருகாமல் இருப்பது, அதீத உடல் எடையுடன் இருப்பது, நார்ச்சத்து உள்ள உணவுகளை எடுக்காமல் இருப்பது போன்ற காரணங்களாலும் மூலநோய் ஏற்படலாம்.

இதைத் தடுக்க ஏராளமான காய்கறிகளை உணவில் சேர்த்துக்கொள்ள வேண்டும். இதனால் மலம் கழிக்கும்போது சிரமங்கள் ஏற்படாது. அதிகம் நீர் அருந்தவும். தினமும் 1- 2 கி.மீ. தூரம் நடந்தால் ஜீரணக் கோளாறு தவிர்க்கப்படும்.

மூலநோய்க்கான உணவுகள்: பால், பாதாம், எலுமிச்சை ஜூஸ், நெல்லிக்காய். முதலிரண்டில் உள்ள கால்சியமும், மக்னீசியமும் புண்கள் விரைவில் ஆற உதவும்.

ஆட்டு இதயம் வேண்டும் என்று கடையில் கேட்டு வாங்குங்கள். இதில் உள்ள கோ என்சைம் கியு 10 செல்களில் ஆக்சிஜனேற்றத்தை அதிகரித்து புண்கள் குணமாக உதவும். சைவர்கள் பிராக்களி, கீரை, காலிஃபிளவர் போன்றவற்றை உண்ணவேண்டும். பச்சைப் பூண்டு, இயற்கையான ஆண்டிபயாடிக் மருந்தாகும். இதுவும் புண்களை குணமாக்க உதவும்.

பொட்டாசியக் குறைபாடும் மலச்சிக்கலைத் தோற்றுவிக்கும். உருளைக்கிழங்கு, சர்க்கரைவள்ளிக் கிழங்கு, வாழைப்பழம், கீரை போன்றவற்றில் பொட்டாசியம் உள்ளது.

வைட்டமின் டி உடலில் கால்சியம் சேர உதவும். புண்கள் ஆறவும் வழிவகுக்கும். மதிய வேளையில், நேரடி வெயில் தோலில் படும்வண்ணம் 15 - 20 நிமிடம் வெயிலில் நிற்பது நன்று. மதியம் 11 மணி முதல் 1 மணி வரை உள்ள வெயில் இதற்கு உகந்தது. தலைக்கு வெயில் தாக்காமல் இருக்க தொப்பி அணியவும். வெயில் அதிக அளவில் நம் உடலில் படவேண்டும் என்பதையும் கவனத்தில் கொள்ளவும்.

பேறுகால தழும்புகள் (Stretch marks)

கர்ப்பிணிகளுக்குத் தவிர்க்க முடியாத ஒரு விஷயம், வயிற்றுப் பகுதியில் உண்டாகிற தழும்புகளும் கோடுகளும். கர்ப்ப காலத்தில் விரிந்து கொடுக்கிற தசையானது, மீண்டும் பழைய நிலைக்குத் திரும்பும் போது, கோடுகள் உண்டாகும். அவற்றையே தழும்புகள் என்கிறோம்.

பேறுகாலத்தில் எடை அதிக விரைவில் அதிகரிப்பதால் பலருக்கும் வயிறு, தொடை, பின்புறம் போன்ற பகுதிகளில் தழும்புகள் தோன்றும்.

ஒருமுறை தோன்றிவிட்டால் நிரந்தரமாக ஆயுளுக்கும் இருக்கும். ஆனால் நாளடைவில் இதன் அளவுகள் குறைந்து ஒருகட்டத்தில் உற்றுப்பார்த்தால் மட்டுமே தெரியும் என்ற நிலைக்குச் சென்றுவிடும். அதனால் இதுகுறித்து அதிகமாக வருந்தத் தேவையில்லை.

கடைகளில் கொக்கோ பட்டர் (Cocoa butter) கிடைக்கும். அதைத் தழும்புகளின் மேல் தடவினால் நல்ல பலன் கிடைக்கும். பேறுகாலத்தில் வயிறு, தொடை போன்ற பகுதிகளில் தேங்காய் எண்ணெய், பாதாம் எண்ணெய் போன்ற ஆயில்களைக் கொண்டு மஸாஜ் செய்து வரலாம்.

சிலருக்குப் பேறுகால மூக்கடைத்தல் மற்றும் மூக்கில் ரத்தம் வடிதல் போன்ற சிக்கல்களும் ஏற்படும். பேறுகாலத்தில் ரத்த பிளாஸ்மா அளவுகள் அதிகரிக்கும். பிளாஸ்மா ஓட்டத்தை மூச்சில் உள்ள சிறு ரத்தக்குழாயால் தாங்க முடியாத நிலையில் அவற்றில் வெடிப்புகள் தோன்றி மூக்கில் ரத்தம் வடியும்.

போதுமான அளவு வைட்டமின் சி உள்ள லெமென் ஜூஸ், நெல்லிக்காய், கொய்யா, பிராக்களி, காலிஃபிளவர், கீரைகள் போன்ற வற்றை உண்பதன் மூலம் இதைத் தவிர்க்கமுடியும்.

ஊட்டச்சத்து உணவுகள்

கர்ப்பிணிப் பெண்களுக்கு அந்த 40 வார காலமும் அவர்கள் உடலில் பல்வேறு சிக்கல்கள் ஏற்படும். அதனால் பேறுகாலத்தில் ஊட்டச்சத்து மிகுந்த உணவுகளை எடுத்துக்கொள்வது மிக அவசியம்.

பழங்குடிச் சமுதாயங்களில் பேறுகால ஊட்டச்சத்துக்கு மிகுந்த முன்னுரிமை கொடுப்பார்கள். ஆப்பிரிக்க மசாயி இனத்தில் திருமணம் செய்ய விரும்பும் ஆண்/பெண்ணை புற்கள் மிகச் செழிப்பாக வளர்ந்திருக்கும் காலகட்டத்தில், ஏராளமான பாலை குடிக்கச் சொல்லி கட்டளையிடுவார்கள். புற்கள் பச்சையாகச் செழித்து வளர்ந்திருக்கும் காலகட்டத்தில் கிடைக்கும் பாலானது ஏராளமான ஊட்டச் சத்துக்களைக் கொண்டிருக்கும். மேலும் மசாயிகள் வளர்க்கும் மாடுகளின் பாலையும், நம் ஆவின் பாலையும் ஒப்பிடவே முடியாது. மசாயிகளின் மாட்டுக்களின் பாலில் நகர்ப்புறப் பண்ணை மாட்டுப் பாலை விடவும் மும்மடங்கு அதிகக் கொழுப்பும், இருமடங்கு அதிக கொலஸ்டிராலும், தானியம் தின்ற மாடுகளின் பாலில் இல்லாத ஒமேகா 3-யும் இருக்கும். மேலும் கோலின் (Choline), வைட்டமின் கே 2, வைட்டமின் ஈ போன்றவையும் இருக்கும்.

கர்ப்பிணிகளுக்கு வைட்டமின் ஈ மிக அவசியமானது. வைட்டமின் ஈ குறைவாக உள்ள உணவை உண்ணும் பெண்களின் கரு விரைவில் கலைந்துவிடும் வாய்ப்பு உள்ளது. பிளெசன்டாவில் இருந்து கருவுக்கு உணவு போகும் பாதையை வடிவமைப்பதே வைட்டமின் ஈ தான். பாதாம், மாட்டுப்பால், கீரை போன்றவற்றில் வைட்டமின் ஈ நிறைய உள்ளது.

கடலோரம் வசித்த ஆதிகுடியினர் கர்ப்பிணிகளுக்கு மீன் முட்டைகளை ஏராளமாக உண்ணக்கொடுத்தார்கள். மீன் முட்டையில் ஏராளமான கொலஸ்டிரால், கோலின், பயோடின் (Biotin), ஒமேகா 3, கால்சியம், மக்னீசியம் போன்ற மூலச்சத்துக்கள் உள்ளன. மானின் தைராய்டு சுரப்பி, சிலந்தி, நண்டு, ஆகியவையும் கர்ப்பிணிகளுக்கு உணவாகக் கொடுக்கப்பட்டன. ஆப்பிரிக்கப் பழங்குடிகளின் ஒரு பகுதியினர், ஐயோடின் குறைபாட்டைப் போக்க செடிகளை எரித்து அவற்றின் சாம்பலை கர்ப்பிணிகளுக்குக் கொடுக்கும் வழக்கத்தைக் கொண்டிருந் தார்கள்.

வைட்டமின் டி-யும் மிக முக்கியமான பேறுகால மூலப்பொருள். அமெரிக்கக் குழந்தைகள் நல அகாடமியின் (American Pediatric Academy) ஆய்வறிக்கை ஒன்றில், 36% குழந்தைகள் வைட்டமின் டி குறைபாட்டுடன் பிறப்பதாகக் குறிப்பிடப்பட்டுள்ளது. மேலும் அந்த வைட்டமின் டி மூன்றாவது மும்மாதத்தில் மிக அவசியம் என்றும் அறிவுறுத்தியுள்ளது.

10,000 குழந்தைகளை வைத்து பின்லாந்தில் நடந்த ஆய்வு ஒன்று, வைட்டமின் டி 2000 யூனிட் உள்ள 1 வயதுக்கும் குறைவான குழந்தை களுக்கு டைப் 1 சர்க்கரை நோய் 30 வயது வரை வருவதில்லை என்று கூறுகிறது.

வைட்டமின் கேவில் இரு வகை உண்டு. தாவரங்களில் இருந்து கிடைக்கும் வைட்டமின் கே, அசைவ உணவுகளில் இருந்து கிடைக்கும் கே 2.

மாட்டுப்பால், முட்டை, மாமிசம், ஆகியவற்றில் கே 2 உள்ளது. சைவர்களுக்கு, புல் மேயும் மாட்டுப்பாலில் இருந்து மட்டுமே கே 2 கிடைக்கும். இந்த இரு கே வைட்டமின்களும் தாய் உண்ணும் உணவில் இருக்கும் கால்சியத்தையும், புரதத்தையும் சிசுவின் நரம்பிலும், எலும்பிலும் கொண்டு போய்ச் சேர்க்கின்றன.

மாட்டுப்பால், கடல் மீன், மாமிசம் ஆகியவற்றில் மட்டுமே காணப்படும் DHA எனும் ஒமேகா அமிலம், சிசுவின் மூளையை வளர்ப்பதில் முக்கியப் பங்காற்றுகிறது. தனக்குத் தேவையான

DHA-வை விட பத்து மடங்கு அதிக DHA-வை சிசு, தாயின் உணவில் இருந்து பெற்று தன் மூளையில் சேமிக்கிறது.

பேறுகாலத்தில் தேவைப்படும் ஃபோலிக் அமிலத்தின் (Folic acid) முக்கியத்துவத்தை இன்று பலரும் அறிந்துள்ளார்கள். ஆனால் பலரும் ஃபோலிக் அமிலத்தை வைட்டமின் மாத்திரை மூலமாகவே அடைகிறார்கள். ஆனால், வைட்டமின் மாத்திரைகளில் கிடைக்கும் ஃபோலிக் அமிலம் பிளெசன்டாவைத் தாண்டுவதே கிடையாது. ஆட்டு ஈரல், கீரை போன்றவற்றில் கிடைக்கும் ஃபோலிக் அமிலம் எளிதாக பிளெசன்டாவைத் தாண்டிச் சென்று கருவை அடைகிறது. அதேசமயம் சில பிறப்பு குறைபாடுகளைச் செயற்கை ஃபோலிக் அமிலம் (வைட்டமின் மாத்திரை) தடுக்கிறது. இதனால் உணவில் ஃபோலிக் அமிலம் கிடைக்கப்பெறாத தாய்மார்கள் வைட்டமின் மாத்திரைகளை எடுத்துக்கொள்ளலாம்.

●

மரபணுக்களின் பாதிப்பினால்தான் ஆறுமாதக் குழந்தைக்குச் சர்க்கரை நோய் ஏற்படுகிறது என எண்ணுகிறோம். ஆனால் அது உண்மை அல்ல. புட்டிப்பாலில் உள்ள சர்க்கரையே, சர்க்கரை நோய்க்கான காரணம். தாய்ப்பாலை எவ்வளவு குடித்தாலும் பிள்ளைக்குச் சர்க்கரை நோய் வராது.

குழந்தை பிறந்தபின் பாலூட்டத் தொடங்கும்போது பெண்களின் கலோரி தேவைகளும், ஊட்டச்சத்து தேவைகளும் அதிகரிக்கும். இக்காலகட்டத்தில் பெண்களுக்குக் குறைந்தது 2500 கலோரிகளாவது தேவை என மதிப்பிடப்படுகிறது. அதே சமயம் பெண்கள், கர்ப்பமாக இருந்த காலகட்டத்தில் ஏற்றிய எடையை இந்தச் சமயத்தில்தான் குறைக்க முயல்வார்கள். சரியான முடிவுதான். ஆனால் ஒரே மாதத்தில் 5 கிலோ, 10 கிலோ எடை குறையக்கூடாது. வாரம் அரைக் கிலோ என்கிற அளவில் எடையைக் குறைத்தால் போதும்.

பாலூட்டும் காலகட்டத்தில் கலோரிகளைப் பற்றிக் கவலைப்படாமல் வயிறு நிரம்ப உண்ணவேண்டும். பீன்ஸ், நிலக்கடலை, கோதுமை போன்றவற்றை இக்காலகட்டத்தில் உண்ணும்போது குழந்தைக்கும் காஸ் பிரச்னை வரலாம். எனவே அவற்றைத் தவிர்க்கலாம்.

கர்ப்பிணிகள் பின்பற்றவேண்டிய டயட்டை முன்பு பார்த்தோம். இப்போது குழந்தை பிறந்தபிறகு உண்ணவேண்டியது என்ன என்று பார்க்கலாம்.

காலை உணவு: *4 முட்டை, 1 கப் பால்*

மதிய உணவு: *1/4 அல்லது 1/2 கிலோ காய்கறிகள், கொஞ்சம் சாதம், கிழங்குகள், 1 கப் தயிர்*

மாலை நேரத்தில்: பழங்களை உண்ணலாம். குறிப்பாக ஆரஞ்சு, கொய்யா போன்ற வைட்டமின் சி நிரம்பிய பழங்கள். தர்பூசணி, முலாம்பழம் போன்ற நீர்சத்து நிரம்பிய பழங்களையும் உட்கொள்ளவும்.

பூச்சிக்கொல்லி மருந்துகள் அடித்த பழங்களைத் தவிர்க்கவும். ஆர்கானிக் பழங்களையே தேர்வு செய்யவும். ஆர்கானிக் பழங்கள் கிடைக்கவில்லையெனில் சாதா ஆப்பிள், திராட்சை, மாம்பழம் போன்ற பூச்சிக்கொல்லி மருந்துகள் அடித்த பழங்களைத் தவிர்க்கவும். அன்னாசி, முலாம்பழம் போன்றவற்றில் பூச்சி மருந்து அடிக்கும் விகிதம் மிகக் குறைவே. அதனால் ஆர்கானிக் பழங்கள் கிடைக்காத நிலையில் இவற்றைப் பயன்படுத்தலாம்.

இரவு உணவாக : மட்டன், சிக்கன், மீன் இவற்றில் ஏதாவது ஒன்று.

●

முக்கியமான அறிவிப்பு ஒன்று: பேறுகாலத்தில் ஒவ்வொருவருடைய உடல்நிலையும், மனநிலையும் நிச்சயம் வேறுபடும். இக்கால கட்டத்தில் சிலருக்கு சிலவகை உணவுகளைச் சாப்பிடவே பிடிக்காது. சாப்பிட்டால் விளைவுகள் ஏற்படவும் வாய்ப்புண்டு. அதனால் உங்கள் மருத்துவரின் ஆலோசனையுடன் இங்கே கொடுக்கப்பட்டுள்ள பேறுகால உணவுமுறையைப் பின்பற்றவும்.

சைவ உணவின் அறம் சார் வாதங்களும் ஜீவகாருண்யமும்

இந்த இறுதி அத்தியாயத்தில் பேலியோ டயட்டில் நான் சந்தித்த சவால்களையும், மனப்போராட்டங் களையும் வாசகர்களுடன் பகிர்ந்துகொள்ள விரும்புகிறேன்.

40 வயது வரை சைவ உணவுப் பழக்கத்தைக் கடைப்பிடித்தேன். பின்னாளில், சைவ உணவு உடலுக்கு நன்மையளிப்பது அல்ல என்பது தெரியவந்தபோது அந்த உண்மையை ஜீரணிக்க மிகவும் கடினமாக இருந்தது. இதுநாள்வரை கெடுதல் எனக் கருதிய வெண்ணெய், இறைச்சி போன்ற உணவுகளை ஆரோக்கிய உணவுகள் என்று ஏற்றுக்கொள்வதும் சிரமமாக இருந்தது. இந்த மனத்தடையைக் கடப்பதுதான் இருப்பதிலேயே மிகவும் சவாலான விஷயம். இதை எளிதில் கடப்பவர்களும் இருக்கிறார்கள். ஆனால் எனக்கு அது மிகவும் கடினமானதாக இருந்தது. வள்ளுவர், வள்ளலார், ராமானுஜர் போன்ற பல ஞானிகளைப் படித்தவன், ஆழ்ந்த இறைநம்பிக்கை உள்ளவன் என்கிற முறையிலும் பேலியோ டயட்டின் அடிப்படை அம்சங்களை ஏற்றுக்கொள்வது எனக்குப் பெரிய சவாலாக இருந்தது.

இன்று உங்களுக்கெல்லாம் அசைவ உணவு பற்றி எவ்வளவு பாடம் எடுக்கிறேன்! ஆனால் ஆரம்பத்தில் சைவ பேலியோ, முட்டை மட்டும் எடுக்கும் பேலியோ என்றுதான் சாப்பிட்டுக் கொண்டிருந்தேன். ஆனாலும் படித்தது வேறு, செயல் வேறாக இருக்கிறதே என்று மனம் ஊசலாடியது. என் உணவுப்பழக்கம் சரியா என்பதை அறிய நனிசைவ இயக்கத்தினரின் குழுக்களில் சேர்ந்து அவர்களது பதிவுகளையும், நனி சைவம் தொடர்புடைய நூல்களையும் படிக்க ஆரம்பித்தேன்.

(வீகன் என்று அழைக்கப்படும் நனி சைவத்தின் (சுத்த சைவம்) உணவுமுறையில் பால் பொருள்களை அறவே தவிர்க்கவேண்டும். விலங்கினங்களில் இருந்து பெறப்படும், தயிர், மோர், நெய், வெண்ணெய், பாலாடைக் கட்டி மற்றும் தேன் என எந்த உணவுக்கும் இதில் இடமில்லை. காய்கறிகள், பழங்கள், கீரைகள், முழு தானியங்கள் போன்றவற்றை உண்ணவேண்டும்.)

நனிசைவ அமைப்பினர் பால் கூட குடிக்க மறுக்கும் கடும் சைவர்கள். இந்தியாவின் சைவ உணவுமுறை மேலைநாடுகளில் ஏற்றுக்கொள்ளப் படுவதில்லை. அங்கே பால், தேன், தோல், பட்டு என மிருகங்கள் மூலம் வரும் அனைத்து உணவுகளையும் மறுக்கும் நனி சைவ முறையே வழக்கில் உள்ளது. மேலைநாடுகளில் ஒன்று மக்கள் நனி சைவராக இருப்பார்கள். அல்லது மாடு, பன்றி முதல் சகல உயிரினங் களையும் வெளுத்துக்கட்டுவார்கள். இரண்டுக்கும் நடுவே உள்ள சைவம் எனும் பால், தேன், பட்டு, தோல் பொருள்களைச் சேர்க்கும் இந்திய சைவ உணவு முறை அங்கே பின்பற்றப்படுவதில்லை.

நனி சைவ இயக்கத்தினர் பால் பொருள்கள் உண்பதைக் கடுமையாகக் கண்டிக்கிறார்கள். பாலுக்காக மாடுகள் செயற்கையாக சினையூட்டப் பட்டு, ஆண் கன்றுக்குட்டிகள் பிறந்தால் அவை கொல்லப்பட்டு, பெண் கன்றுகள் மட்டுமே வளர்க்கப்படுவதைச் சுட்டிக்காட்டுகிறார்கள். ஆக, பால் குடிப்பதும் கன்றுக்குட்டியின் இறைச்சியை உண்பதும் ஒன்றே என்பது அவர்களது வாதம். பால் மட்டும் குடிக்கும் சைவ உணவு முறையால் உயிர்க்கொலை நிகழாமல் இருப்பதில்லை என்றும் அவர்கள் கூறுகிறார்கள்.

ஒரு பட்டுப் புடைவையைத் தயாரிக்க ஆயிரக்கணக்கான பட்டுப் பூச்சிகளைக் கொதிக்கும் நீரில் போட்டு, கொன்று பட்டுநூலை எடுக்கிறார்கள். உயிர்க்கொலை செய்யமாட்டேன் என்கிற சைவர்கள் பட்டுப் புடைவை, பட்டு வேட்டி அணியத் தயங்குவதில்லை. தோலால் ஆன செருப்புகளையும் அணிகிறார்கள். தேனீக்கள் கஷ்டப்பட்டு ஆண்டுக்கணக்கில் சேர்த்த தேனை நொடியில் எடுத்து விடுகிறார்கள். ‘பாலும் தெளிதேனும் பாகும் பருப்பும்’ கலந்து கடவுளுக்கே படைக்கிறோம்.

உயிர்க்கொலை மீதான வெறுப்பு காரணமாக என் திருமண நாளன்றுகூட பட்டுவேட்டி அணியவில்லை. ஆனால் தேன், தோல் ஆகியவற்றை நான் தவிர்த்தது கிடையாது. அதன் பின்னணி மற்றும் தயாரிப்பு குறித்து எனக்கு அப்போது தெரியாது.

சைவ உணவு என்பது எவ்விதத்திலும் உயிர்க்கொலையைத் தவிர்ப்ப தில்லை என்பதை முதலில் கற்றுக் கொண்டேன். அத்துடன் அரிசி,

கோதுமை ஆகியவற்றை விளைவிக்க நிலம் உழப்படுகிறது. காடுகள் அழிக்கப்படுகின்றன. நிலத்தை உழுகையில் மண்ணில் உள்ள எலிகள், முயல்கள், பாம்புகள் ஆகியவை அழிக்கப்படுகின்றன. நிலத்தை உழுது முடித்ததும் வயல்களில் உள்ள மண்புழு முதலிய ஏராளமான பூச்சிகள் பறவைகளால் உண்ணப்படுகின்றன. கதிர்களைக் கொத்த வரும் பறவைகள் கொல்லப்படுகின்றன. தானியங்களை உண்ணவரும் கோடிக்கணக்கான எலிகள் விஷம் வைக்கப்பட்டும், எலிப்பொறி மூலமும் கொல்லப்படுகின்றன.

'இது எல்லாவற்றுக்கும் நான் நேரடிக் காரணமல்ல' என சைவர்கள் கூறலாம். ஆனால் சைவ உணவு முறையின் பின்விளைவே இது என்பதை மறுக்க முடியுமா? இத்துடன் அசைவ பேலியோ உணவுமுறையை ஒப்பிட்டால் ஒரு ஏக்கர் நிலத்தில் ஒரு எருமை அல்லது பன்றியை வளர்த்து அதை மட்டும் சாப்பிட்டால் ஓர் உயிர் இறக்கும். ஆனால் சுமார் 100 - 150 கிலோ மாமிசம் கிடைக்கும். தினமும் அரை கிலோ இறைச்சி எனக் கணக்குப் போட்டாலே பல மாதங்கள் வரை ஒருவருடைய பசியைத் தணிக்க அது போதுமானது. அதுபோக அந்த நிலத்தில் விவசாயம் நடைபெறாமல் செடிகள், கொடிகள், மரங்கள் வளர்வதால் அவற்றினால் எலி, முயல், புழு, பூச்சி போன்ற ஏராளமான மிருகங்கள் உயிர் வாழவும் வழி கிடைக்கும்.

வட அமெரிக்காவில் கொலம்பஸ் காலத்துக்கு முன் கோடிக்கணகான ஏக்கர்களில் புற்கள் செழித்து வளர்ந்தன. அப்புற்களை நம்பி ஏராளமான மான்களும், பைசன் எனும் காட்டெருமைகளும் இருந்தன. அக்காட்டெருமைகளை வேட்டையாடி அமெரிக்கப் பழங்குடியினர் வாழ்ந்து வந்தார்கள். காட்டெருமையின் சாணம், சிறுநீர், இறந்த எருமையின் தசை ஆகியவை மண்ணுக்கு உரமாகி புற்கள் செழித்து வளர்ந்தன. ஆக புல்லை நம்பி எருமையும், எருமையை நம்பி மனிதனும், கழிவு, எலும்பு ஆகியவற்றை நம்பி புல்லும் என ஓர் அழகான உணவுச் சங்கிலி அமைந்திருந்தது. இந்த உணவுச் சங்கிலியில் மனிதனும் ஓர் அங்கம். அவனும் ஒரு உயிரினம்தானே!

பழங்குடி அமெரிக்கர்கள் தம்மை இயற்கையின் ஒரு பகுதியாகக் கருதினார்கள். அவர்கள் இறந்தால் அவர்களைப் புதைக்காமல் சடலத்தை கழுகுகளுக்கு உணவாக்குவார்கள். ஏனெனில் தம் உடல் இன்னொரு உயிருக்கு உணவாவதே இயற்கையின் நியதி என அவர்கள் நம்பினார்கள். ஆனால் சைவ உணவுமுறையில் 'மனிதர்கள் பிற உயிர்களைவிட வேறுபட்டவர்கள். சிங்கம், புலி உண்ணுவது போல இறைச்சியை நாமும் உண்டால் அவற்றுக்கும் நமக்கும் என்ன வித்தியாசம்?' எனும் மானுடத்தின் மிருகவியல்பை மறுக்கும் இயற்கைக்கு முரணான தன்மை காணப்படுகிறது.

பரிணாம அடிப்படையில் மனிதன் ஒரு மிருகமே. மற்ற மிருகங்களிடம் இருந்து நாம் எந்த விதத்திலும் மாறுபட்டவர்கள் அல்லர். நாம் இவ்வுலகில் பிற உயிர்களுடன் வாழவே பிறந்தவர்கள். பிற உயிர்களை விடவும் நான் மேம்பட்டவன் எனக் கருதுவது நம்முடைய ஆணவப் போக்கையே வெளிப்படுத்துகிறது. 'கடவுள் என்னை அசைவ மாகப் படைத்தாலும் தொழில்நுட்பம், விவசாயம், வைட்டமின் மாத்திரை மூலமாக என் இயல்பை சைவமாக மாற்றிக்கொள்வேன்' என்று கூறும் சைவர்கள் அதை நல்ல நோக்கில் சொன்னாலும் அவர்கள் இயற்கைக்கும் ஆண்டவன் படைப்புக்கும் முரணாகவே நடக்கிறார்கள்.

ஆண்டவன் நம்மை முயல், மாடு போன்ற இலையுணவை உண்டு வாழும் சாகபட்சிணியாகப் படைக்கவில்லை. ஏதோ ஒரு காரணத்தால் நாய், நரி, பூனை போன்று பிற உயிர்களைக் கொன்று உண்ணும் வகையிலான பிராணியாக நம்மை கடவுள் படைத்தான். கடவுளின் படைப்பு அப்படி இருக்க, அதை கேள்விகேட்கும், அதை ஏற்க மறுக்கும் அளவுக்கு நாம் ஏன் செல்லவேண்டும்? மனிதன் எதனை எதிர்த்தும் போரிடலாம். ஆனால் இயற்கையை எதிர்த்துப் போரிட்டால், தொழில்நுட்பத்தால் இயற்கையை வெல்வேன் என ஆரம்பித்தால் அது எப்பேர்ப்பட்ட பேரிடரை கொண்டுவந்து சேர்க்கும் என்பதற்கு சமீபத்திய சென்னை கன மழையே ஓர் உதாரணம். நீர்நிலைகளை அழித்தும், ஏரிகளை ஒழித்தும் ஃபிளாட்டுகளைக் கட்டினோம். அவை எல்லாம் தவறான திட்டமிடல்கள் என்பதை சென்னை வெள்ளம் எடுத்துக்காட்டியது.

எனவே, சைவ உணவுமுறை என்பது இயற்கைக்கும், கடவுளுக்கும் எதிராக மனிதன் தொடுக்கும் சவால். பூர்வகுடிகளின் உணவுமுறையே மனிதனின் இயல்புக்கும், இயற்கைக்கும் ஏற்ற உணவு என்பதை நான் உணர்ந்தேன். பேலியோ ஞானம் பெற்றேன். அதன்பின் அசைவ பேலியோவுக்கு மாற எனக்கு எந்தத் தயக்கமும் ஏற்படவில்லை.

என் 40வது பிறந்தநாளில் முதல்முதலாக ஒரு மீனை உண்டதன் மூலம் அசைவ உணவுப் பழக்கத்தைத் தொடங்கினேன். அப்போது என் எடை 90 கிலோ. அப்போது தொடக்கநிலை சர்க்கரை வியாதியும், தொடக்க நிலை ரத்த அழுத்தமும், ஆண்டுக்கணக்கில் தொல்லைப்படுத்தி வந்த சைனஸும் இருந்தன. பேலியோ டயட்டைப் பின்பற்றியதன்மூலமாக மூன்று- நான்கு மாதங்களில் என் எடை 78 கிலோவை எட்டியது. அத்துடன் சைனஸ் பாதிப்பும் அகன்றது. ரத்த அழுத்தம் சீரானது. சர்க்கரை வியாதி அகன்றது. மூன்றே மாதங்களில் என் உடல் சார்ந்த பல பிரச்னைகள் ஒழிந்தன. இது நான் முற்றிலும் எதிர்பாராதது.

பேலியோ டயட்டைப் பின்பற்றுபவர்களின் இன்னொரு முக்கிய பிரச்னை, குடும்பத்தினர் பயம்! வெண்ணெய், நெய், தேங்காய், இறைச்சி, முட்டை என முற்றிலும் தலைகீழாக என் உணவுமுறை மாறியதும் வீட்டில் மிகவும் பயந்துபோனார்கள். தினமும் ஏழெட்டு முட்டைகள், பன்றி நெய், பன்றிக் கொழுப்பு என உண்ண ஆரம்பித்ததும் அவர்களுடைய அச்சம், பீதியாக மாறியது. பேலியோவைப் பற்றி எடுத்துக்கூற நல்ல வாய்ப்பாக இதைப் பயன்படுத்திக்கொண்டேன். ஆனால், எத்தனைமுறை பேலியோவைப் பற்றிச் சொன்னாலும் கடைசியில் 'அதெல்லாம் சரிதான். ஆனா, நிறைய சாப்பிடாம கொஞ்சமா சாப்பிடு!' என்பார்கள். நாளடைவில் என் மருத்துவப் பரிசோதனை முடிவுகள் சாதகமாக வந்தது. எடையும் நன்கு குறைந்தது. இதையெல்லாம் பார்த்துதான் தற்போது ஓரளவு நம்பிக்கையுடன் இருக்கிறார்கள். அம்மா, மனைவி போன்றோர் அவர்களுக்கேற்ற சைவ பேலியோவைக் கடைப்பிடிக்கிறார்கள். மற்றவர்களுக்கும் எடுத்துச் சொல்கிறார்கள். இதனால் தான் என்னால் வீட்டில் மட்டுமல்ல, எங்குச் சென்றாலும் பேலியோ டயட்டை அதே தீவிரத்துடன் கடைப்பிடிக்கமுடிகிறது.

அமெரிக்காவில் வாழ்கிற எனக்கு, நல்ல இறைச்சியைத் தேடிப்பிடித்து வாங்குவது ஒரு சவாலாக இருந்தது. இந்தியர்களைப் பொறுத்தவரை ஆட்டை விட பெரிதான எந்த உயிரையும் உண்ணமாட்டார்கள். அமெரிக்க இறைச்சிக் கடைகளில் கிடைக்கும் இறைச்சி என்பது ஒன்று மாடு அல்லது பன்றி என்பதாகவே இருக்கும். கூடவே கோழி, ஆண்டின் ஒரே நாளில் கிடைக்கும் வான்கோழி மற்றும் மீன் போன்றவையும் கிடைக்கும். சிரமம் எடுத்துத் தேடினால் செம்மறி ஆட்டுக்கறி கிடைக்கும். ஆனால் அதன் விலை அதிகம்.

புலால் உண்ணும் இந்தியர்கள் பலரும் கோழி, மீனுடன் நிறுத்தி விடுகிறார்கள். மாடு, பன்றி உண்ணும் இந்தியர்கள் மிகவும் குறைவு தான். கோழிக்கறி, மீன் போன்றவற்றில் கொழுப்பின் சதவிகிதம் மிகவும் குறைவு. அதில் புரதம் மட்டுமே அதிகம்.

இதனால் மீன், கோழியில் இருந்து சிகப்பு இறைச்சிக்கு மாறவேண்டும் எனப் பலநாள் முயன்றேன். செம்மறி ஆட்டை தேடித்தேடி வாங்கினேன். செம்மறி ஆட்டுக்கறி உண்டவுடன் கோழியும், மீனும் பிடிக்காமல் போய்விட்டது. ஆனால் அதன் விலை கட்டுபடியாகும் வகையில் இல்லை. அதனால் துணிந்து இந்திய மரபுக்கு முரணாக பன்றி இறைச்சிக்கு மாறினேன்.

இவ்விதத்தில் விஸ்கான்ஸின் மாநிலத்தில் வசிப்பது கடவுள் எனக்களித்த வரம் என்றே கருதுகிறேன். இங்கே ஏராளமான பண்ணைகள்

காணப்படும். மாடுகளை இங்கே இயற்கையாக வயல்களில் மேயவிடுவார்கள். சிறுநகர் ஒன்றில் வசிப்பதால் வீட்டுக்கு மூன்று மைல் தொலைவில் உள்ள ஒரு பண்ணையில் இயற்கையான புல்லுணவை உண்டு, ஆண்டிபயாடிக்குகள் கொடுக்கப்படாமல் பட்டியில் அடைக்கப்படாமல் ஃப்ரி ரேஞ்ச் ஆக சுதந்தரமாகச் சுற்றித் திரியும் பன்றிக் கறி மிகவும் குறைந்த விலையில் கிடைக்கிறது.

இதிலிருந்து இன்னொரு முக்கியமான பாடத்தை கற்றுக்கொண்டேன். உணவு என்றால், நாம் வாழும் ஊரில் எந்த இறைச்சி மலிவான விலையில் கிடைக்கிறதோ அதையே உண்ணவேண்டும் என்று. ஜப்பானில் இருந்தால் அங்கே மீன் குறைந்த விலையில், ஏராளமாகக் கிடைக்கும். அங்கே அதை உண்பதே புத்திசாலித்தனம். மங்கோலியாவில் ஏராளமான ஆடுகளும், குதிரைகளும் உண்டு. அங்கே நதியே கிடையாது என்பதால் மீன் கிடைக்காது. அரேபியாவில் பாலைவனம் என்பதால் ஒட்டகக்கறி மலிவு.

எனவே, அந்தந்த நாடுகளுக்குச் செல்லும்போது, ‘அய்யோ, ஒட்டகத்தை எப்படிச் சாப்பிடுவது, ஆட்டுகறியைத் தொட்டதே இல்லை, சிக்கன்தான் வேண்டும்’ என்றெல்லாம் மனத்தடைகளை வைத்திருந்தால் அது நமக்குத்தான் பெரும் இடைஞ்சலாக இருக்கும். இந்த விஷயத்தில் மதம், கலாசாரம் போன்றவற்றைத் தாண்டி சிந்தித்தல் அவசியம். அசைவம் உண்ணும் இந்து மதம் சார்ந்த என் நண்பர்கள் கூட பன்றிக்கறி அல்லது மாட்டுக்கறி உண்ண மிகவும் தயங்குகிறார்கள். இந்து நண்பர் ஒருவர், நூறு மைல் தாண்டிச் சென்று, ஹலால் கடையில் கிடைக்கும் ஆட்டுக்கறியை வாங்கி வருகிறார். அமெரிக்காவில் ஒரு கிலோ ஆட்டுக்கறி, இருபது டாலர். அதுவே மாட்டுக்கறி அல்லது பன்றிக்கறி என்றால் வீட்டுக்கு அருகே ஐந்து அல்லது ஆறுடாலருக்கு ஒரு கிலோ கிடைக்கும்.

அசைவம் சாப்பிடுவது என்று ஆனபிறகு, மாடானால் என்ன, பன்றி, ஆடு என எதுவாக இருந்தால் என்ன என்கிற மனப்பக்குவத்தை அடைந்தேன். பன்றி, எருமை என வித்தியாசம் பார்க்காமல் சாப்பிட ஆரம்பித்தேன். அப்போதுதான் ஒரு உண்மையை உணர்ந்தேன். பெரிய மிருகங்களின் இறைச்சியில் கிடைக்கும் சுவைக்கு முன்பு கோழி,மீன் போன்றவை நிற்கவே முடியாது. ஆடு ஓரளவு பரவாயில்லை.

மாட்டுக்கறி, பன்றிக்கறியைத் தவிர்த்து வேறு இறைச்சிகளை அமெரிக்கர்கள் ஏன் திரும்பியும் பார்ப்பதில்லை? காரணம் எளிமை யானது. அவற்றின் சுவை வேறு மிருகங்களின் இறைச்சிக்குக் (மான் உட்பட) கிடையாது. ஆதிமனிதன் ஏன் சிறிய மிருகங்களை விட்டு விட்டு காட்டெருமை, யானை போன்ற கொழுப்புள்ள, மிகப்பெரிய

மிருகங்களாகத் தேடித்தேடி வேட்டையாடினான் என்றால் சுவை தான் முதற்காரணம். இறைச்சியில் எந்தளவுக்கு அதிக சதவிகிதத்தில் கொழுப்பு உள்ளதோ, அந்தளவுக்கு இறைச்சி மிகச் சுவையாகவும் சத்து மிகுந்ததாகவும் இருக்கும். இறைச்சியின் தரத்தை அளவிட, முத்திரையிடப் பயன்படும் தரக்கட்டுப்பாட்டு முறைகள் அனைத்துமே கொழுப்பின் அளவை வைத்தே அதன் தரத்தை மதிப்பிடுகின்றன.

பண்டைய இந்தியாவில் ஏன் பசுக்களை உண்ணக்கூடாது எனத் தடுத்தார்கள் என்றால் அது மாட்டுக்கறியின் சுவை கருதியே. மாட்டுக்கறி மிகுந்த சுவையானது என்பதால் அதை உண்ன அனுமதித்தால் மாடுகள் மொத்தத்தையும் நம் மக்கள் உண்டு முடித்துவிடுவார்கள் என்கிற அச்சத்தாலேயே மாட்டுக்கறி தடை செய்யப்பட்டது. இன்றைக்கும் கம்யூனிச நாடான கியூபாவில் இதே காரணத்தால்தான் மாட்டுக்கறிக்குத் தடை உள்ளது. அங்கு, பேருந்துகளை நிறுத்தி மக்களின் டிபன் பாக்ஸை காவல்துறை சோதனையிடும். அதில் மாட்டுக்கறி தென்பட்டால் முடிந்தது கதை. பிடிபட்டவருக்கு ஐந்தாண்டு சிறைத் தண்டனை! மடிவற்றிய மாடுகளைக் கொல்ல அனுமதித்தால் மடிவற்றிய மாடு எனச் சொல்லி நல்ல மாட்டையும் கொன்றுவிடுவார்கள் என்பதால் மடிவற்றிய மாட்டைக் கொல்லவும் கியூபாவில் தடை உண்டு. அதனால் கியூப விவசாயிகள் மடிவற்றிய மாட்டை சாலையில் நிற்கவைத்து பஸ் அல்லது லாரி வரும்போது அதன்முன் தள்ளிவிட்டு விபத்தில் இறந்தது என்று சொல்லி விடுவார்களாம்.

மதம், பண்பாடு எனும் அடிப்படையில் இந்துக்களுக்கு மாட்டுக்கறி ஆகாது, முஸ்லிம்களுக்கு பன்றிக்கறி ஆகாது, யூதர்களுக்கு பன்றி மற்றும் சில வகை மீன்கள் ஆகாது என்பன போன்ற தடைகள் நடை முறையில் உள்ளன. என் யூத நண்பன் மாட்டுக்கறி உண்ணும் சமயம் பால் பருக மாட்டான். ஏனெனில் ஒரே நேரத்தில் பால் மற்றும் இறைச்சியை உண்ண யூத சமயத்தில் தடை உள்ளது. தீவிர மதநம்பிக்கை உள்ள என் யூத நண்பன் அதனால் பர்கரின் மேலே சீஸைக் கூட தூவிக்கொள்வதில்லை.

இத்தடைகளைக் கடக்க ஒருவிதமான துறவுநிலை அவசியம். சமூகம் என்ன சொல்கிறது என்பதைப் பற்றி கவலைப்படக்கூடாது. முடிந்தால் சமூகத்தை மாற்ற முயற்சி செய்யவேண்டும். உடல்நலம், பேலியோ என்கிற ஒற்றைக்கண்ணோட்டம் மட்டுமே என்னிடம் இருந்ததால் அவற்றை எளிதில் கடந்தேன். சங்க இலக்கியம், வடமொழி இலக்கியம் ஆகியவற்றைப் படித்திருப்பதால் அதில் புலால் உணவு, பன்றி இறைச்சி ஆகியவை சிறப்பிக்கப்படுகின்றன என்பதை அறிந்தேன்.

சங்கப் புலவர்களான அவ்வையார், கபிலர் ஆகியோர் புலால் உணவு உண்டவர்கள். பண்டைய இந்தியாவில் வாழ்ந்தவர்கள் புலால் உணவு கூடாது, பன்றி, மாடு ஆகியவற்றை உண்ணக்கூடாது எனக்கூறும் நவீன இந்துச் சமூகத்தை கண்டால் மிகுந்த வியப்படைவார்கள்.

•

இதுபோன்ற கடுமையான மனபோராட்டங்களுக்குப் பிறகே என்னால் முழுமையாக பேலியோ டயட்டைப் பின்பற்றமுடிகிறது. எல்லாருக்கும் இது சாத்தியமா, மனத்தடைகளைத் தாண்டி எத்தனை பேரால் பேலியோ டயட்டைக் கடைப்பிடிக்கமுடியும் என்பது எனக்குத் தெரியாது.

சிலர், சைவ பேலியோ என்கிற தொடக்க நிலையுடன் நின்று விடுவார்கள். இன்னும் சிலர் முட்டை வரை நகர்வார்கள். கோழி, மீன், ஆடு போன்றவற்றைத் தாண்டி மாடு, பன்றி என அடுத்தக் கட்டத்துக்குச் செல்வது அவசியமா எனக் கேட்டால் அது நாம் இருக்கும் நாட்டைப் பொறுத்தது என்றே கூறுவேன். இந்தியாவில் தரமான பன்றி இறைச்சியும், மாட்டிறைச்சியும் கிடைப்பதில்லை. அதனால் ஆட்டுக் கறியுடன் நிற்பதில் எந்தத் தவறும் இல்லை. இந்தியாவில் ஆடுகள் ஏராளம். இறைச்சிக்கு பெயர்போன மங்கோலியாவில் முதன்மை இறைச்சி, ஆட்டு இறைச்சியே. அதே மேலைநாடுகள் எனப் பார்க்கும் போது மாடு அல்லது பன்றிதான் முதன்மையான உணவு. ஜப்பானில் மீன். ஆக நாம் இருக்கும் ஊரைப் பொறுத்து நம் உணவு முறையை அமைத்துக்கொள்ளவேண்டும்.

•

ஃபேஸ்புக்கில் உள்ள ஆரோக்கியம் - நல்வாழ்வுக் குழு, தமிழின் முதன்மையான பேலியோ டயட் குழு. சர்க்கரை நோய், ரத்தக் கொதிப்பு, உடல் பருமன் போன்ற பல நோய்கள் மற்றும் உடல் சார்ந்த பிரச்னைகளுக்குமான டயட் முறைகளும் தீர்வுகளும் இக்குழுவில் விவாதிக்கப்பட்டு வருகின்றன. இதில் தற்போது சுமார் 35, 000 உறுப்பினர்கள் இருக்கிறார்கள். பலரும் பேலியோ டயட் உணவு முறையால் நல்ல பலனைக் கண்டுள்ளார்கள். எங்களுடைய குழுவில் மருத்துவர்களும் உறுப்பினராக இருக்கிறார்கள். பேலியோ டயட் குறித்து தங்கள் நோயாளிகளிடமும் பரிந்துரை செய்கிறார்கள்.

பேலியோ டயட்டைத் தமிழுக்கு அறிமுகப்படுத்தும் பணியை மட்டுமே எங்கள் குழு செய்துவருகிறது. இணையத்தில் மட்டுமே செயல்பட்டு வரும் இந்தக் குழுவை, மக்கள் இயக்கமாக மாற்றி, பலரிடமும் கொண்டு சேர்க்கும் பொறுப்பு தமிழ் ஊடகங்களுக்கும்

தமிழக மருத்துவர்களுக்கும் உண்டு. இதுவரை இவர்கள் அளித்த ஆதரவினால் தான் பேலியோ டயட் இணையத்துக்கு வெளியேயும் பரவியுள்ளது. இந்தப் பணி மேலும் தொடரவேண்டும். பேலியோ டயட் குறித்த விழிப்புணர்வு மக்களிடம் பரவ, எல்லாத் தரப்பிலிருந்தும் ஒத்துழைப்பு தேவைப்படுகிறது. அதை அனைவரும் நிச்சயம் செய்வீர்கள் என்கிற நம்பிக்கை எனக்கு இருக்கிறது.

நன்றி.
